Zahn um Zahn

Vorsorge

Behandlung

Qualität und Preis

Adressen

Zähne

Verein für Konsumenteninformation

In Zusammenarbeit mit der
Stiftung Warentest, Deutschland

Manfred Tacha

Bibliografische Information Der Deutschen Bibliothek

3., überarbeitete Auflage

Ausgabe für Österreich:
Verein für Konsumenteninformation
ISBN 3-902273-19-4

Ausgabe für Deutschland:
Stiftung Warentest
ISBN 3-931908-79-8

LIEBE LESERIN, LIEBER LESER!

Die Zahnmedizin hat in den letzten Jahren rasante Fortschritte gemacht. Gleichzeitig sind unsere Ansprüche gestiegen – nicht zuletzt beflügelt durch die Werbeversprechen der Industrie: Wir möchten ein strahlendes Lächeln und schöne Zähne bis ins Alter. Und mit der richtigen Zahnpflege und dem entsprechenden Zahnersatz lässt sich tatsächlich viel erreichen. Aber wie sieht richtige Zahnpflege aus? Welcher Zahnersatz ist optisch ansprechend und zugleich lange haltbar? Und was kostet das?

Die Kassen bezahlen oder bezuschussen ausschließlich die medizinisch notwendige Standardversorgung. Wer sich damit nicht begnügen will, muss in die eigene Tasche greifen. Und das kann teuer werden – etwa bei Implantaten, die leicht mehrere tausend Euro kosten können. Umso wichtiger ist daher, dass Sie als Patient die unterschiedlichen Behandlungsmethoden mit ihren Vor- und Nachteilen gegeneinander abwägen können und genau wissen, worauf Sie sich einlassen.

Leider kommt jedoch in vielen Praxen die Beratung immer wieder zu kurz. Zum einen, weil die Zahnärzte dafür nicht ausgebildet wurden, zum anderen, weil das Abrechnungssystem der Kassen Leistungen wie Beratung und Information nach wie vor kaum honoriert.

Dieser Ratgeber verschafft Ihnen einen kompakten und verständlichen Überblick über Zahngesundheit, Behandlungsmethoden, Zahnersatz und -kosmetik. So können Sie im Gespräch mit Ihrem Zahnarzt die richtigen Fragen stellen und sicherer entscheiden, welche Behandlung für Sie passend ist. Und wenn es wegen einer misslungenen Behandlung zu einem Konflikt mit dem Zahnarzt kommen sollte, erhalten Sie hier konkrete Empfehlungen, wie Sie in diesem Fall am besten vorgehen.

Wie schon zuvor entstand auch diese völlig überarbeitete und aktualisierte Auflage des Ratgebers „Zähne“ aus der Zusammenarbeit des österreichischen Vereins für Konsumenteninformation mit der deutschen STIFTUNG WARENTEST. Da die nationalen Regelungen im Bereich „Kassenleistungen“ und „Recht“ jedoch zu unterschiedlich sind, wurde für Österreich und für Deutschland jeweils eine eigene Ausgabe erstellt *(➜ Inhaltsverzeichnis, Seite 6).*

9 Zahn um Zahn

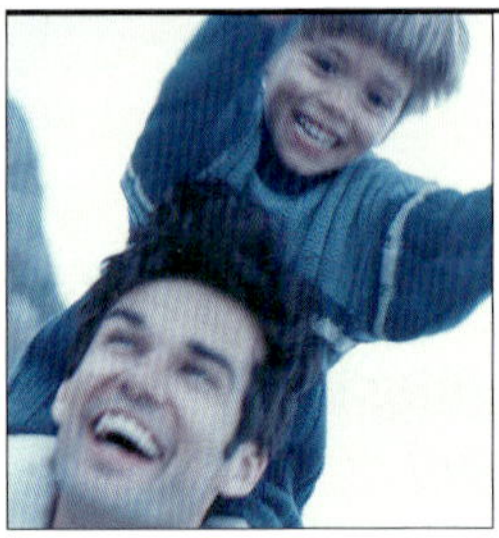

31 Vorsorge

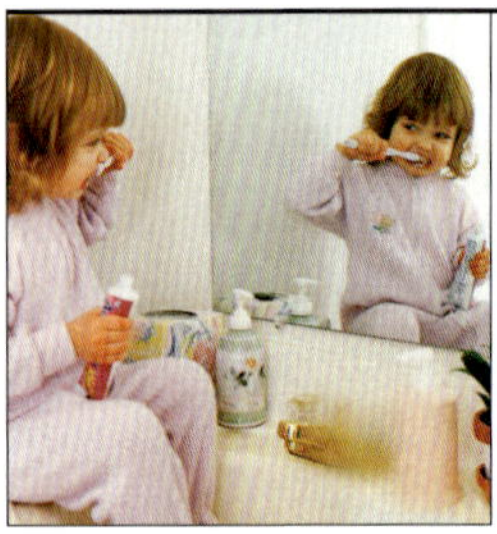

79 Behandlung

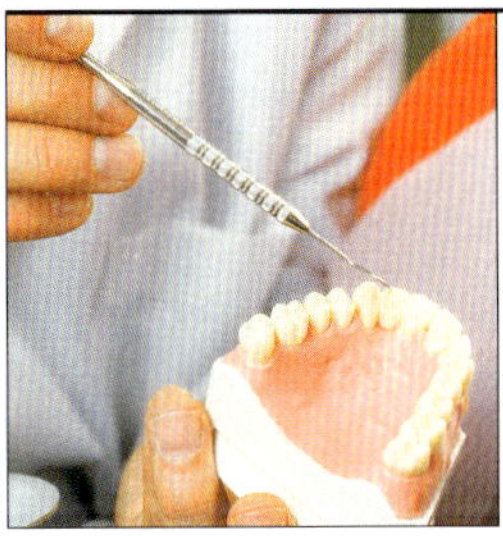

Ausgabe für Deutschland

Ausgabe für Österreich

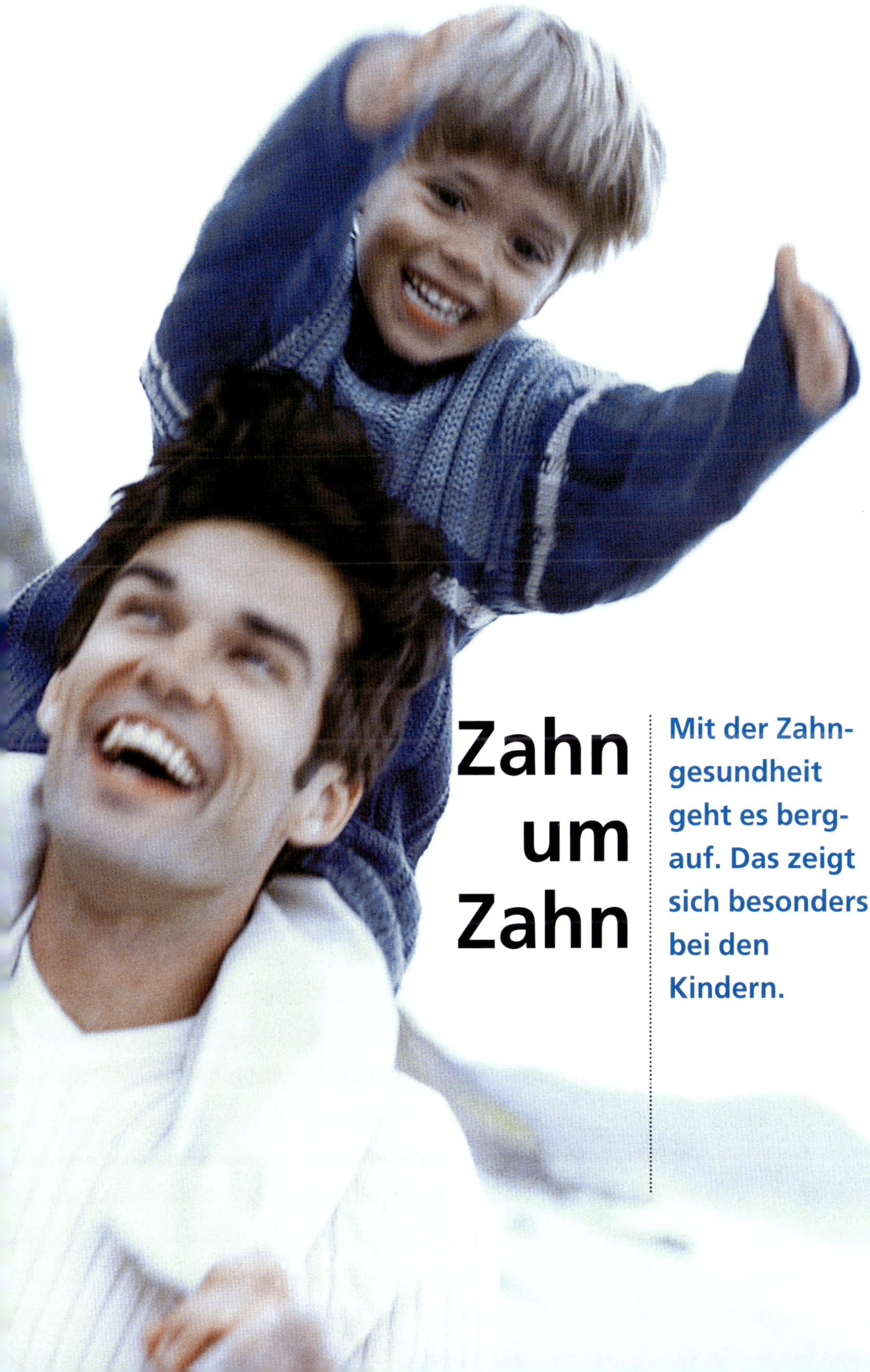

Zahn um Zahn

Mit der Zahngesundheit geht es bergauf. Das zeigt sich besonders bei den Kindern.

Neue Zahnmedizin im Kommen

Der kleine Jan ist sehr stolz, als er mit seinem Vater von der Zahnärztin heimkehrt: Mit seinen sieben Jahren verfügt er über ein kariesfreies Gebiss. Und damit ist er nicht der einzige, denn die jungen Menschen in Deutschland und Österreich holen bei der Zahngesundheit Schritt für Schritt auf: In Deutschland waren bei einem Zwölfjährigen 1992 im Schnitt bereits 3,3 Zähne defekt oder fehlten, im Jahr 2000 waren es nur noch 1,2. In Österreich gab es die gleiche Entwicklung: 1993 hatte ein Zwölfjähriger 3,0 defekte oder fehlende Zähne, im Jahr 2003 waren es nur noch 1,04. Gesunde Zähne haben vor allem die (wohlhabenden) Amerikaner, Holländer, Skandinavier und Schweizer.

Schweiz: Vorrang für die Vorsorge bei Kinderzähnen.

Das war aber nicht immer so. So hatten etwa die Kinder in der Schweiz Mitte der Siebzigerjahre ziemlich schlechte Zähne. Die Schweizer Gesundheitsbehörden stellten daraufhin ihr System der Zahngesundheit vollkommen um: Nicht das Reparieren und der Zahnersatz sollten länger im Mittelpunkt stehen – die Vorsorge wurde nun groß geschrieben, und heute sind die Erfolge eindeutig.

Sichtbare Verbesserungen

Auch bei den Erwachsenen verbessert sich die Situation. Hat das Älterwerden in unserer Großelterngeneration meist fortschreitende Zahnlosigkeit bedeutet, so gilt dies heute nicht mehr. Auch der Zahnersatz verliert an Bedeutung, während die Zahnreparaturen (konservierende Leistungen) zunehmen. Wurzelbehandlungen retten heute viele Zähne, die früher gezogen worden wären.

Doch der nächste Schritt in der Zahnmedizin ist längst fällig. Sowohl in Deutschland als auch in Österreich hat jene traditionelle Zahnmedizin (konservativ-restaurativ, prothetisch), die repariert, stopft, klebt und füllt, immer noch einen höheren Stellenwert als die Vorsorgemedizin. Konventionelle Zahnärzte geben sich eher wenig mit entzündetem Zahnfleisch und Zahnhalteapparat beziehungsweise mit der Kariesvorbeugung ab. Sie beschränken sich vorwiegend auf Füllungen, Kronen, Brücken, Prothesen sowie auf chirurgische und kieferorthopädische Behandlungen. Diese Arbeiten sind in der Regel besser bezahlt als zahnerhaltende Maßnahmen. Auch die Kassen stabilisieren diese Zustände mit ihrem Honorarsystem. Sie geben vergleichsweise wenig Geld für zahnmedizinische Vorsorge aus. Dagegen fließen immer noch große Summen in den Zahnersatz: Kronen, Brücken und Prothesen. Solange sich dies nicht ändert und die Prophylaxe bei den Erwachsenen keinen höheren Stellenwert bekommt, wird sich auch die Rolle des Zahnarztes nicht entscheidend wandeln. Denn die Erfolge bei Kindern und Jugendlichen setzen sich noch nicht bei den Erwachsenen fort.

Folgende Trends zeichnen sich jedoch ab:

- Die Spezialisierung nimmt zu. An die Seite des Zahnarztes treten die Prophylaxeassistentin und die Dentalhygienikerin (➜ *Seite 53*).
- Zahnärzte übernehmen in Zukunft die Rolle eines Teamchefs, der für das Gespräch mit dem Patienten, die Diagnose, die Behandlung und die Qualitätskontrolle zuständig ist. Vorwiegend präventive Tätigkeiten werden stärker delegiert.
- Die Behandlung von Zahnfleisch und Zahnhalteapparat (Parodontologie) und die kosmetische Zahnmedizin werden wichtiger.
- Wir werden älter und benötigen länger funktionierende Zähne. Ältere Patienten haben ganz besondere Mund- und Zahnprobleme, die die konventionelle Zahnmedizin nur unzureichend in den Griff bekommt. Probleme, die auch recht eng mit anderen medizinischen Bereichen zusammenhängen. Das entsprechende Fachgebiet, die Gerostomatologie, wird an Bedeutung gewinnen.

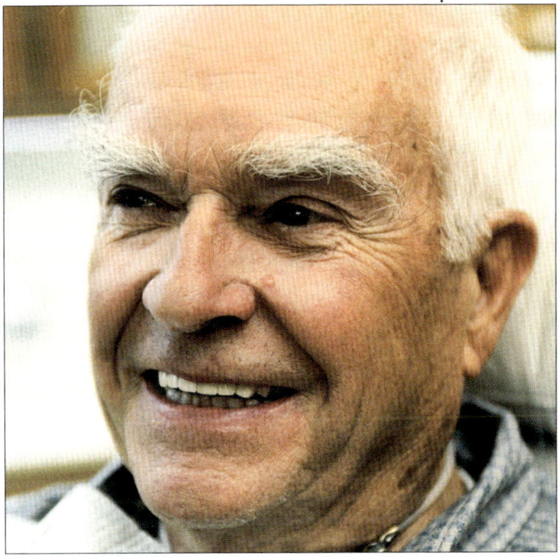

Möglichst viel Zahnsubstanz erhalten.

Minimal-invasive Zahnmedizin

In der modernen Zahnmedizin beginnt sich eine neue Geisteshaltung herauszubilden. Motto: „minimal-invasiv" – ein kleines und zartes Pflänzchen im großen Garten der Heilkunde.

Die Ziele:

- Zahnmedizin beugt primär Zahnschäden vor (Gesundheitsberatung, Kontrollen).
- Sie schätzt das Risiko neuer Schäden richtig ein und greift ein, bevor Folgeschäden entstehen.
- Sie behandelt vorhandene Defekte frühzeitig minimal-invasiv und erhält dadurch möglichst viel Zahnsubstanz.

Impfstoff oder Rollstuhl?

Der Schwerpunkt der heutigen Zahnmedizin liegt in der Therapie von Schäden, also im Behandeln, wenn der Schaden schon eingetreten ist. Dazu meint der Zahnmediziner Prof. Jean-François Roulet: „Um einen bösen Vergleich zu nennen: Das ist etwa so, als hätte man in der Allgemeinmedizin vor Jahren gesagt, anstatt einen Impfstoff gegen Polio (Kinderlähmung) zu entwickeln, der die Ursache der Krankheit angeht, stecken wir die gesamten Ressourcen in die Entwicklung perfektionierter Rollstühle."

Für Sie als Patient (aber mehr noch für Ihre Kinder) hat das ganz klare Auswirkungen: Die Ausgaben und Behandlungen verschieben sich. Sie werden mit Sicherheit in der Jugend und in den mittleren Jahren mehr in Vorsorge und Erhaltung der Zähne investieren. Vielleicht ersparen Sie sich zunächst einen Teil der Ausgaben für Kronen, Brücken ... Wahrscheinlich kommt ein Teil dieser Behandlungen und Kosten in späteren Jahren auf Sie zu. Da zudem auch die Ansprüche steigen (z.B. Implantate, kosmetische Eingriffe), werden wahrscheinlich die Ausgaben nicht sinken. Dafür haben Sie im Alter statt einer großen, herausnehmbaren Prothese noch immer viele eigene Zähne und ansehnlichen, fest sitzenden Zahnersatz. Der persönliche Nutzen liegt in der besseren Lebensqualität.

Traditionelle und minimal-invasive Zahnheilkunde im Vergleich

	Traditionelle Zahnheilkunde	Minimal-invasive Zahnheilkunde
Ziele	perfekte Reparatur perfekter Zahnersatz	Zahnerhalt minimale Eingriffe
Lebensweise des Patienten	geringes Augenmerk	größeres Augenmerk
Beratung des Patienten	eher gering	umfassender
Eingreifen	Reparatur bei Bedarf	Betreuung des Patienten möglichst vor der Reparatur
Hauptarbeit	technisch perfekte Reparatur hochwertiger Zahnersatz	Information und Motivierung Ermittlung der Risikofaktoren Kontrolle Reparatur in geringerem Maß
Zeitpunkt und Dimension der Eingriffe	wenn bereits Schäden aufgetreten sind mittlere bis große Eingriffe	möglichst vor Auftreten der Schäden kleine Eingriffe
Akteure	Zahnarzt	Prophylaxeassistentin, Dentalhygienikerin und Zahnarzt
Verhältnis Patient/Zahnarzt	Patient ist passiv und wenig informiert; er bezahlt die Gebissreparatur, der Arzt behandelt	Patient ist aktiver und eigenverantwortlicher (Vorsorge), der Arzt kontrolliert eher
Kosten für den Einzelnen	anfangs keine oder gering später sehr hoch (Zahnersatz) am Ende wieder niedriger (Totalprothese)	mittel
Kosten für das Gesundheitssystem	hoch	Schwerpunkt der Ausgabe verschiebt sich zur Prävention

Mund und Zähne

Lippen, Zähne, Zunge, Zahnfleisch, Kiefer... die Natur hat ein im Grunde perfektes System geschaffen, das viele Aufgaben gleichzeitig erfüllen kann: Durch den Mund strömt die Atemluft, im Mund entsteht die Artikulation. Die sensiblen Lippen prüfen Speisen und Getränke auf ihre Beschaffenheit und Temperatur, die Schneidezähne halten die Bissen fest und zerteilen sie. Die Zunge prüft den Geschmack, verteilt die Bissen wie ein Vorarbeiter an die Mahlzähne rechts und links, die wiederum zerreiben und zerkleinern die Stücke in schluckbare Portionen. Der Speichel macht die Nahrung breiig – das schont Zähne, Rachen und Speiseröhre – und bereitet die Nahrung chemisch für die Verdauung vor. Ein gutes Team.

Der Mund zeigt, wie es dem Körper geht.

Die Mundhöhle ist aber auch vielen Belastungen ausgesetzt. Das gleicht der Körper durch eine gute Heilungsfähigkeit und besondere Abwehrmaßnahmen gegen Infektionen aus. Viele krankhafte Vorgänge im Körper spiegeln sich in der Mundhöhle, besonders auf Mundschleimhaut, Zahnfleisch und Zunge. Ein weißer Belag auf der Zunge kann zum Beispiel auf eine reduzierte oder belastete Immunabwehr hinweisen. Der erfahrene Zahnarzt prüft daher immer auch Zunge und Mundschleimhaut.

Obwohl sie fest und unverrückbar wirken, lassen sich die Zähne und sogar die Kieferknochen durch Druck und Zug allmählich verschieben beziehungsweise verformen. Kinder, die ständig am Daumen nuckeln, können obere und untere Schneidezähne verschieben. Entfalten Wangen und Zunge hingegen ihre natürlichen Kräfte, dann drücken sie die Zähne in Reih und Glied. Hängt aber immer die schwere Pfeife zwischen den Zähnen, kann das ihre natürliche Stellung mit der Zeit stark verändern.

Schneidezähne, Eckzähne, Backenzähne

Sie liegen im Behandlungsstuhl, und die Zahnärztin untersucht Ihre Zähne. Sie diktiert der Assistentin: „12 distal-palatinal kariös, 16 okklusal-distal defekte Füllung, 27 em-oh-de defektes Inlay, 28 mesial – müsste man unter dem Röntgen ansehen.

47 mesial-bukkal kariös." Sie erhaschen einen Blick auf das Patientenblatt (oder den PC mit Ihren Daten) und finden Kürzel wie „12 d, 27 mod…".

Die Zahlen benennen, um welchen Zahn es sich handelt. Die anderen Begriffe und Abkürzungen beschreiben den genauen Ort. Das ist, um ein griffiges Beispiel zu nennen, wie mit Haus- und Türnummern. „12 distal" bedeutet: Der seitliche (kleine) Schneidezahn im rechten Oberkiefer hat in Richtung des Zahnbogens einen Defekt. „27 mod": 27 – das ist der letzte Backenzahn (Mahlzahn) im linken Oberkiefer vor dem Weisheitszahn. „Mod" ist die Abkürzung für mesial-okklusal-distal: mesial/ vorne, okklusal/auf der Kaufläche und distal/ hinten. Offensichtlich ein größerer Defekt.

Backenzahn im Längsschnitt

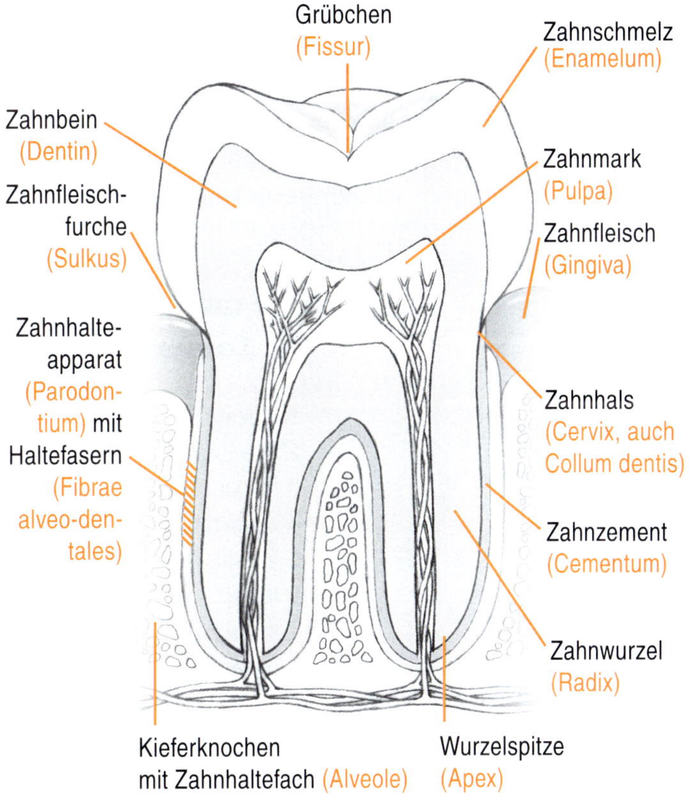

Zähne sind wie Handwerker, jeder hat seine spezielle Aufgabe. Die Schneidezähne halten fest und zerteilen. Dabei sollten die oberen großen über die unteren ragen und sie teilweise bedecken. Nach den Schneidezähnen kommen die Eckzähne (in jedem Quadranten einer). Bei manchen Menschen sind sie nicht größer als die Nachbarzähne. Da sie aber seltener von Karies befallen werden und lange, starke Wurzeln haben, können sie – wenn es bereits Zahnlücken gibt – sehr gute Pfeiler sein, etwa für eine Brücke.

Dahinter befinden sich die beiden kleinen Backenzähne (Prämolaren, Vormahlzähne). Sie helfen beim Abbeißen und können mit ihren beiden Höckern feste Nahrung zerkleinern. Es folgen die großen Backenzähne (Molaren, Mahlzähne) mit mehreren Höckern und meist mehreren gekrümmten Wurzeln. Sie zerkleinern vorwiegend die Nahrung und sind besonders anfällig für Karies, vor allem die so genannten „Sechser" (16, 26, 36, 46).

Am Ende der Zahnreihen stehen beim Erwachsenen normalerweise die Weisheitszähne. Bei manchen Menschen fehlen sie ganz oder teilweise, und bei einigen liegen sie quer und von außen nicht sichtbar im Kiefer.

Wie Zahnräder, die ineinander greifen

Die Zähne des Oberkiefers sollten möglichst wie Zahnräder in die Höhen und Vertiefungen der Gegenspieler im Unterkiefer passen. Dieses optimale Ineinandergreifen bezeichnen die Zahnärzte als Okklusion.

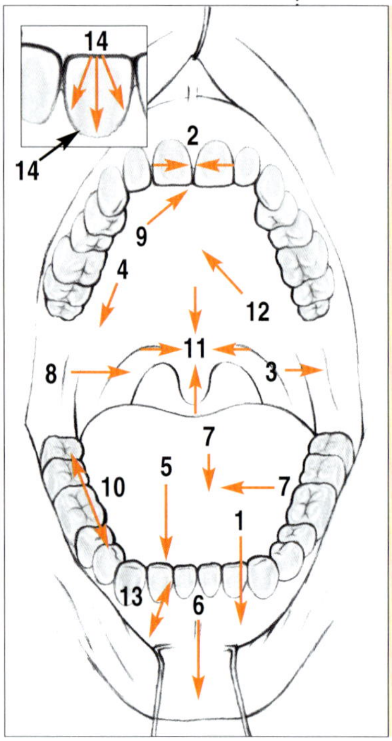

Ort und Richtung im Zahnarztjargon

1 apikal:	zur Wurzel(-spitze)
2 approximal:	zum Nachbarzahn, zwischen zwei Zähnen
3 bukkal (b):	zur Wange
4 distal (d):	zum hinteren Ende des Zahnbogens
5 inzisal:	zur Schneidekante
6 labial:	zur Lippe
7 lingual (l):	zur Zunge
8 medial:	zur Mitte
9 mesial (m):	zur Mitte des Zahnbogens, nach vorne
10 okklusal (o):	auf der Kaufläche
11 oral:	zur Mundhöhle, den Mund betreffend
12 palatinal (p):	zum Gaumen
13 vestibulär:	zum Mundvorhof (Raum zwischen Zähnen und Lippe beziehungsweise Wange)
14 zervikal:	zum Zahnhals

Bei vielen Tieren wachsen die Zähne ständig nach, bei Nagetieren etwa und bei Haien, beim Menschen aber nur einmal (vom Milch- zum bleibenden Gebiss). Unsere Zähne sind mit Zahnschmelz überzogen. Das ist die härteste Substanz im menschlichen Körper, sie widersteht stärksten mechanischen Belastungen. Auf Säuren reagiert der Schmelz aber recht empfindlich, etwa wie Kalkränder an der Badewanne, die sich durch Schrubben kaum, durch Essigsäure aber leicht entfernen lassen.

Zahnschmelz ist die härteste Substanz des Körpers.

Unter dem Zahnschmelz liegt das Zahnbein (Dentin). Es enthält viele feine Röhrchen (Dentintubuli), die bei empfindlichen Zahnhälsen Reize von außen nach innen leiten, und das spüren Sie dann unangenehm. Ganz im Inneren liegt in einer Höhle die Pulpa, die mit ihren Blutgefäßen und feinen Nervenfasern den Zahn versorgt. Bei jungen Menschen ist das Zahnmark noch groß. Durch die häufigen Sinnesreize (kalt, warm, mechanische Belastung) zieht sich die Pulpa im Lauf des Lebens zurück und wird etwas kleiner.

Jeder Zahn hat seine Nummer

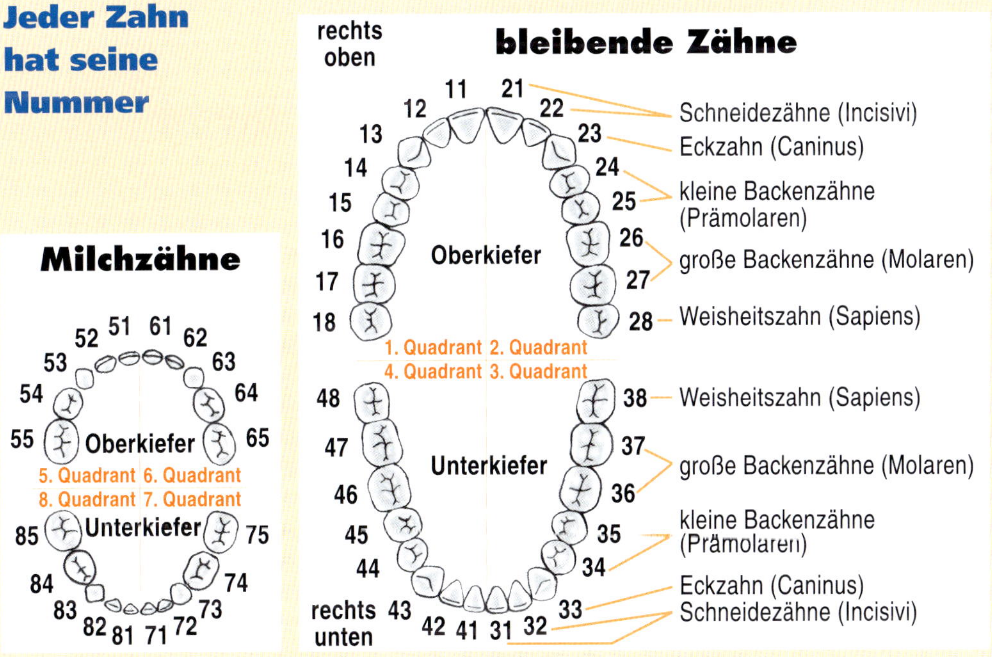

Speichel

Speichel hat viele Aufgaben und ist für die Mundgesundheit sehr wichtig. Jeder Mensch produziert an einem einzigen Tag etwa 0,5 bis 0,6 Liter Speichel. Er schützt die Mundschleimhaut vor Austrocknung und Infektionen, reinigt und repariert die Zähne. Speichel beschleunigt die Wundheilung, hemmt das Wachstum von Bakterien und schützt das eigene Gewebe. Kein Wunder also, dass Tiere ihre Wunden lecken und Kinder einen aufgekratzten Mückenstich mit Spucke behandeln.

Obstsäfte greifen die Zähne an.

Wenn Sie Obstsäfte trinken oder saure Lebensmittel essen, greifen die Säuren die Zahnoberfläche an. Speichel verdünnt und neutralisiert diese aggressiven Flüssigkeiten. An bereits vorgeschädigten Stellen (Karies im Frühstadium) lagern sich gelöste Mineralien aus dem Speichel an, sodass die Oberfläche wieder mineralisiert (gehärtet) wird. Wer also häufig einen trockenen Mund hat, sollte regelmäßig (zuckerfreie) Kaugummis kauen, am besten solche mit dem Zahnmännchen mit dem Schirm (➜ *Seite 32*). Das regt den Speichelfluss an und fördert die Zahngesundheit.

Die wichtigsten Probleme

Aphthen

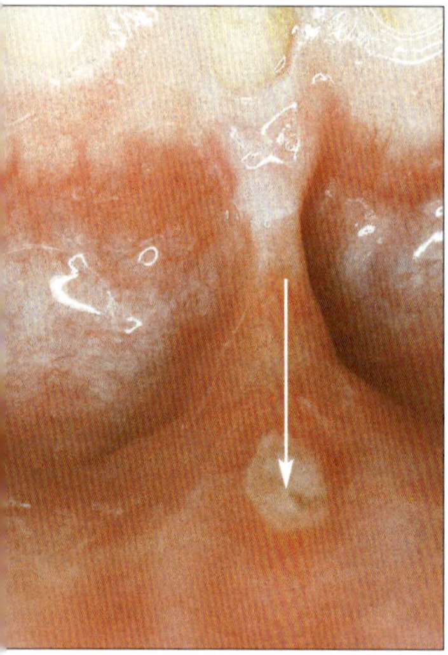

Aphthe: harmlos, aber schmerzhaft.

Sie kennen die kleinen, runden oder ovalen, offenen Stellen auf der Mundschleimhaut? Das sind Aphthen. Manche sind stecknadelkopfgroß, andere so groß wie ein kleiner Fingernagel. Sie sind harmlos, aber sie tun weh. Normalerweise heilen sie nach ein paar Tagen wieder vollständig ab. Manchmal befallen sie aber größere Flächen, und das ist sehr unangenehm (Stomatitis aphthosa). Jeder Bissen und jeder Schluck tut dann weh. Es kommt zu Fieber und Mundgeruch, die Halslymphknoten schwellen an, das Zahnfleisch blutet bei der geringsten Berührung. Derzeit gibt es kein Medikament, das die Ursache wirksam bekämpft. Was angeboten wird, lindert nur die Beschwerden, wie beispielsweise der Wirkstoff Polidocanol. Die Heilung dauert bei größeren Entzündungen meist ein bis zwei

Wochen, bei Erwachsenen, die diese Krankheit zum ersten Mal haben, auch länger. Die Schmerzen verhindern meist die Zahnreinigung, was Karies fördert. Wenn die offenen Stellen nach zwei Wochen nicht verheilt sind, sollten Sie einen Zahnarzt aufsuchen.

Veränderte Mundschleimhaut

Im Mund gibt es eine Vielzahl von Bakterien, Viren, Pilzen. Wenn Sie gesund sind, hat der Körper diese Keime unter Kontrolle. Doch Krankheit und Antibiotika können dieses Gleichgewicht stören, sodass sich bestimmte Mikroorganismen explosionsartig vermehren.

Eine häufige Pilzerkrankung bei Kindern (aber auch bei alten Menschen) ist Soor, ein weißlicher Belag auf der Mundschleimhaut, der manchmal schmerzt. Bei älteren Menschen ist oft eine schlecht passende Prothese die Ursache. Soor lässt sich in diesem Fall durch eine gut sitzende Prothese und unterstützend durch Anti-Pilzmittel (Antimykotika) bekämpfen. Geeignet sind die Wirkstoffe Amphoterizin B, Miconazol oder Nystatin. Wenn sich Ihre Mundschleimhaut auffallend verändert, sollten Sie das vom Zahnarzt untersuchen lassen. Im schlimmsten Fall kann die Ursache für diese Veränderungen Krebs sein.

Wenn die Prothese schlecht sitzt, kann Soor entstehen.

Entzündetes Zahnfleisch

Entzündungen des Zahnfleisches (Gingivitis) sind normalerweise Reaktionen auf bakterielle Zahnbeläge, die Sie, oder im Zweifelsfall eine Prophylaxeassistentin, im Rahmen der Mundhygiene entfernen können.

Manchmal können lokale Entzündungen die Folge einer Verletzung sein, die Sie sich etwa beim Kauen einer harten Brotkruste, beim Trinken von zu heißem Tee oder mit einem Zahnstocher zugefügt haben. Die allermeisten Zahnfleischentzündungen bilden sich bei intaktem Immunsystem nach einigen Tagen zurück. Bei Entzündungen aufgrund mangelnder Zahnhygiene gilt: Reinigen Sie Ihre Zähne besonders sorgfältig – auch wenn es etwas wehtut und blutet. Vergessen Sie auf keinen Fall die

Zahnzwischenräume. Tees, Tinkturen und Salben können die Symptome bestenfalls lindern; die Ursache – meist bakterielle Zahnbeläge (Plaque) – bleibt bestehen. Bei Entzündungen, die durch Verletzungen entstanden sind, sollten Sie die verletzte Stelle einige Tage schonen und beim Zähneputzen sehr vorsichtig behandeln.

Gesundes Zahnfleisch blutet nicht.

Verändert sich das Hormonsystem, kann das Zahnfleisch besonders empfindlich sein: etwa in der Pubertät, bei Frauen in der Zeit vor oder während der Regel, während einer Schwangerschaft oder in den Wechseljahren. Entzündetes Zahnfleisch ist gerötet und empfindlich; von großen Schmerzen kann man aber nicht sprechen. Daher Achtung: Gesundes Zahnfleisch blutet nicht – wenn es blutet, ist das ein Warnsignal! Jeder, der länger als ein bis eineinhalb Wochen an entzündetem und blutendem Zahnfleisch leidet, sollte zum Zahnarzt gehen. Eine nicht behandelte Gingivitis entwickelt sich leicht zu einer Entzündung des Zahnhalteapparates *(Parodontitis* *➜ Seite 88 f.)*. Und die endet in vielen Fällen mit Zahnverlust.

Mundgeruch

Verlässliche Daten, wie viele Menschen unter Mundgeruch (Halitose, Foetor ex ore) leiden, liegen nicht vor. Vermutlich glauben aber viel mehr Menschen daran zu leiden, als dies tatsächlich der Fall ist. Auf der anderen Seite wissen viele nichts von ihrem Problem, weil keiner sich traut, es anzusprechen. Ausgaben für Mundduschen, Atempastillen, Sprays, Tabletten, Kaugummi und ähnliche Produkte sind zur Bekämpfung von Mundgeruch reine Verschwendung, denn alle diese Mittel können Mundgeruch allenfalls kurz unterdrücken, ohne die Ursachen zu beheben.

Es gibt viele Ursachen für Mundgeruch. Bis ins Letzte erforscht sind sie nicht, doch eines ist klar: Wann immer sich organisches Material zersetzt, entsteht unangenehmer Geruch. Das können Speisereste zwischen den Zähnen oder unter einer Brücke (Zahnersatz) sein. Sie können das leicht prüfen, indem Sie die Zahnzwischenräume mit Zahnseide reinigen und dann daran riechen. Meistens entsteht Mundgeruch jedoch durch Bakterien, die den Zungenrücken besiedeln. Ursachen für Mundgeruch können aber auch Entzündungsherde sein, etwa in Zahnfleischtaschen *(➜ Seite 87 f.)*, oder abgestorbene Zellen, die sich kugelförmig verklumpen und zum Beispiel in den Mandeln stecken. Ein Ammenmärchen ist, dass die Hauptursache für Mundgeruch im Magen zu suchen sei. Zu 85 bis 90 Prozent entsteht Mundgeruch in der Mundhöhle, davon wiederum der Großteil durch Bakterien auf der Zunge, vor allem im hinteren Bereich.

Zunge reinigen

Verschiedene Untersuchungen kommen zu dem Schluss, dass häufig bestimmte Bakterien auf der Zunge Mundgeruch verursachen. Der Therapievorschlag: den hinteren Teil der Zunge täglich mit einem speziellen Zungenreiniger reinigen. Diesen bekommen Sie in der Drogerie oder Apotheke. Er ist nicht so hoch wie eine Zahnbürste und löst daher nicht so leicht einen Würgereiz aus. Mund und Rachen sollten eine Woche lang mit einer antibakteriellen Lösung mit dem Wirkstoff Chlorhexidin gespült werden (in Absprache mit dem Zahnarzt). Das Mittel soll allerdings nicht länger als drei Wochen und nicht regelmäßig verwendet werden, da es sonst den Geschmackssinn beeinträchtigt und die Zähne verfärben kann. Bei offenen Stellen im Mund ist es für die Behandlung nicht geeignet. Unterstützend kann bei der Reinigung der Zunge auch eine Zahncreme mit antibakteriellen Wirkstoffen eingesetzt werden (zum Beispiel *Meridol* oder *Colgate Total*).

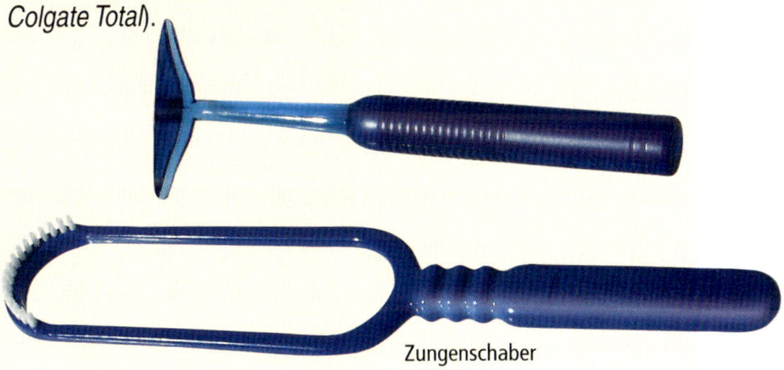

Zungenschaber

Zähneknirschen

Sind Sie heute mit einem schmerzenden Kiefergelenk aufgewacht? Amerikanische Wissenschafter schätzen, dass zirka dreißig Prozent aller Menschen in der Nacht mit den Zähnen pressen und knirschen. Zahnmediziner nennen das Bruxismus. Die Ursachen dürften im Stress und in seelischer Belastung liegen. Im Grunde ist Bruxismus eine ganz normale Sache, ein psychisches Stressventil. Bei Kindern und Heranwachsenden ist das Verhalten besonders häufig. Die Folgen dieses Stressabbaus: Die Zähne können sich abreiben und im Extremfall lockern, im Kiefergelenk können morgens Schmerzen auftreten, sogar Zahnersatz kann Schaden nehmen. Daneben können Muskelverspannungen im Hals- und Nackenbereich sowie Kopfschmerzen auftreten.

Medikamente lindern nur die Symptome, beheben aber nicht die Ursachen. Eine andere Möglichkeit ist die so genannte „Knirscherschiene"; sie ähnelt dem Zahnschutz eines Boxers und schützt die Zähne effektiv. Die dritte Möglichkeit ist die psychologisch-psychotherapeutische Behandlung. Die Therapie versucht, zu den Ursachen der seelischen Belastung vorzudringen und sie abzubauen. Nachteil: Der Erfolg ist nicht sicher, und es fallen Therapiekosten an.

Empfindliche Zahnhälse

Etwa jeder vierte erwachsene Zahnarztpatient leidet unter empfindlichen Zahnhälsen. Am Zahnhals gibt es keinen schützenden Zahnschmelz. Das Dentin ist von vielen sehr kleinen Röhren (Tubuli) durchzogen. Sind sie aus irgendeinem Grund geöffnet, gelangen Reize (chemische oder kalt/warm) leicht an die Pulpa, und das spüren Sie recht deutlich. Die Ursache: Mit den Jahren

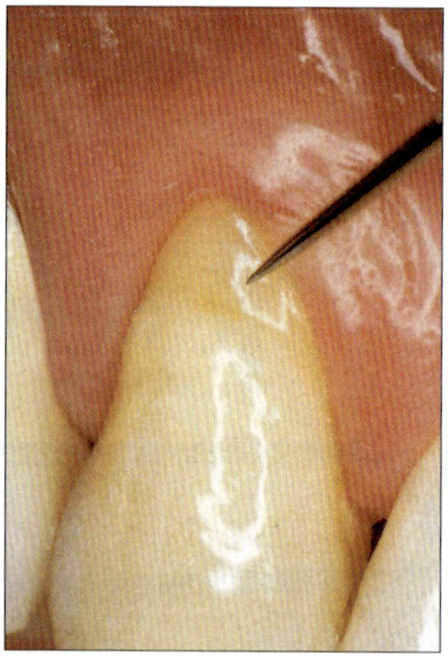

zieht sich das Zahnfleisch zurück, und die Zahnhälse liegen frei; in vielen Fällen liegt dies auch an zu heftigem und falschem Zähneputzen. Verändern Sie Ihre Putzgewohnheiten unter Anleitung Ihres Zahnarztes. Weitere Ursachen: ungünstige Zahnstellung, nächtliches Knirschen, schlechte kieferorthopädische Versorgung. Spezialzahnpasten können bei der Behandlung unterstützend wirken; manchmal verschwinden die Beschwerden auch völlig.

Auch zu heftiges oder falsches Zähneputzen legt die Zahnhälse frei.

Zum Schutz vor Karies trägt der Zahnarzt manchmal Fluoridlacke auf. Sie setzen auch die Empfindlichkeit der Zahnhälse herab, doch die Wirkung hält nur beschränkte Zeit an. Neuerdings zeigt die Verwendung von Dentinhaftvermittlern (Dentinklebern) – das sind spezielle Kunststoffe – Erfolg versprechende Ergebnisse. Nach einer Parodontalbehandlung *(➜ Seite 91 ff.)* können die Zahnhälse „beleidigt" sein. Extrem überempfindliche Zahnhälse sind sehr schwer zu behandeln. Unter Umständen kann eine Transplantation des Zahnfleisches helfen *(➜ Seite 96)*, manchmal aber hilft nur eine Wurzelkanalbehandlung.

Karies

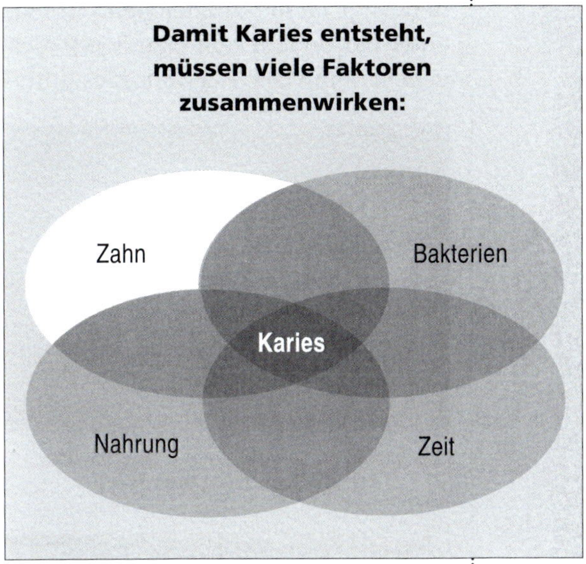

Karies entsteht, wenn das Gleichgewicht im Mund gestört ist. Der Zahnschmelz ist ständig zwei gegenläufigen Prozessen ausgesetzt: hier die Zerstörung und Auflösung (Demineralisation) und dort die Reparatur (Remineralisation). Vereinfacht ausgedrückt: Speichel und fluoridierte Zahnpflegeprodukte reparieren die Zahnoberfläche laufend, die bakteriellen Zersetzungsprodukte von Kohlenhydraten (vor allem Zucker und zuckerhaltige Produkte, aber auch Mehlprodukte, Kartoffelchips...) setzen ihr zu. Schafft die Reparaturtruppe es nicht mehr, die Schädiger zu neutralisieren, beginnt Karies – ein Prozess der Entkalkung und Auflösung von Zahnschmelz und Dentin.

Zahnbelag

Zahnbelag, auch Plaque genannt, ist die Voraussetzung für Karies. Zahnbelag setzt sich im Wesentlichen aus Bakterien und deren Stoffwechselprodukten zusammen. Aus Zucker können die Bakterien langkettige und schwer lösliche Polysaccharide synthetisieren, die der Plaque Halt geben. Darüber hinaus gewinnen die Karies verursachenden Bakterien (vor allem Streptococcus mutans) aus den zugeführten Kohlenhydraten, die zum Beispiel in Süßigkeiten, Bananen, Zucker, Produkten aus Getreide und in allen stärkehaltigen Lebensmitteln enthalten sind, Energie. Als „Abfallprodukte“ entstehen Säuren, die den Zahnschmelz angreifen und auflösen.

Wenn Sie als Patient zwei Zahnärzte konsultieren, kann es Ihnen passieren, dass der eine meint: „Sie haben Karies", und der andere sagt nichts dergleichen. Trotzdem heißt das nicht, dass einer der beiden sein Handwerk nicht versteht. Sie definieren vielleicht nur den Begriff Karies unterschiedlich.

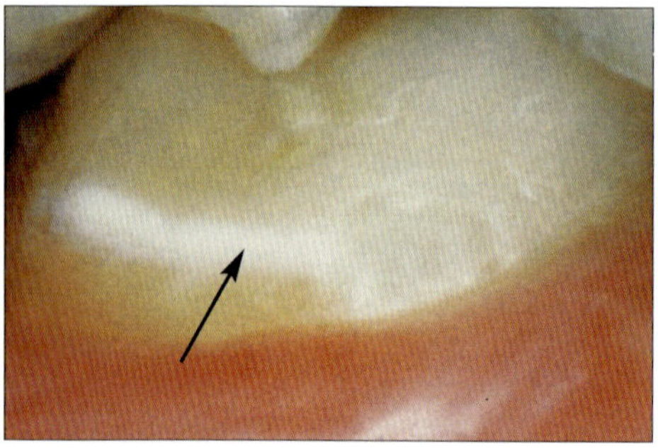

Kreidig-matte Fläche inmitten des glänzenden Zahnschmelzes – „White Spot".

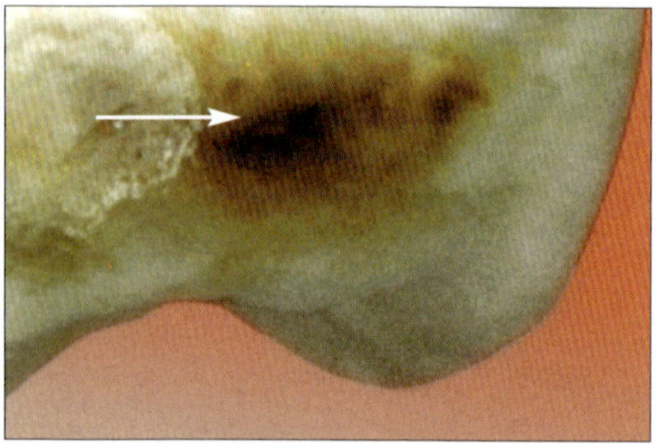

Etwas später: Farbstoffe haben sich in den kariösen (und dadurch porösen) Schmelz eingelagert.

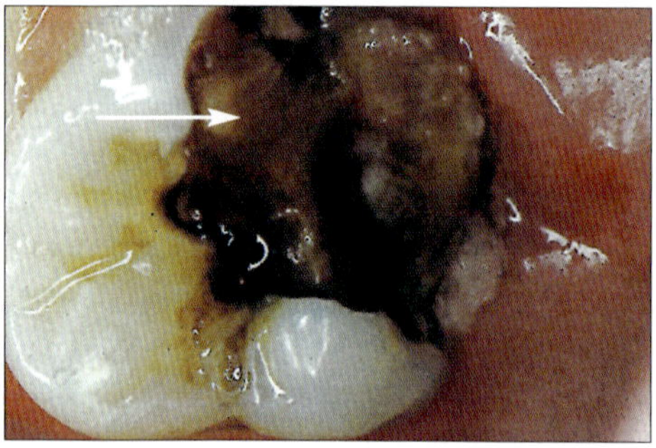

Fortgeschrittene Karies mit einer tiefen Kavität (Höhlung).

Auch Säuren aus bestimmten Nahrungsmitteln (zum Beispiel aus Orangensaft) können den Zahnschmelz auflösen. Dann entsteht allerdings keine Karies (dazu sind Bakterien nötig), sondern eine so genannte Erosion *(➜ Seite 33)*.

Verschiedene Stadien

Es gibt Karies im Frühstadium, so genannte Initialkaries, auch als Kreidefleck oder White Spot bezeichnet. Hier können intensive Mundhygiene und Fluoridierung die Sache noch zum Guten wenden. Abwarten kann in diesem Fall möglicherweise sogar besser sein als bohren. Genauso ist es möglich, dass sich in dieses Gebiet Farbstoffe einlagern, die dann gelblich-braune Verfärbungen bilden.

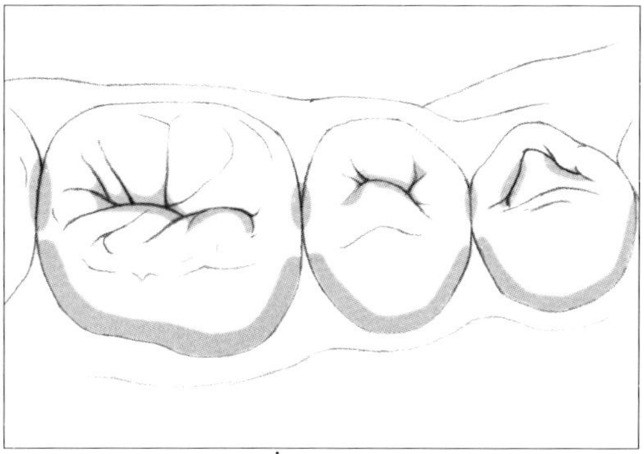

An diesen Stellen entsteht oft Karies: In den Grübchen (Fissuren), zwischen den Zähnen und am Zahnfleischrand kann sich gut Plaque entwickeln. Hier versagt oft die Zahnbürste.

Der Zahnschmelz kann äußerlich noch glatt erscheinen: Darunter aber kann Karies den Zahn schon erheblich aufgelöst haben. Ist die Karies einmal in das Zahnbein vorgedrungen, breitet sie sich meist rasch in Richtung Zahnmark aus. Der Körper kann von sich aus diese Krankheit nicht mehr stoppen. Dann muss der Zahnarzt den Bohrer anwerfen. Heilbar ist Karies mit Ausnahme der Initialkaries nicht. Ist der Zahnschmelz erst einmal zerstört, kann der Zahnarzt ihn nur durch eine Füllung reparieren.

Die Bakterien in der Mundhöhle können aber nicht nur auf die Zähne, sondern auch auf innere Organe negative Auswirkungen haben. Über eine Wurzelspitzenentzündung, eine Entzündung des Zahnhalteapparates oder über Abszesse an der Wurzelspitze können an sich harmlose Bakterien aus der Mundhöhle über die Blutbahn in den Körper gelangen. Je geschwächter der Körper, desto leichter können sie sich vermehren. Wissenschafter beschreiben einen Zusammenhang zwischen Karieskeimen und einer bestimmten Form der Lungenentzündung. Ähnliche Hinweise gibt es bei Entzündungen der Nebenhöhlen, der Hirnhaut und des Herzens.

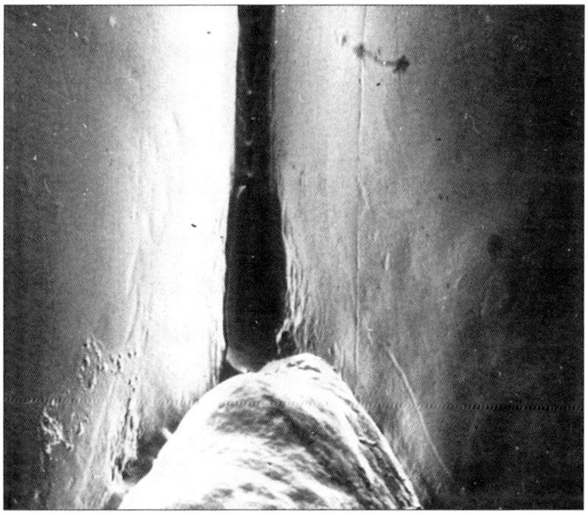

Ein sauberer Zahnzwischenraum unmittelbar nach der Reinigung mit Zahnbürste und Zahnseide.

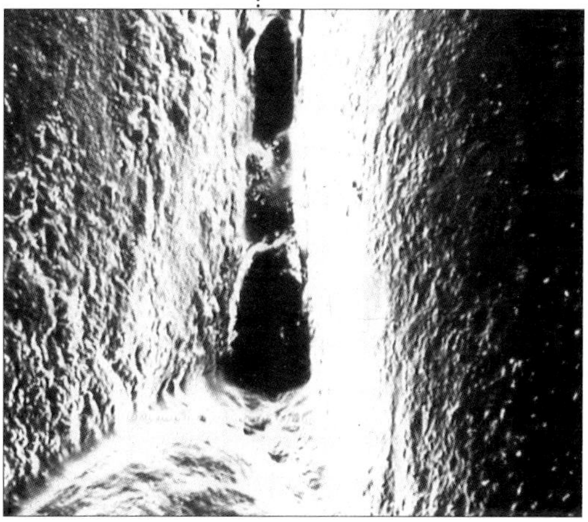

Nach einer Woche ohne jegliche Mundhygiene sind dicke Beläge entstanden.

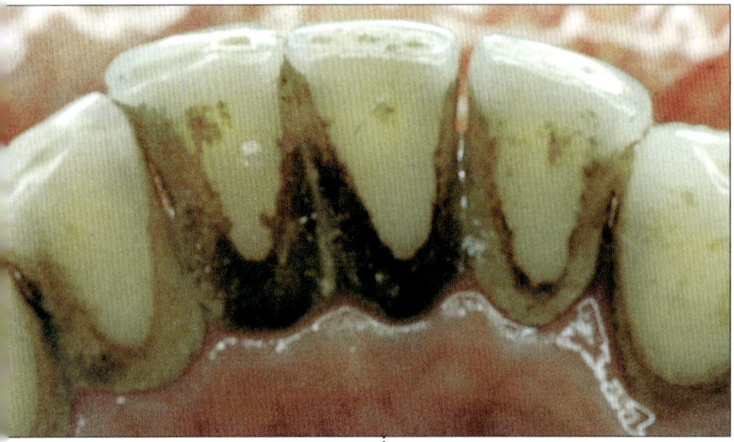

Eine typische Stelle für Zahnstein. Er bietet durch seine raue Oberfläche schädigenden Bakterien guten Halt und gehört gründlich entfernt.

Zahnstein

Wenn Zahnbelag längere Zeit ungestört am Zahn haften kann, nimmt er mineralische Bestandteile des Speichels auf und wird hart. Das ist Zahnstein. Er tritt besonders dort auf, wo viel Speichel gebildet wird, also an der Außenseite der oberen Mahlzähne und vor allem an der Innenseite der unteren Schneidezähne.

Sichtbarer Zahnstein wächst schnell und lässt sich vom Zahnarzt meist leicht mittels Schaber oder Ultraschall entfernen. Zahnbürste und Zahnstocher können dagegen nichts ausrichten. Zahnstein unter dem Zahnfleischrand (Konkrement) kann nach einer Entzündung des Zahnhalteapparats auftreten (*➜ Seite 93*). Konkrement wächst langsamer, ist sehr hart und haftet sehr fest an der Zahnoberfläche. Zahnstein ist immer von Plaque überzogen und muss regelmäßig entfernt werden.

Warnsignal: Schmerzen

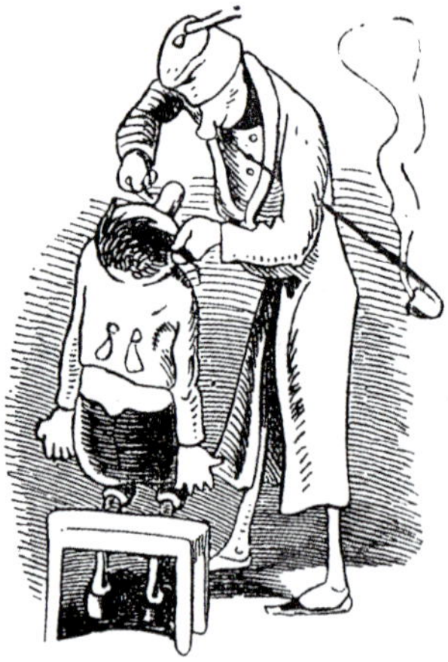

Wie stark Zahnschmerzen empfunden werden, ist von Mensch zu Mensch sehr verschieden. Der eine spürt und erträgt sie, der andere geht die Wände hoch. Schmerz ist ein Signal des Körpers: „Hier ist etwas nicht in Ordnung." Wer ihn übergeht und tapfer erträgt, tut sich nichts Gutes. Denn der Schmerz kann zwar vergehen, meistens kehrt er aber – viel schlimmer – wieder zurück. Wird der schmerzende Zahn nicht behandelt, so kann die Pulpa absterben. Eine kleine Entzündung im Inneren des Zahnes kann sich über winzige Öffnungen in den Wurzelenden auf die Umgebung ausdehnen. Abgestorbenes Gewebe und Bakterien können daher zu einer Entzündung im Kieferknochen führen und den ganzen Organismus belasten.

Meist beginnt es mit geringfügigen Beschwerden beim Genuss von heißem Kaffee oder Süßspeisen. Dieses leichte „Ziehen" kann nach einigen Wochen – zunächst – wieder verschwinden. In vielen Fällen ist es ein Hinweis auf Sekundärkaries. Eine Füllung oder Krone ist wahrscheinlich undicht geworden, und am Rand hat sich neuerlich Karies entwickelt. Einige Zeit später können diese Schmerzen – stärker geworden – wiederkommen. In einigen Fällen ist der Schmerz sehr diffus und lässt sich nicht exakt einem bestimmten Zahn zuordnen.

Leichtes „Ziehen" kann Karies bedeuten.

Dicke Backe

Die nächste Stufe: ein wilder, pochender Schmerz – der typische akute Zahnschmerz. Heimtückischerweise meldet er sich häufig in der Nacht, wenn alle Zahnärzte schlafen. Meist als Folge fortgeschrittener, tiefer Karies (Caries profunda, Cp) hat sich die Pulpa (Nerv und Blutgefäße) entzündet (akute Pulpitis). Wer jetzt den Helden spielt und nicht zum Zahnarzt geht, dem ist wirklich nicht zu helfen. Meist hält dieser Schmerz tagelang an. Erst wenn die Pulpa abgestorben ist und die Entzündung in den Kieferknochen übertritt, schwellen Backe und Lymphknoten an.

Der betroffene Zahn scheint dann etwas länger geworden zu sein, der Patient leidet unter starken Schmerzen, Fieber, geschwollenen Lymphknoten und schlechtem Allgemeinbefinden. Dass der Zahn häufig in der Nacht zu schmerzen und zu pochen beginnt, liegt an der Wärme des Bettes, durch die der Entzündungsprozess verstärkt wird.

Schmerzen im Ohr oder im Kiefergelenk können auch durch andere Ursachen im Zahnbereich ausgelöst werden, etwa durch Fehler des Zahnarztes (Fachausdruck: iatrogene Ursachen), so zum Beispiel nach einer Füllung oder der Eingliederung einer Brücke oder Prothese, wenn sie zu hoch, zu niedrig, zu lang oder kurz ist.

Wenn die Zahnreihen nicht optimal ineinander greifen, oder wenn Sie immer nur auf der rechten Seite beißen und kauen, dann kann diese einseitige Belastung das linke Kiefergelenk angreifen. Es reagiert mit Schmerzen, die sich als Kopfschmerz oder Verspannungen im Kopf-, Hals- und Kieferbereich äußern können.

Was tun, wenn der Zahn schmerzt?

Als erste Hilfe haben sich das Auflegen eines Eisbeutels oder feuchte Lappen bewährt. Nicht sinnvoll sind homöopathische Mittel in Form von Globuli. Sie enthalten Zucker, und Zucker verschlimmert den Schmerz nur. Über die Wirksamkeit flüssiger homöopathischer Mittel ist nichts bekannt. Ein in Alkohol getränkter Wattebausch kann die Mundschleimhaut schädigen. Das Zerkauen von Gewürznelken kann hingegen etwas Linderung bringen.

Es bleiben die bekannten Schmerztabletten. Wenn Sie die Wahl haben: Nehmen Sie ein Schmerzmittel, von dem Sie wissen, dass Sie es gut vertragen, möglichst eines mit nur einem Wirkstoff.
Gegen Schmerz helfen die bewährten Wirkstoffe Ibuprofen, Parazetamol und Azetylsalizylsäure (ASS). ASS hemmt die Blutgerinnung; eine mögliche Wunde blutet dann deutlich länger. Informieren Sie Ihren Zahnarzt, wenn Sie ASS eingenommen haben – auch dann, wenn die Einnahme schon zwei, drei Tage zurückliegt. Nehmen Sie Schmerzmittel außerdem immer mit viel Flüssigkeit und nie auf leeren Magen ein. Tabletten beginnen meist nach einer halben bis ganzen Stunde voll zu wirken, die Schmerzlinderung hält etwa zwei Stunden an; bei Brausetabletten wird der Wirkstoff schneller freigesetzt, die lin-

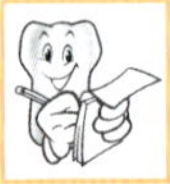

Gewürznelken und Salbeitee

Wer unter Aphthen und Entzündungen der Mundschleimhaut leidet, greift gern auf Hausmittel zurück. Salbeitee verengt die Blutgefäße. Das Kauen von Gewürznelken setzt ätherische Öle frei; sie riechen gut und können die Sensibilität der Schleimhaut etwas herabsetzen und damit den Schmerz dämpfen. Das Kauen fördert die Speichelbildung, was grundsätzlich gut ist. Beide Hausmittel können im besten Fall kurzfristig die Beschwerden lindern. Sie beseitigen nicht die Ursachen, und ob sie die Heilung beschleunigen, ist nicht erwiesen.

dernde Wirkung setzt rascher ein. Geeignet ist der Wirkstoff Ibuprofen (auch mit Lysinsalz). Er belastet den Magen weniger als ASS.

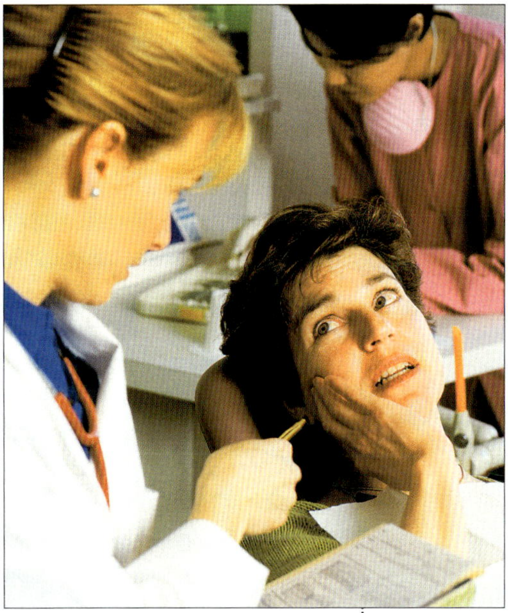

Sollte eine mangelhafte Versorgung durch den Arzt die Ursache sein, muss diese natürlich beseitigt werden. Ein Patient, der an solchen iatrogenen Schmerzen leidet und der in diesem geschwächten Zustand seinen Zahnarzt dazu bringen muss, die mangelhafte Versorgung zu verbessern oder zu entfernen, ist in keiner beneidenswerten Lage.

Ursachen für Zahnschmerzen

- Entzündung des lebenden Zahnmarks (Pulpitis) durch tiefe Karies (Caries profunda, Cp).
- Entzündung im Knochen um die Wurzelspitze herum (Parodontitis apicalis).
- Entzündung während des Zahndurchbruchs, insbesondere bei Weisheitszähnen im Unterkiefer (Dentitio difficilis).
- Entzündung in der Zahnfleischtasche um einen Zahn herum *(Parodontitis, Zahnbettentzündung* ➜ *Seite 87 ff.).* Meist treten die Schmerzen erst im Endstadium der Krankheit auf.
- Empfindliche Zahnhälse, nur an Zähnen, bei denen sich das Zahnfleisch zurückgezogen hat und der zahntragende Knochen abgebaut wurde („lange" Zähne).
- Falsche Zahnstellung und Fehlbelastung der Zähne durch Knirschen und Pressen.
- Schmerzen, die durch die Zahnarztbehandlung entstehen (iatrogen):

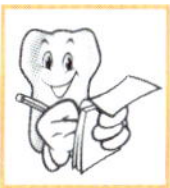

Keine Wärme bei Schmerz

Keine Wärme, kein Alkohol, kein Nikotin, kein Koffein: Nehmen Sie ein Schmerzmittel, von dem Sie wissen, dass Sie es gut vertragen.

○ durch Wärme beim Bohren und Schleifen,
○ durch Metallfüllungen ohne isolierende Unterlage,
○ durch chemische Reize bei Reinigungs-, Klebe- und Füllarbeiten,
○ durch zu hohe Füllungen, Kronen, schlecht angepasste Brücken und Prothesen.
● Verletzungen durch äußere Umstände (Biss auf einen harten Gegenstand, Sturz, ausgeschlagene Zähne…).

Auch außerhalb der üblichen Praxiszeiten gibt es Hilfe bei Zahnschmerzen.

Zahnärztliche Notdienste

Die Öffnungszeiten und die Adressen zahnärztlicher Notdienste erfahren Sie bei Telefondiensten, Zahnärztekammer, aus den örtlichen Tageszeitungen und auch im Internet unter www.zahn-online.de/zahnnot.html. Hier werden auch österreichische Patienten fündig, die in Wien, Niederösterreich, Salzburg und Umgebung sowie in Osttirol wohnen.
In Deutschland erfahren Sie die Notdienste auch über die Kassenzahnärztliche Vereinigung (KZV).
Österreich: Auch Universitätszahnkliniken und einzelne Zahn- und Kieferabteilungen in Allgemeinen Kliniken bieten – in unterschiedlichem Umfang – Hilfe an. Eine Wiener Notrufnummer lautet (01) 512 20 78.

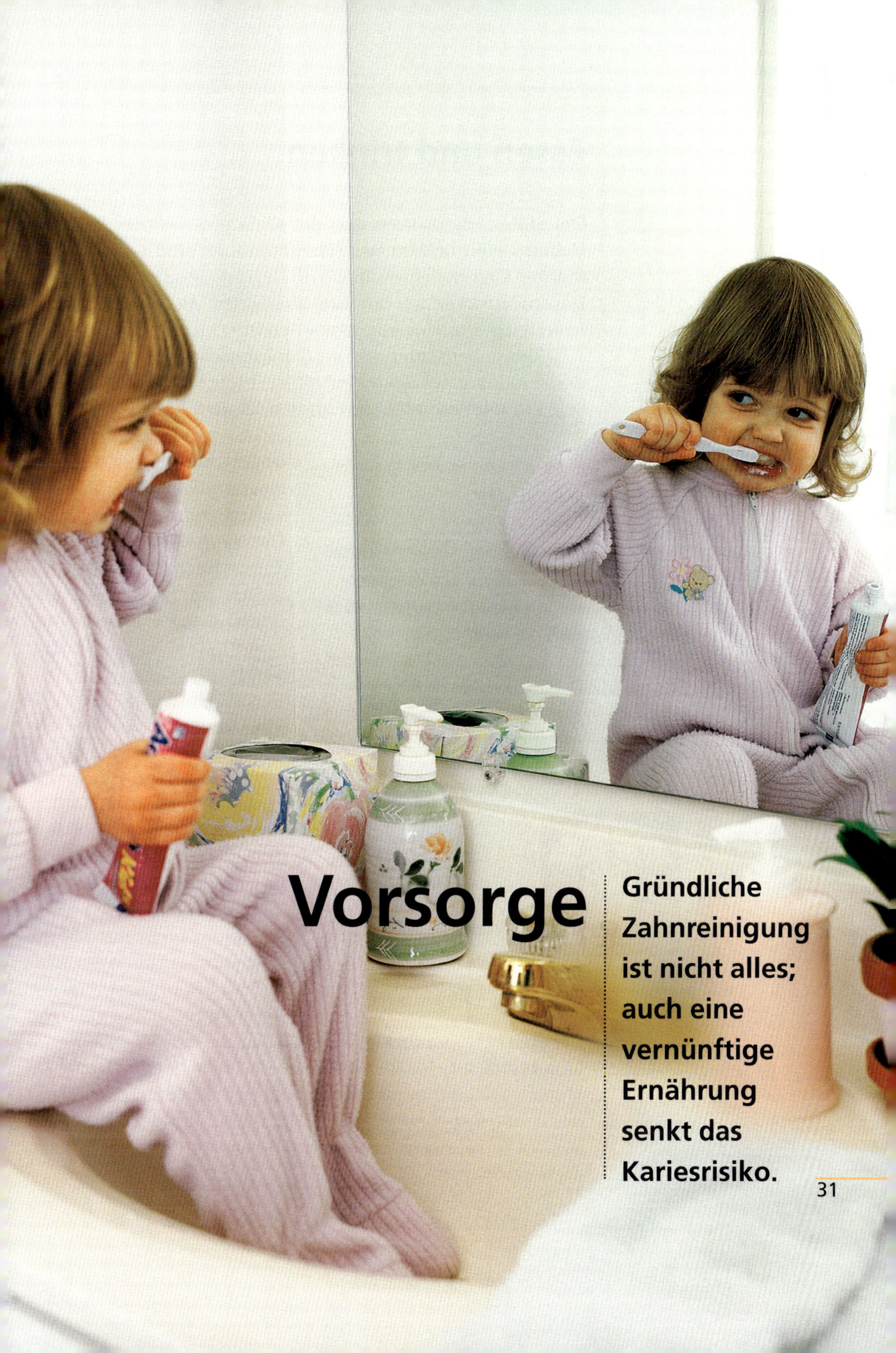

Vorsorge

Gründliche Zahnreinigung ist nicht alles; auch eine vernünftige Ernährung senkt das Kariesrisiko.

Essen und trinken

Die Süßen, die Sauren und die Klebrigen – Karies hat viele Helfer: Gefährlich für die Zahngesundheit sind vor allem die meisten kurzkettigen Kohlenhydrate, zum Beispiel Frucht- oder Haushaltszucker, um nur zwei zu nennen. Aus diesen Kohlenhydraten gewinnen einige Bakterienarten im Mund Energie und scheiden dabei Säuren aus, die den Zahnschmelz angreifen. Andere Produkte des Bakterienstoffwechsels bilden eine klebrige Schicht, die besonders fest an den Zähnen haftet, sodass die Bakterien und Säuren nicht weggespült werden, sondern lange auf die Zähne einwirken können. Die Folge: Die Säuren entziehen dem Zahnschmelz wichtige Bausteine, vor allem Kalzium (Fachausdruck: Demineralisation), und es kommt zu Karies.

„Zahnschonend"

Wer nicht auf süße Zwischenmahlzeiten verzichten möchte, sollte auf Produkte mit dem Zahnmännchen mit Schirm umsteigen. In Deutschland gibt es heute 111 Produkte, die dieses Logo tragen, in Österreich 10. Sie verursachen weder Karies noch Erosionen. Das ist für jedes einzelne Produkt wissenschaftlich getestet. Die jeweils aktuelle Produktliste kann bei www.zahnmaennchen.de eingesehen werden.

Süßwaren mit diesem Zeichen sind für die Zähne kein Problem: Sie enthalten Zuckeraustauschstoffe oder synthetische Süßstoffe statt Zucker.

Mit zunehmender Zuckerkonzentration im Mund steigt die Kariesgefahr. Haushaltszucker (Saccharose) fördert Karies stärker als alle anderen Zuckerarten; er besitzt die größte Kariogenität, wie die Zahnmediziner sagen. Aber es kommt nicht nur auf die Konzentration an. Wie schädlich ein Nahrungsmittel für die Zähne ist, hängt noch von weiteren Faktoren ab: Klebrigkeit (= Zeit, die das Lebensmittel im Mund verbleibt), Menge der Karies verursachenden Bakterien im Mund (vor allem Streptococcus mutans und Laktobazillen), Alter des Zahnbelags und vor allem Häufigkeit, mit der die kleinen Sünden (= kariogene Lebensmittel) genossen werden. Je öfter, desto schlechter.

Achtung auch bei Cornflakes und Chips

Viele Menschen meinen, sie müssten nur Süßes meiden, dann seien die Zähne nicht mehr gefährdet. Das ist gut, reicht aber nicht. Auch stärkehaltige Produkte wie Cornflakes, Haferflocken, Chips, Teigwaren etc. tragen zur Entstehung von Karies bei.

Kohlenhydrate sind für die Ernährung unverzichtbar und empfehlenswert. Wenn Sie sie nicht ständig in kleinen Portionen zu sich nehmen und Ihre Zähne gründlich reinigen, ist nichts dagegen einzuwenden. Generell sind Kohlenhydrate, die sich aus langen Molekülketten zusammensetzen (etwa Stärke), sehr viel weniger schädlich als kurzkettige (etwa Rohrzucker).

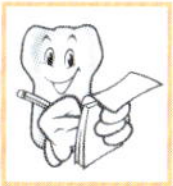

Naschen erlaubt

Sie dürfen ruhig Süßes naschen, wenn Sie anschließend gut die Zähne reinigen.

Säuren können Erosionen verursachen

Säuren in der Nahrung können auch direkt Schäden verursachen, ohne dass – wie bei Karies – Bakterien im Spiel sind. Mediziner nennen diese manchmal großflächigen Defekte „Erosionen“. Am stärksten ist die erosive Wirkung bei Zitronensaft, aber auch Orangensaft kann den Zähnen zusetzen. Denn Zitronensäure ist nicht nur sauer, sie kann dem Zahn auch Kalzium entziehen.

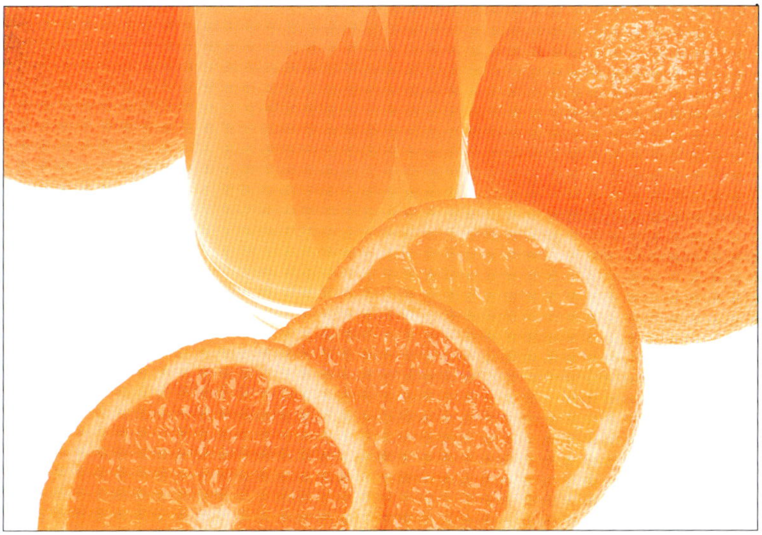

Saure Getränke, Wein, Marinaden, Früchte und Fruchtsäfte, saure Drops, Vitamin-C-Brausetabletten und alle anderen sauren Lebens- und Genussmittel können die Zähne bei häufigem Konsum großflächig schädigen. Putzen Sie Ihre Zähne nie unmittelbar nach dem Genuss saurer Nahrungsmittel. Der Zahnschmelz ist zu diesem Zeitpunkt deutlich weniger widerstandsfähig.

Zitronensäure: gibt dem Schmelz Saures

Zahlreiche Lebensmittel enthalten Zitronensäure zur Konservierung. Zitronensäure ist für den Verzehr bewährt und geeignet; sie kann jedoch den Zahnschmelz angreifen. Damit aber tatsächlich Schäden entstehen, müssen die Zähne häufig dieser Säure ausgesetzt sein. Dies ist nicht anders als bei anderen Säuren: dem Essig im Salat, dem Orangensaft zum Frühstück und der Grapefruit zwischendurch.

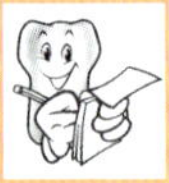

Ernährungstipps für gesunde Zähne

- Saure und zuckerhaltige Getränke nicht über längere Zeiträume nebenher trinken. Bei Kaffee oder Tee auf Zucker verzichten oder synthetische Süßungsmittel verwenden.
- Bei kleinen Zwischenmahlzeiten stärke- und zuckerhaltige Knabbersachen durch einen Apfel oder eine Karotte ersetzen.
- Nach kleinen Zwischenmahlzeiten einen zuckerfreien Kaugummi kauen.

Hunger in der Nacht

Wer nachts nach dem Zähneputzen plötzlich Hunger bekommt, ist mit einem kleinen Stück Hartkäse oder Dauerwurst noch am besten bedient. Das ist zwar nicht gut für die Linie, die Zähne leiden hier aber keinen Schaden. Denn die Mundbakterien können Eiweiß und Fett kaum verwerten und nicht zu Säuren abbauen. Besser ist natürlich, sich nach so einem Nachtmahl noch einmal die Zähne zu putzen.

Ist Karies erblich?

Nein. Karies wird nicht vererbt wie etwa die Bluterkrankheit. Es gibt kein Gen, das Karies verursacht. Aber die Summe mehrerer Erbfaktoren kann die Anfälligkeit für diese Krankheit sehr wohl beeinflussen. Das haben Untersuchungen an eineiigen Zwillingen ergeben. Für die große Mehrzahl der Menschen sind schlechte Zähne vorwiegend eine Folge mangelnder Zahnreinigung. Möglich ist aber, dass die Stärke der Immunabwehr genetisch beeinflusst ist.

Weniger Zucker = weniger Karies

Es hat keinen Sinn, Süßigkeiten generell zu verteufeln oder das Naschen völlig verbieten zu wollen, wie die Deutsche Gesellschaft für Ernährung (DGE) in einer Stellungnahme betont. Wichtig ist ein vernünftiges Maß.

Achten Sie beim Einkaufen auf die Lebensmittelkennzeichnung: Dort sind alle Inhaltstoffe aufgeführt, und zwar in der Reihenfolge ihres Mengenanteils. Der Bestandteil, der den größten Anteil hat, wird zuerst genannt, der mit dem zweitgrößten Mengenanteil an zweiter Stelle etc. Sie werden überrascht sein, bei wie vielen Produkten Zucker weit oben auf der Liste steht! Um die Käufer nicht allzu deutlich mit der Nase darauf zu stoßen, ersetzen die Hersteller das Wort „Zucker" gerne durch „Glukose" oder „Glukosesirup" (Traubenzucker), „Maltose" oder „Malzextrakt" (Malzzucker) und „Saccharose" (gewöhnlicher Haushaltszucker). „Kein Zucker zugesetzt" bedeutet meistens, dass das Produkt trotzdem Zucker enthält. Der oft als besonders gesund gelobte Honig, sagt die Deutsche Gesellschaft für Ernährung, verursacht genauso viel Schäden an den Zähnen wie jede andere Süßigkeit mit vergleichbarem Zuckergehalt.

Das beschleunigt die Kariesentstehung

- Viel und alter Zahnbelag,
- häufiger Konsum klebriger, süßer Nahrung wie Honig, Karamellbonbons, Bananen, Trockenfrüchte u.a.m.,
- Limonaden und Fruchtsäfte.

Künstliche Süße – der Ausweg?

Die Industrie hat Zuckeraustauschstoffe und synthetische Süßstoffe entwickelt, die bei normaler Verwendung gesundheitlich unbedenklich sind und keine Karies verursachen. Bei massiven Überdosierungen von Zuckeraustauschstoffen kann es aber zu Durchfall kommen. Die bekanntesten sind Sorbit und Xylit. Die künstlichen Süßstoffe Saccharin, Zyklamat, Aspartam und Acesulfam haben eine sehr viel höhere Süßkraft als Zucker und können deshalb sehr gering dosiert verwendet werden. Sie verursachen keine Karies und wirken nicht abführend. Trotzdem sollten sie – vor allem bei Kindern – sparsam dosiert werden: Man kann sich sonst leicht an den sehr süßen Geschmack gewöhnen und dann – wenn kein Süßstoff zur Hand ist – umso tiefer in die Zuckerdose greifen.

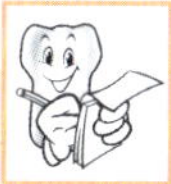

Tee trinken

Wenn Sie schwarzen oder grünen Tee zu Kuchen oder anderen stärke- und zuckerhaltigen Speisen trinken, verringert dies die Kariesgefahr. Natürlich darf der Tee dann nicht gezuckert sein!

Süße Getränke für Kinder

Gefährlich ist es, wenn Kinder stundenlang süße Getränke aus ihren Fläschchen nuckeln können – Stichwort „Zuckerteekaries", „Babyteekaries" oder „Nursing bottle syndrome". Gesüßte Fertigtees haben vielen Kindern die Zähne zerstört. Die Hersteller wurden in der Folge heftig kritisiert, und nach langwierigen Prozessen müssen die Produkte und Fläschchen jetzt entsprechende Warnhinweise tragen. Inzwischen sind diese extremen „Zuckerwässer" vom Markt verschwunden. Kindertees enthalten heute deutlich weniger oder gar keinen Zucker mehr.

Auch für viele Eltern, die diese Tees durch andere Getränke ersetzen wollten, gab es ein schmerzhaftes Erwachen. Durch den regelmäßigen Konsum von Fruchtsäften kann das Kind ebenso leicht Karies bekommen. Der Hinweis „ohne Zuckerzusatz" bedeutet noch lange nicht, dass ein Getränk keine Karies verursacht. Viele Säfte enthalten sehr viel fruchteigenen Zucker und zusätzlich Säuren, die die Zähne angreifen. Empfehlenswert sind ungesüßte Kräutertees und Wasser, aber Dauernuckeln sollte auch bei diesen Getränken vermieden werden.

Es geht nicht darum, dem Kind süße Getränke strikt zu versagen. Kinder müssen keine Asketen sein. Süßes sollte aber nicht in die Nuckelflasche, schon gar nicht vor dem Schlafengehen. Denn in der Nacht wird nur wenig schützender Speichel gebildet, was die Zähne sehr anfällig macht.

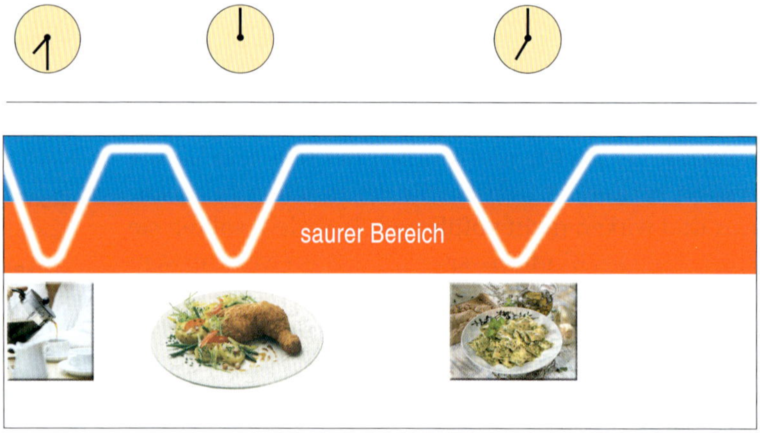

Keine Gefahr
Die Säurefreisetzung kann durch den Speichel abgepuffert werden.

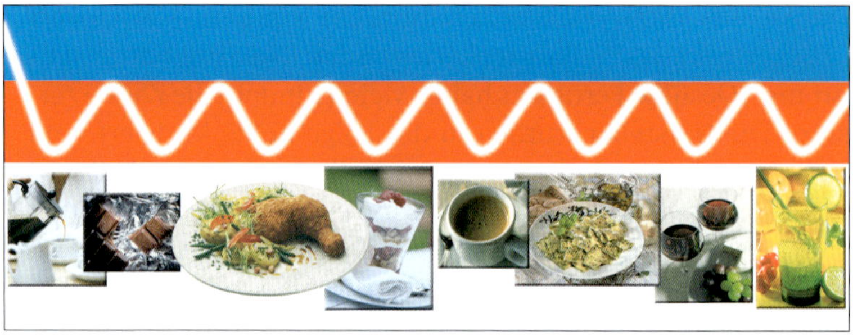

Gefahr für die Zähne
Die häufigen süßen Zwischenmahlzeiten erhöhen die Kariesgefahr. Wenn die Säuren oft und in starkem Ausmaß freigesetzt werden, können sie den Zahnschmelz schädigen.

Zähne putzen

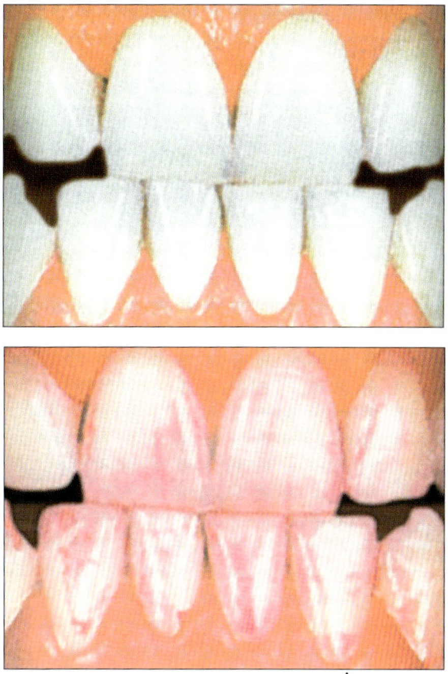

Die rot eingefärbten Stellen zeigen Zahnbelag. Saubere Zähne sind nur von einem dünnen Farbschleier überzogen.

Es gibt – stark vereinfacht – zwei wichtige Zahnkrankheiten: Karies und Parodontitis *(➜ Seite 23 ff. und 88 ff.)*. Beide lassen sich hauptsächlich auf eine Ursache zurückführen: Zahnbelag. Eine sinnvolle Vorsorge (Prophylaxe, Prävention) beruht auf drei Pfeilern. Der erste: Der Zahnbelag muss immer wieder entfernt werden. Denn ohne Zahnbelag gibt es keine Karies und keine Parodontitis. Der zweite Pfeiler ist die Reparatur: Fluoride härten den Zahnschmelz, reparieren die entmineralisierte Zahnoberfläche und hemmen die Vermehrung der Plaquebakterien. Der dritte Pfeiler der Vorsorge ist die zahnschonende Ernährung *(➜ Seite 32 ff.)*.

Zahnpflege – aber richtig

Machen Sie sich nichts vor: Gründliche Pflege braucht Zeit. Verbannen Sie das Wort „Zähneputzen“ aus Ihrem Wortschatz, denken Sie statt dessen an „Zahnpflege“ und „Mundhygiene“. Das ist aufwendiger und anspruchsvoller, dafür behalten Sie Ihre Zähne länger.

Die Zutaten für die häusliche Mundhygiene sind denkbar einfach: Zahnbürste, fluoridierte Zahnpasta und Zahnseide. Nicht dass sich die Zahnärzte ganz einig sind, aber es deutet vieles darauf hin, dass diese drei einfachen Utensilien zur Zahnpflege für gesunde Erwachsene ausreichen – vorausgesetzt, Sie setzen sie richtig ein. Reinigen Sie alle Zahnflächen: Vorderseite, Rückseite, Kauflächen und – ganz wichtig – die Zahnzwischenräume (Interdentalräume). Heftiges Querschrubben reinigt nur ungenügend und kann die Zahnhälse sogar schädigen.

Richtig die Zähne reinigen

Das kräftige, waagrechte Hin- und Herschrubben gehört der Vergangenheit an. Putzfanatiker haben sich auf diese Weise die Zahnhälse beschädigt. Besser ist die Vibrationstechnik, sie reinigt sehr gut.

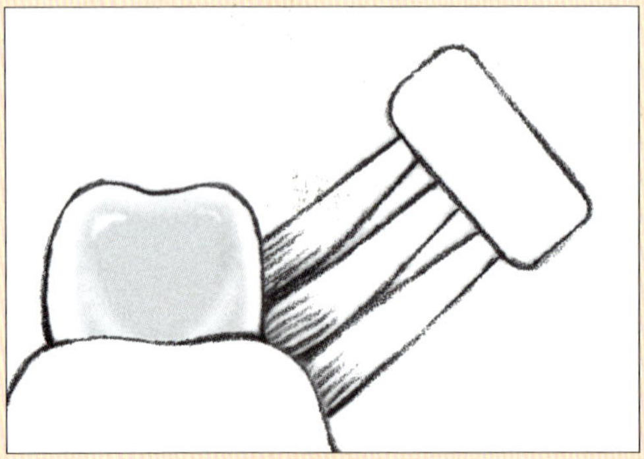

Setzen Sie die Bürste am Zahnfleischsaum im 45-Grad-Winkel an. Die Borstenspitzen dringen in den Zahnzwischenraum ein.

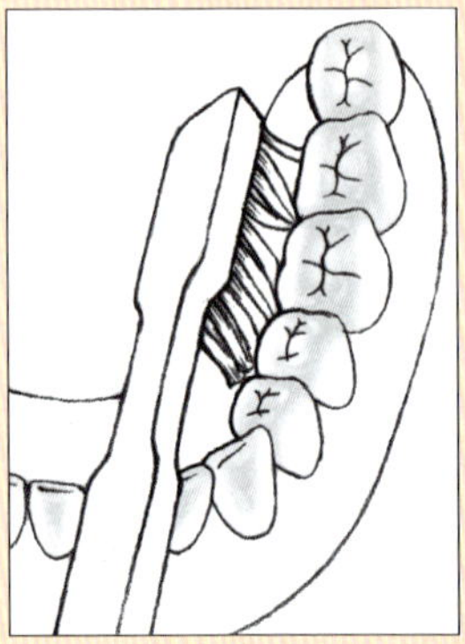

Sie müssen die Vibrationen am Zahnfleisch und in den Zahnzwischenräumen spüren.

Machen Sie kleinste Vibrationsbewegungen. Dabei dürfen die Borstenbüschel die Zahnzwischenräume nicht verlassen. Auf diese Weise reißen Sie die Zahnbeläge auf und reinigen maximal zwei Zähne. Dann wischen Sie die gelösten Beläge von Rot nach Weiß aus und rücken zu den nächsten beiden Zähnen weiter. An-

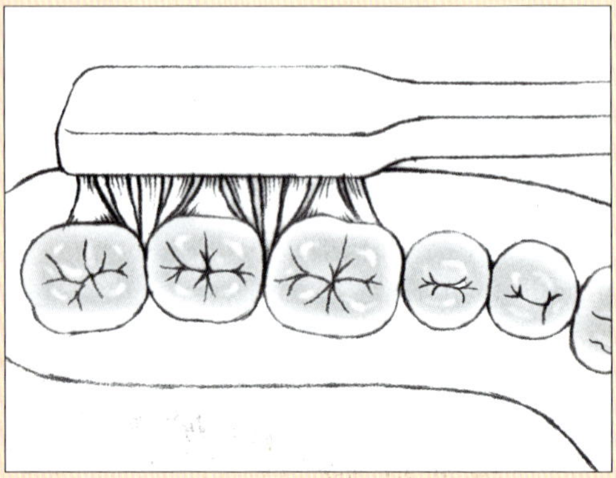

setzen, vibrieren, auswischen, weiterrücken... Innenseiten, Außenseiten, Oberkiefer, Unterkiefer – Sie putzen reihum. Achtung: Diese kleinen vibrierenden Bewegungen erfolgen mit sehr geringem Druck. Mehr Druck bringt nicht mehr Reinigung, aber höheres Risiko.

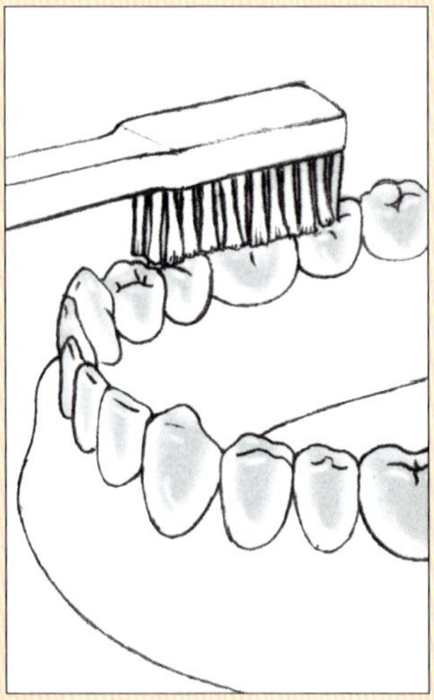

Kauflächen: fortschreitende Vibration, um Beläge aus den Furchen der Kaufläche zu entfernen.

Achtung: Wenn Sie mit dieser Technik nicht zurandekommen, reden Sie mit Ihrem Zahnarzt. Auch das Alter, die Geschicklichkeit, der Zahnbestand, Vorschädigungen... haben Einfluss auf die optimale Putztechnik.

Alles der Reihe nach

Beginnen Sie mit den am schwierigsten zu reinigenden Zahnpartien.

1. und 2. Innenseite der Unterkieferzähne von links nach rechts,

3. rückwärtige Fläche des letzten Zahnes rechts,

4. Außenfläche der Unterkieferzähne von rechts nach links,

5. rückwärtige Fläche des letzten Zahnes links,

6. zuletzt die Unterkieferkauflächen.

7. Den selben Ablauf auch im Oberkiefer.

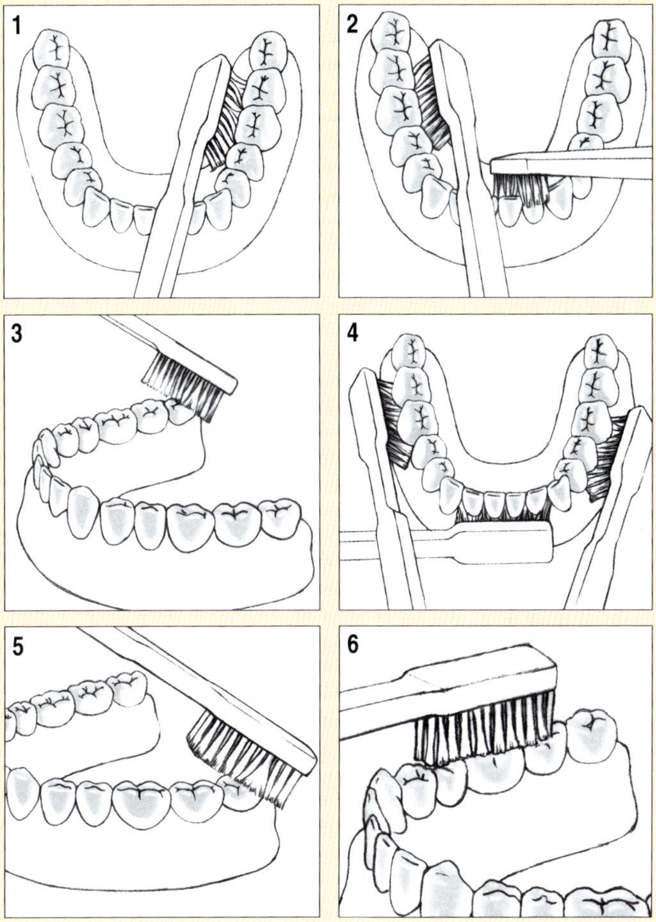

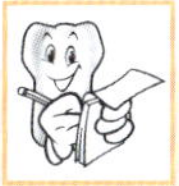

Vier Regeln für gesunde Zähne

- Reinigen Sie Ihre Zähne gründlich zweimal täglich, und verwenden Sie einmal täglich auch Zahnseide oder Interdentalbürsten.
- Verwenden Sie fluoridierte Zahncreme.
- Gehen Sie zweimal jährlich zum Zahnarzt und zusätzlich zur professionellen Mundhygiene.
- Ernähren Sie sich zahnschonend.

Am Zahnfleischrand und an den hinteren Zähnen entsteht besonders viel Zahnbelag.

Zahnbürste am Zahnfleischrand schräg aufsetzen. Die Borsten sollen in die Zahnzwischenräume und ein klein wenig in die Furche zwischen Zahnfleisch und Zahn eindringen. Dann dezent hin und her rütteln. Rütteln, nicht schrubben! Die Spitze der Borsten bleibt dabei fast stehen. Dann senkrecht von Rot nach Weiß die gelockerten Beläge wegbürsten, zwei Zähne weiterrücken und wiederholen, bis das ganze Gebiss gereinigt ist – vorne, hinten, innen, außen, oben, unten. Nehmen Sie sich speziell den Zahnfleischrand und die hinteren Zähne vor. Hier sammelt sich besonders viel Plaque an.

Die Zähne im Oberkiefer profitieren weniger von der reinigenden und schützenden Wirkung des Speichels. Daher sollten Sie ihnen, vor allem den Seitenzähnen, großes Augenmerk widmen. Auf den Kauflächen der Backenzähne können Sie wie gewohnt hin und her bürsten, denn die engen Furchen sind beliebte Nistplätze von Bakterien. – Konzentrieren Sie sich voll und ganz auf das Zähneputzen. Das verbessert das Reinigungsergebnis nämlich deutlich.

Einmal, zweimal, dreimal?

Die Schweizerische Zahnärztegesellschaft (SSO) ist in ihren Empfehlungen rigide und anspruchsvoll: „Die Zähne müssen unmittelbar nach jeder Hauptmahlzeit und zusätzlich nach jeder süßen Zwischenmahlzeit gereinigt werden, einmal täglich besonders gründlich."

Das schwedische Vorsorgeprogramm sieht das anders. Da heißt es: „Wichtiger als das dreimalige tägliche Zähneputzen ist das richtige Zähneputzen. Wer richtig putzt, müsste sogar nur einmal pro Tag putzen."

Was die Schweizer verlangen, ist optimal, was die Schweden empfehlen, ist dagegen eher unrealistisch. Denn so gründlich, dass mit einmaligem Zähneputzen alle Beläge beseitigt sind, putzt niemand. Daher: Sie sollten Ihre Zähne zweimal pro Tag reinigen, davon einmal mit Zahnseide oder Interdentalbürste. Dadurch erhöht sich für jede Zahnfläche die Chance, wenigstens einmal pro Tag gereinigt zu werden, und die Zähne profitieren so zweimal täglich von der härtenden Wirkung der Fluoride.

Zahnbürsten

Manche Menschen glauben, dass es das Wichtigste ist, die „richtige“ und die beste Bürste zu kaufen, aber das geht am Wesentlichen vorbei. Die beste Bürste ist die, die Sie regelmäßig und richtig benutzen.

Folgende Eigenschaften sollte eine gute Zahnbürste haben:

- Der Bürstenkopf ist eher klein und nicht zu klobig. Sie gelangen damit in alle Ecken und Winkel. Abgerundete Kanten am Bürstenkopf schützen vor Verletzungen.
- Zahnmediziner empfehlen meist die Multituftbürste (Viel-Büschel-Bürste). Das Borstenfeld ist eben und besteht aus parallelen, eng stehenden Borstenbüscheln. Studien zeigen aber, dass Bürsten mit anders angeordneten Borsten nicht schlechter sind.
- Die Enden der Borsten müssen gut abgerundet sein, damit das Zahnfleisch auch bei kraftvollem Putzen nicht verletzt wird. Leider ist das für den Käufer mit bloßem Auge nicht zu erkennen. Manche Hersteller weisen auf der Verpackung darauf hin.
- Es gibt Experten, die empfehlen: Die Borsten sollten mittlere Härte aufweisen. Bei frei liegendem Zahnhals verwenden Sie besser weiche. Harte Borsten sollten Sie nur ab und zu verwenden, um hartnäckige Beläge zu entfernen. – Andere Experten sagen: Es ist gleich, ob weich oder hart. Wichtig ist, dass Sie die Bürste gern verwenden.
- Nehmen Sie Zahnbürsten mit Kunststoffborsten. In Naturborsten können sich leichter Bakterien einnisten. Außerdem ermüden die Naturborsten schnell, zerfasern an den Spitzen und können so das Zahnfleisch schädigen.
- Der Griff soll gut in der Hand liegen und eine „Rutschbremse“ besitzen. Für Kinderzahnbürsten gilt: je kleiner die Hand, umso dicker der Griff.
- Die Haltbarkeit einer Zahnbürste wird oft mit zwei Monaten angegeben. Das sagt aber nicht viel. Schließlich hängt es davon ab, wie oft und wie kräftig Sie Ihre Zahnbürste einsetzen. Wenn sich die ersten Borsten zur Seite biegen, wird es Zeit, die Bürste zu wechseln.
- Auch nach einer schweren Verkühlung oder Grippe sollten Sie die Zahnbürste austauschen, um sich nicht immer wieder selbst anzustecken.

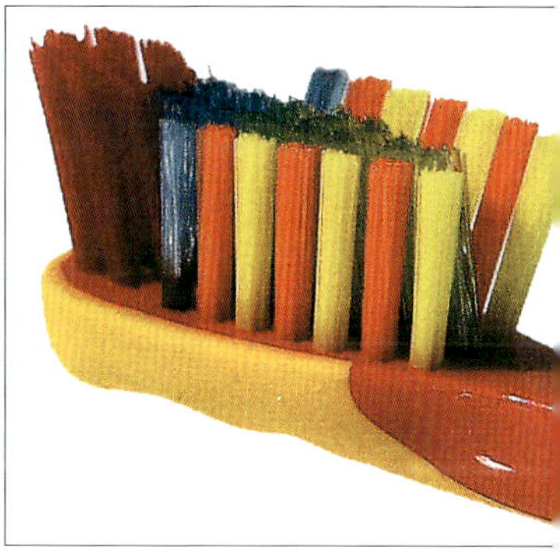

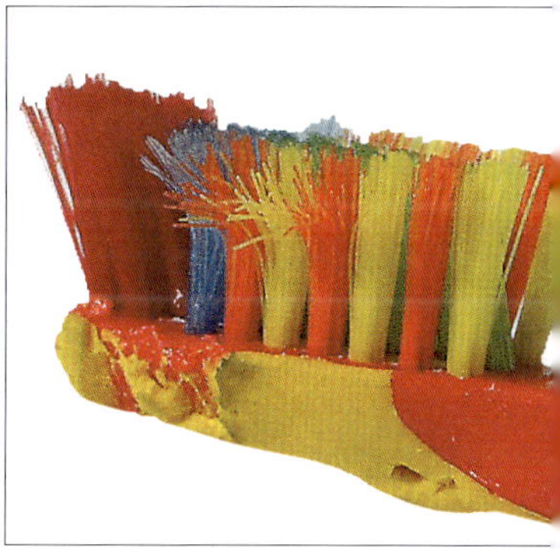

Sobald sich die Borsten zur Seite biegen, sollten Sie eine neue Zahnbürste kaufen.

Alles auf einen Blick

- **Regelmäßig:** Reinigen Sie Ihre Zähne mindestens zweimal täglich, besser nach jeder Mahlzeit – jeweils mindestens drei Minuten lang.
- **Putzhilfen:** Verwenden Sie zusätzlich einmal täglich Zahnseide oder Interdentalbürstchen, denn die Zahnbürste kann nicht jeden Winkel des Gebisses erreichen. Aber auch hier Vorsicht: Lassen Sie sich den Einsatz beim Zahnarzt zeigen, sonst kann der Schaden größer werden als der Nutzen.
- **Sanft:** Wählen Sie eine weiche oder mittelharte Bürste.
- **Technik:** Keinesfalls waagrecht schrubben, sondern jeden einzelnen Zahn mit rüttelnden und auswischenden Bewegungen von Rot nach Weiß sorgfältig putzen.
- **Kraft:** Wer abschätzen möchte, ob er zu kraftvoll putzt, kann sich an einer Brief- oder Küchenwaage orientieren. Drücken Sie Ihre Zahnbürste auf diese Waage, bis sie 150 Gramm anzeigt. Stärker darf der Druck auf die Zähne nicht sein.
- **Zahnpasta:** Benutzen Sie fluoridhaltige Zahnpasten.

Elektrische Zahnbürsten

Nicht die Bürste, die richtige Handhabung zählt.

Ein Vorteil der elektrischen Zahnbürste (mit Akku) liegt in der bequemen Anwendung. Sie wird einfach entsprechend der Bedienungsanleitung an den Zahnreihen entlanggeführt. Die von Zahnärzten empfohlene „Rütteltechnik" für die Handzahnbürste *(➜ Seite 38)*, die viele als kompliziert empfinden, kann man getrost vergessen. Das erledigt die elektrische Zahnbürste automatisch. Das motorisierte Zähneputzen macht jedoch weder Zahnseide überflüssig noch geht es etwa schneller. Wie bei der Handzahnbürste hängt das Reinigungsergebnis ganz wesentlich von der richtigen Handhabung der Zahnbürste und vom Putzeifer ab. Für den Reinigungserfolg spielt es keine Rolle, ob die Zahnbürste nur oszilliert oder auch noch Vor- und Rückwärtsbewegungen ausführt („klopft"). Einige elektrische Zahnbürsten, etwa die so genannten schallaktiven Bürsten, reinigen deutlich besser als eine Handzahnbürste.

Was für die Handzahnbürste gilt, gilt auch bei der elektrischen: Alle zwei bis drei Monate müssen Sie die Bürstenköpfe austauschen. Denn alte, abgenutzte „Schrubber“ reinigen nicht nur schlechter, sie können auch das Zahnfleisch verletzen. Ein Nachteil: Die Ersatzbürsten sind zum Teil recht teuer, sie kosten zirka 4,50 Euro pro Stück, bei einem Gerät sogar fast 20 Euro. Hier lohnt sich auf jeden Fall ein Preisvergleich vor der Anschaffung einer elektrischen Zahnbürste.

Auch Batteriegeräte sind brauchbar

Batteriebürsten haben nicht zwangsläufig eine schwächere Putzleistung als teurere akkubetriebene Zahnbürsten. Diese sind zwar oft reichhaltiger ausgestattet, zum Beispiel mit Andruckkontrolle oder Putzzeitanzeige, manchmal sind auch die Motoren stärker. Das muss sich jedoch nicht immer auf das Putzergebnis auswirken. Denn im Endeffekt ist es eben nicht nur die Bürste, sondern auch die persönliche Sorgfalt, die über Erfolg oder Misserfolg beim Putzen entscheidet. Batteriebetriebene Zahnbürsten sind insgesamt etwas leistungsschwächer und reinigen im Schnitt nicht besser als eine Handzahnbürste.

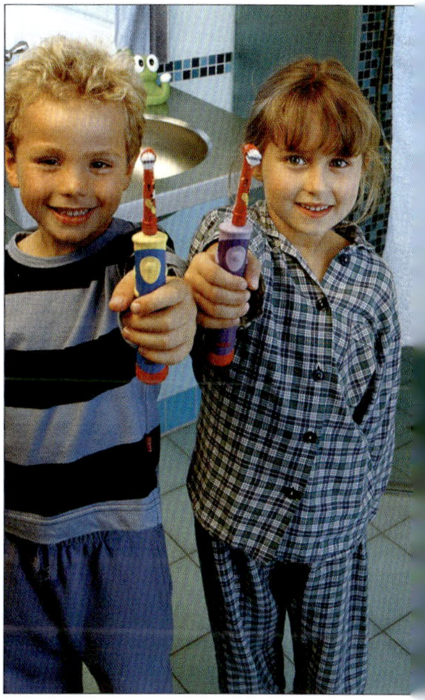

Auch bei elektrischen Zahnbürsten brauchen Kinder Hilfe beim Putzen.

Elektrische Zahnbürsten für Kinder

Nur die wenigsten Kinder sind – selbst bei sorgfältiger Kontrolle und wiederholten Mundhygiene-Instruktionen – in der Lage, ihre Bewegungen so zu koordinieren, dass eine effektive Zahnpflege möglich wird. Für die komplexen Putzbewegungen der Handzahnbürste fehlt ihnen noch die Geschicklichkeit. Aber auch die elektrische Zahnbürste reinigt nur gut, wenn sie richtig angewendet wird – weshalb eine elektrische Bürste das Putzergebnis nicht automatisch verbessert. Die elektrische Zahnbürste erleichtert den Eltern jedoch das Nachputzen, und Nachputzen ist bis ins Schulalter hinein notwendig. Bei vielen Kindern steigert die Motorisierung auch die Motivation zum Putzen.

Vom Spaßfaktor abgesehen, der von den kindgerechten Motiven ausgeht, ist es nicht nötig, Kindern über sechs Jahre eine spezielle elektrische Kinderzahnbürste zu kaufen. Auch eine elektrische Zahnbürste für Erwachsene hat in der Regel einen relativ kleinen Kopf. Und schallaktive Zahnbürsten, die im Test beispielsweise besser als Handzahnbürsten reinigten *(➜ Kasten Seite 44)*, gibt es gar nicht als spezielle Kinderausführung.

In jedem Fall sollten Kinder auch mit der Handzahnbürste einwandfrei putzen lernen. Denn eine elektrische Bürste ist nicht immer und überall vorhanden, etwa in der Schule oder im Kindergarten.

Schall wirkt

Auf dem Markt gibt es vergleichsweise teure elektrische Zahnbürsten, die mit Schallschwingungen arbeiten. Hier sagt eine Studie aus dem Jahr 2002: Bei Patienten ohne schwere Parodontalerkrankungen dürften sie Zahnbelag gründlicher entfernen als Handzahnbürsten. Geeignet sind sie vor allem für Menschen mit mittlerem und mäßigem Zahnputzeifer. Kommentar des Studienautors: „Da kann man nicht viel falsch machen."

Zahnpasta

Es geht auch ohne Zahnpasta, theoretisch.

Es geht auch ohne Zahnpasta, theoretisch zumindest. Die Zahnpasta erleichtert und beschleunigt aber die Entfernung des bakteriellen Zahnbelages. Außerdem enthalten fast alle Produkte Fluoride, neben gesunder Ernährung und gründlicher Zahnpflege das wirksamste Mittel gegen Karies. Dass Karies in den letzten Jahrzehnten so deutlich zurückgegangen ist, liegt vorwiegend an der Anwendung fluoridierter Zahnpasten.

Die Zahnpastawerbung verspricht viel, kann aber nicht alles halten. Tests der Stiftung Warentest brachten Folgendes ans Licht: Es gab bislang keinen Wirkstoff in Zahnpasten, mit dem man Parodontitis heilen könnte. Um vorzubeugen, müssen Sie die Zahnbeläge nach wie vor gründlich entfernen. Der Wirkstoff Triclosan hilft aber, parodontale Probleme zu vermeiden.

Marke von geringer Bedeutung

Hilfe: Gegen Zahnfleischbluten oder zur Kräftigung des Zahnfleisches mischen die Hersteller schleimhautstärkende Stoffe in die Zahnpaste. Dazu gehören etwa Allantoin, Pflanzenextrakte oder ätherische Öle. Vorausgesetzt, sie sind in ausreichender Konzentration enthalten, können sie eine bestehende Entzündung etwas lindern, nicht aber die Ursachen beheben. Vorbeugend wirken sie kaum.

Zusätze: Desodorierende Zusätze für „reinen Atem“ können Mundgeruch nur kurzfristig überdecken. Wer öfter unter Mundgeruch leidet, sollte den Zahnarzt aufsuchen (➜ *Seite 20 f.*).

Sorgfältig: Gründliche Zahnreinigung ist das Wichtigste. Marke und Art der Zahnpasta sind von geringerer Bedeutung.

Anti-Zahnstein: Zahnstein entsteht, wenn Zahnbelag verkalkt. Daher gilt auch hier: Sie müssen den Zahnbelag entfernen, und zwar rechtzeitig. Die Anti-Zahnstein-Wirkstoffe in Zahnpasten können zwar die Neubildung von Zahnstein verringern. Doch das gilt nur für den eher unproblematischen Zahnstein oberhalb des Zahnfleischsaumes. Bestehenden Zahnstein können auch sie nicht entfernen; das ist ein Fall für den Zahnarzt oder die Prophylaxeassistentin. Nicht verhindern oder reduzieren können diese Pasten den viel problematischeren Zahnstein unter dem Zahnfleischrand (Konkrement).

Spezialpasten für sensible Zähne und Zahnhälse: Diese Zahnpasten wirken tatsächlich – zumindest bei ständiger Anwendung –, aber sie haben nur unterstützende Wirkung und lösen das Problem nicht völlig. Bevor Sie sensible Zähne in Eigenregie behandeln, sollten Sie mit Ihrem Zahnarzt die Ursachen für die Empfindlichkeit klären.

Spezialpasten für „weiße Zähne“: Besser als normale Zahnpasten entfernen sie Verfärbungen, die durch Nikotin, Tee oder Rotwein entstanden sind. Mit der richtigen Putztechnik und intaktem Gebiss können Sie sie ohne weiteres benutzen. Bei frei liegenden Zahnhälsen sollten Sie diese Produkte eher nicht einsetzen. Eines können diese Pasten aber nicht: Sie machen von Natur aus gelbliche oder abgestorbene Zähne nicht heller.

Tenside: Sie unterstützen die Reinigung der Zähne und rufen durch ihr Schäumen ein Frischegefühl hervor, was die Anwender motiviert weiterzuputzen. Tenside sind in den in Zahnpasten verwendeten Konzentrationen unschädlich.

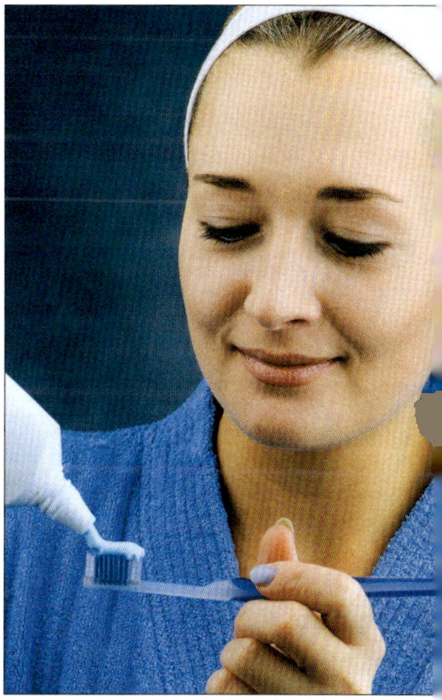

Verwenden Sie fluoridierte Zahnpasten.

Zahnseide

„Sorry, I have to floss my teeth." Manche Amerikaner unterbrechen den Smalltalk am Mittagstisch, um sich mit Zahnseide (engl.: floss) die Zahnzwischenräume zu reinigen. Andere Länder, andere Sitten. Bei uns ist Zahnseide nicht sehr verbreitet, obwohl sie sehr sinnvoll ist.

Ungefähr dreißig Prozent der Zahnoberflächen können Sie mit der Zahnbürste nicht erreichen. Für die Reinigung der Zahnzwischenräume eignet sich am besten Zahnseide. Vor allem enge Zahnzwischenräume und jene Punkte, an denen sich die Zähne seitlich berühren, die so genannten Kontaktpunkte, sind durch Karies gefährdet. Hier ist die Zahnseide von sehr großem Nutzen. Es gibt dicke und dünne, gewachste und ungewachste, fluoridhaltige und solche mit Teflonbeschichtung. Welche nehmen Sie?

Gewachst oder ungewachst?

Gewachste Zahnseide soll angeblich die Zahnoberfläche mit Wachs imprägnieren und die Aufnahme von Fluorid verhindern. Stimmt nicht. Die wissenschaftliche Literatur kennt keinen Unterschied zwischen gewachster und ungewachster Zahnseide.

So verwenden Sie Zahnseide richtig

1. Ziehen Sie etwa 50 cm Faden von der Rolle, trennen Sie ihn ab, wickeln Sie ihn um beide Mittelfinger, und spannen Sie ihn über Zeigefinger und Daumen.

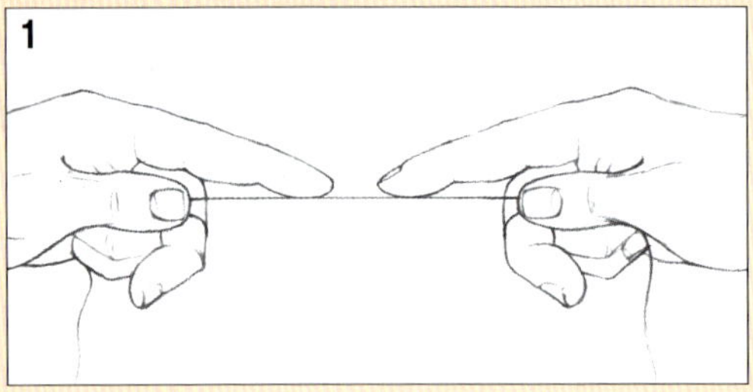

2. Ziehen Sie die Zahnseide vorsichtig mit sägenden Bewegungen zwischen den Zähnen durch, und streifen Sie an den Flächen zwischen den Zähnen damit auf und ab. Vergessen Sie nicht: Sie haben in jedem Zwischenraum die Flächen von zwei Zähnen zu reinigen!

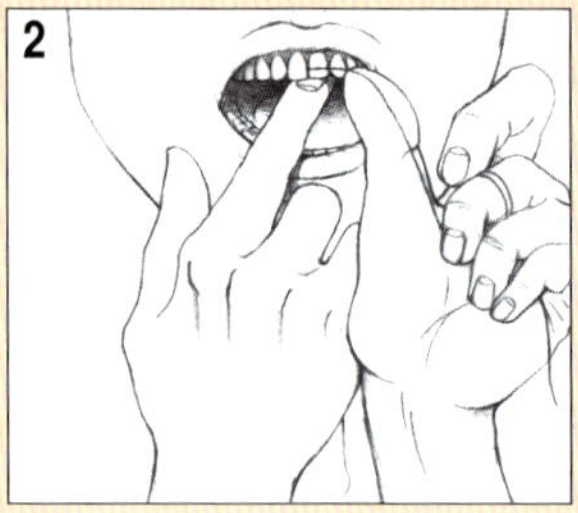

3. Im Unterkiefer führen Sie die Zahnseide am besten über die Zeige- oder Mittelfingerkuppen.

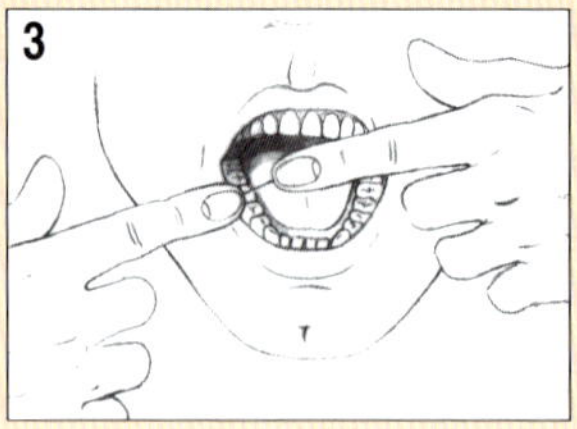

Zahnseide im Überblick

Typ	Vorteil	Nachteil	Anmerkung
Gewachste Zahnseide	Gleitet besser durch die Kontaktpunkte der Zähne.	Sie ist eher dicker als die „ungewachste“, geringerer Reinigungseffekt.	Das Wachs soll abgerissene Fasern zusammenhalten.
Ungewachst	Meist das günstigste Standardprodukt. An glatten Stellen kann sie etwas knirschen – ein Hinweis auf eine Fläche ohne Zahnbelag.	Fasert leicht auf.	Eher für enge Zahnzwischenräume.
Mit Teflon-beschichtung	Gleitet leicht durch enge Zahnzwischenräume.		
Mit Fluorid	Fluorid bekämpft Karies.		Effekt des Fluorids ist wegen niedriger Dosierung gering.
Mit Chlorhexidin	Chlorhexidin reduziert den Bakterienbefall und könnte theoretisch Entzündungen verringern.	Höherer Preis.	Effekt des Chlorhexidins ist wegen niedriger Dosierung gering.
In Kunststoffgabeln bzw. -bögen	Erleichtert Handhabung.	Mehr Müll, eventuell ist der Faden zu wenig gespannt.	Der Faden ist in eine Gabel bzw. in einen Bogen gespannt.
Super-, Extra-, Ultra-... Floss	Der weiche, aufgefaserte, wollähnliche Faden hat eine größere Oberfläche und reinigt etwas besser. Sinnvoll, wenn durch schwindendes Zahnfleisch der Zahnzwischenraum vergrößert ist.	Höherer Preis, abgemessene Stücke.	Dem festeren Einfädelungsteil folgen ein flauschiger Nylonfaden und dann ungewachste Zahnseide.
Bandförmige Zahnseide (für Konsumenten)			Hier wird aus dem Faden ein schmales, dünnes Bändchen (Kunststoff).
Bandförmige Zahnseide mit Polierbeschichtung (für den Zahnarzt)	Ganz feine Schleifmittel polieren Zahnzwischenräume.		Nur für den professionellen Einsatz in der Zahnarztpraxis – für Konsumenten uninteressant.

Spezialzahnstocher

Wer mit Zahnseide nicht gut zurechtkommt, kann versuchen, die Zahnzwischenräume mit Spezialzahnstochern zu reinigen. Sie sind in Drogeriemärkten erhältlich. Richtig angewendet, ist Zahnseide aber gründlicher.

Die Säuberung schwer zugänglicher Stellen durch Zahnseide ist sehr wichtig, effektiv, aber auch sehr zeitaufwendig. Immerhin hat der voll bezahnte Kiefer dreißig Zahnzwischenräume. Häufigkeit: einmal täglich. Anfänger gehen oft zu grob ans Werk und säbeln ins Zahnfleisch. Behutsames Auf-und-ab-Wischen ist zielführender.

Mundduschen

Vor Weihnachten gekauft, zu Ostern weggelegt: Auch wenn die Werbung viel verspricht – die zum Teil sehr lauten Mundduschen gehören eher zur Kosmetik als in den Bereich der Gesundheit. Für Gesunde sind sie im besten Fall ein Hilfsmittel bei der Mundhygiene, mehr nicht.

Stets muss die gründliche Zahnreinigung mit der Bürste vorausgehen, denn die Munddusche spült lediglich lose Speisereste und bereits mit der Bürste losgerüttelten Zahnbelag (Plaque) weg. Mundduschen erreichen zwar schwer zugängliche Stellen, an die Bürsten nicht herankommen (etwa unter Zahnersatz und Zahnspangen). Festsitzenden Zahnbelag (und der ist die Ursache für Karies und Parodontitis) kann die Munddusche aber nicht entfernen.

Bei Menschen mit Zahnfleisch- und Zahnbetterkrankungen können Mundduschen Schaden anrichten. Zum Reinigen von Zahnfleischtaschen sind Mundduschen absolut nicht geeignet.

Interdentalbürsten

Wessen Zähne relativ große Zwischenräume aufweisen, der ist mit Interdentalbürsten gut beraten. Sie entfernen – wie Zahnseide – Zahnbelag aus den Zahnzwischenräumen. Besonders geeignet sind sie für Patienten, deren Zahnfleisch sich bereits zurückgezogen hat. Auch bei der Reinigung von Brücken, Implantaten oder bei festsitzenden Zahnregulierungen haben sie sich gut bewährt. Auswahl und Anwendung mit dem Zahnarzt besprechen.

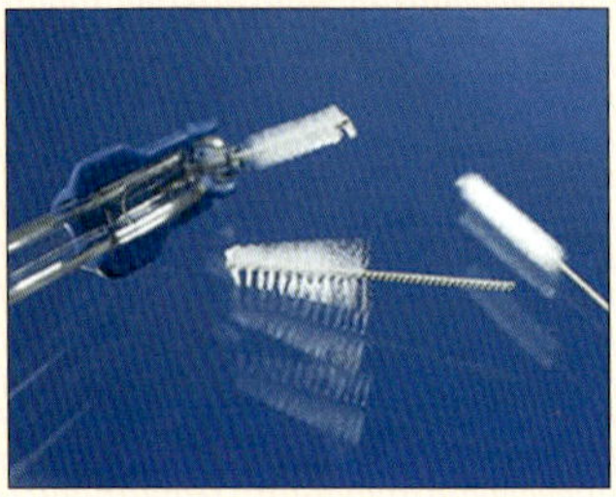

Mundspülungen und Mundwässer

„Fördert die Regeneration von angegriffenem Zahnfleisch. – Reduziert bestehende Plaque. – Hemmt die Plaqueneubildung. – Beugt Karies wirkungsvoll vor. – Gibt spürbar frischen Atem. – Wirkt auch dort, wo die Zahnbürste nicht hinkommt." Die Werbung verspricht viel, und die Konsumenten greifen dankbar zu diesen Produkten. Die chemische Zahnbürste ist einfach zu verführerisch.

Kaugummis: nur zuckerfrei

Kaugummis verstärken den Speichelfluss, der die Bakterien bei der Produktion zahnschädigender Säure behindert. Außerdem setzen sich Nahrungsreste nicht so leicht zwischen den Zähnen fest. Diese Kaugummis müssen aber zuckerfrei sein. Am sichersten sind Kaugummis mit dem Zahnmännchen mit Schirm (➜ *Seite 32*). Zahnbelag entfernen sie übrigens nicht. Das ist auch der Grund, warum die meisten Zahnärzte bei Kaugummi zurückhaltend sind und lieber Zahnbürste und Zahnseide empfehlen. Für die Zahnpflege zwischendurch – wenn die Zahnbürste weit weg ist – ist ein zuckerfreier Kaugummi aber besser als nichts.

Mundwässer sind konzentrierte Lösungen. Ein paar Tropfen oder Spritzer sollen in den mit Wasser gefüllten Zahnputzbecher gegeben werden. Diese Mittel zielen eher auf eine kosmetische Anwendung, sollen für frischen Atem sorgen und bei gereiztem und gerötetem Zahnfleisch helfen. Mundspülungen (Mundspüllösungen) sind eine Art chemische Zahnbürste. Sie sind bereits fertig gemischt, werden unverdünnt angewandt und sollen vorwiegend die Bildung von Plaque verringern.

Mundspülungen ersetzen keinesfalls das Zähneputzen.

Nur zusätzliches Hilfsmittel

Mundspüllösungen eignen sich lediglich als zusätzliches Hilfsmittel zur Mundhygiene. Zahnärzte schätzen ihre Bedeutung als zweitrangig ein. Viel wichtiger ist es, dass Sie Ihre Zähne mit fluoridierter Zahnpasta putzen und die Zwischenräume mit Zahnseide reinigen. Wer außerdem fluoridiertes Speisesalz im Haushalt verwendet (in Österreich geringer Marktanteil) und zweimal im Jahr zur professionellen Zahnreinigung geht, kommt der perfekten Mundhygiene recht nahe. Und wer dann noch zusätzlich spülen möchte – bitteschön.

Fluoride

Von allen Maßnahmen schützt Fluorid – neben der regelmäßigen Entfernung von Zahnbelägen – am wirkungsvollsten gegen Karies. Fluoride stärken den Zahnschmelz und schützen die Zähne gegen die schädlichen Säuren im Mund. Sie stoppen beginnende Karies und „reparieren" (remineralisieren) die Zahnoberfläche, solange sie noch kein Loch aufweist.

Eine ausgewogene Ernährung enthält automatisch Fluorid. Sie sollte durch fluoridiertes Salz ergänzt werden. Die Gabe von Fluoridtabletten wird heute nicht mehr empfohlen, denn Fluoride beugen Karies am besten vor, wenn sie direkt an den Zähnen angewandt werden. Deshalb sollten Sie fluoridierte Zahnpasta verwenden. Auch die Anwendung von Fluoridlack oder -gel kann sinnvoll sein. Am besten ist es, die Kariesprophylaxe mit dem Zahnarzt gemeinsam zu planen.

Im Folgenden die Empfehlungen der Deutschen Gesellschaft für Zahn-, Mund- und Kieferheilkunde:

So kaufen Sie ein

Geringe Fluoriddosis für die Kleinen, höhere für Schulkinder, das ist die zentrale Botschaft. Die Hersteller von Zahnpasten und Gelen vermitteln diese Information auf unterschiedliche Weise. Achten Sie beim Einkauf auf folgende Hinweise auf der Verpackung:

Kinder unter sechs Jahre

- Fluoridgehalt 500 ppm (meist in sehr kleiner Schrift).
- „Für Milchzähne" (oder ähnliche Formulierung).

Kinder über sechs Jahre

- Fluoridgehalt zwischen 1000 und 1500 ppm (die konkreten Werte sind von Produkt zu Produkt verschieden).
- „Für die ersten bleibenden Zähne" (oder ähnliche Formulierung).

Kinder über sechs Jahre könnten auch eine Erwachsenen-Zahnpasta verwenden, doch den meisten Kindern sind diese Produkte zu scharf. Eine kindgemäße Gestaltung der Produkte sagt nichts über den Fluoridgehalt. Manche dieser Pasten und Gele enthalten 500 ppm, andere über 1000 ppm Fluorid. Das ist auf den ersten Blick nicht unterscheidbar. Beachten Sie daher das klein Gedruckte!

Babys: Babys vor dem sechsten Lebensmonat brauchen kein zusätzliches Fluorid.

Erste Zähne (Milchzähne): Sobald die ersten Milchzähne durchgebrochen sind, sollten die Eltern die Zähne ihrer Kinder zweimal am Tag reinigen. Zuerst nur mit Wattestäbchen oder Läppchen und später mit einer Zahnbürste. Einmal am Tag sollte dazu eine erbsengroße Menge Kinderzahnpasta verwendet werden, die maximal 0,05 Prozent Fluorid enthält (Aufschrift auf der Tube: 500 ppm).

Ab dem zweiten Geburtstag: Nun sollten die Eltern die Milchzähne ihrer Kinder zweimal täglich mit einer Kinderzahnpasta reinigen, die 0,05 Prozent Fluorid enthält (Aufschrift auf der Tube: 500 ppm). In den ersten Lebensjahren gehört diese Aufgabe unbedingt in Elternhand.

Schuleintritt: Ab dem sechsten Geburtstag sind „normale" Zahnpasten mit einem Fluoridgehalt von 0,1 bis 0,15 Prozent empfehlenswert (Aufschrift auf der Tube: ein Wert zwischen 1000 ppm und 1500 ppm).

Fluoridiertes Salz: In jedem Fall ist fluoridiertes Speisesalz empfehlenswert – und zwar zusätzlich zu lokalen Fluoridpräparaten.

Zusätzliche Mittel: Stellt der Zahnarzt bei einem Kind eine hohe Kariesaktivität beziehungsweise ein hohes Kariesrisiko fest, dann sind zusätzliche Vorsorgemaßnahmen nötig: Lassen Sie sich ausführlich über zahngesunde Ernährung und richtige Mundhygiene beraten. Ab dem sechsten Geburtstag kann dann auch die häusliche Anwendung von Fluoridgelen und -lösungen zusätzlich zum Zähneputzen mit fluoridierter Zahnpaste sinnvoll sein.

Risikopatienten: Für sie stehen außerdem auch Lacke, Lösungen oder Gele mit antimikrobiellen Mitteln oder höherem Fluoridgehalt zur Verfügung. Diese sollten aber nur nach zahnärztlicher Anweisung und unter zahnärztlicher Kontrolle oder durch den Zahnarzt selbst angewendet werden.

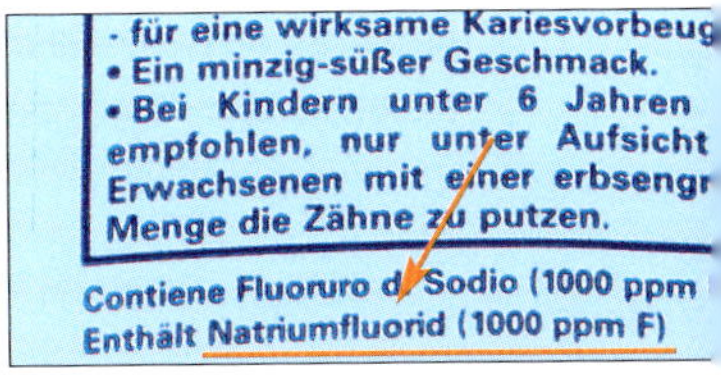

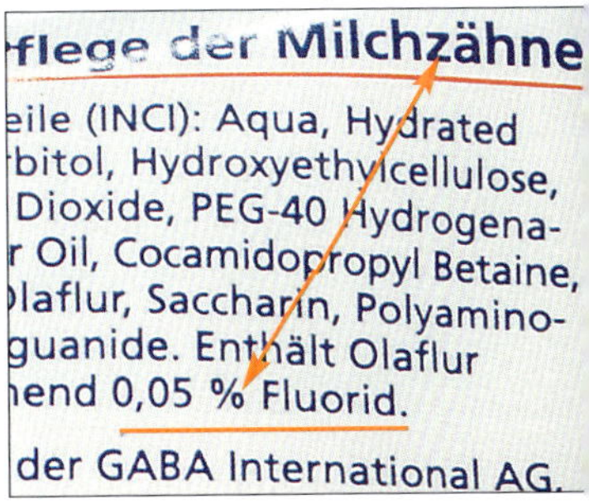

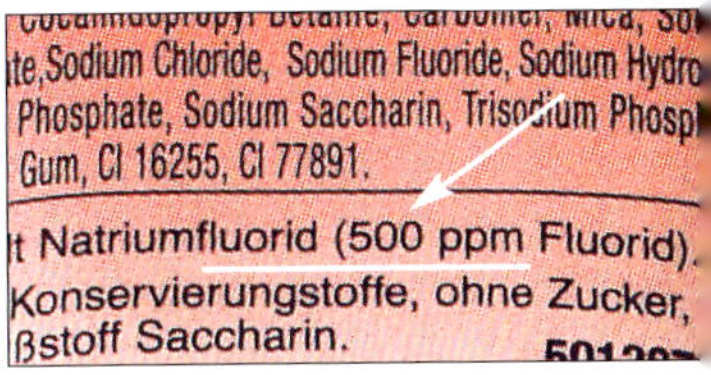

Drei Beispiele, wie Hersteller über den Fluoridgehalt ihrer Zahnpaste informieren: sehr klein gedruckt – hier stark vergrößert – und für Laien schwer verständlich.

Eltern müssen mithelfen

Auch Eltern sind am Abend müde. Trotzdem sollten sie ihren kleinen Kindern (unter sechs Jahre) die Zähne putzen. Kindern gelingt es meist nur, etwa 25 Prozent der vorhandenen Beläge zu entfernen. Auch bei Schulkindern ist regelmäßige Kontrolle und Hilfe (Zahnfärbetabletten oder -lösungen) nötig.

Fluoridtabletten: Die Gabe von Fluoridtabletten wird heute nicht mehr empfohlen, weil Fluorid wesentlich besser wirkt, wenn es direkt an den Zähnen angewandt wird.

Gebrauchsfertige Spüllösungen: Diese Lösungen (möglichst ohne Alkohol) sind eine Alternative zu den Gelen. Sie eignen sich vor allem für ältere Menschen, deren Zahnhälse (oder -wurzeln) freiliegen. Diese Teile der Zähne sind mit der Zahnbürste schwer zu erreichen und daher besonders anfällig für Karies. Die Flüssigkeit kann dagegen in alle Ritzen vordringen (*➜ Seite 49 und 51*).

Die Fluorid-Empfehlungen in Österreich unterscheiden sich in einigen Details von den deutschen, aber auch sie stützen sich auf die Leitlinien der Deutschen Gesellschaft für Zahn-, Mund- und Kieferheilkunde.

Fluoride im Schussfeld der Kritik

Es waren die Fluoride (vor allem in der Zahnpasta), die in den letzten drei Jahrzehnten dafür gesorgt haben, dass der Kariesbefall deutlich zurückgegangen ist. Trotzdem taucht gelegentlich Kritik an diesem sinnvollen Wirkstoff auf. Gesichert sind zwei gesundheitsschädliche Wirkungen bei einer Überdosierung von Fluoriden: Bei der Knochenfluorose verengt sich der knöcherne Wirbelkanal. Sie ist außerordentlich selten, da sie nur nach jahrzehntelanger Zufuhr von extrem großen Fluoridmengen auftritt. Die Präparate zur Kariesprophylaxe können diese Krankheit nicht verursachen.

Mehr im Internet

Detailliertere Informationen zur Fluoridierung gibt die Deutsche Gesellschaft für Zahn-, Mund- und Kieferheilkunde (www.dgzmk.de).

Nehmen Kinder bis zum sechsten Geburtstag zu viel Fluorid auf, kann es zur Zahnfluorose kommen („Mottling"), die sich durch weiße Flecken auf dem Zahnschmelz und eine ungleichmäßige Zahnschmelzbildung bemerkbar macht. Die gleichzeitige Gabe von fluoridiertem Trinkwasser, angereichertem Salz, fluoridierter Zahnpasta und Fluoridtabletten wäre mit Sicherheit zu viel.

Es gibt darüber hinaus viele erschreckend unsinnige Behauptungen, wie Fluorid schaden soll. Sie sind längst widerlegt.

Professionelle Mundhygiene

Wer Wert auf intakte Zähne und gesundes Zahnfleisch legt, kommt um die professionelle Vorbeugung (Prophylaxe) nicht herum. Diese Arbeit wird in der Regel nicht von Zahnärzten ausgeführt, sondern von Zahnmedizinischen Prophylaxeassistentinnen (ZMP, PA), gelegentlich auch als Prophylaxehelferinnen bezeichnet, oder von den Dentalhygienikerinnen (DH). Ziel ist die Beseitigung bakterieller Zahnbeläge und infolge gereinigter Zähne ein gesundes Zahnfleisch und ein entzündungsfreier Mund.

Motivieren, informieren, therapieren

Wer macht was? Die Grenzen sind in der täglichen Praxis unscharf.

Prophylaxeassistentinnen: Sie kümmern sich um die weitgehend gesunden Zähne der Patienten, reinigen sie professionell und informieren über effiziente Mundhygiene. Sie dürfen nicht unter dem Zahnfleischrand arbeiten (müssen es auf Anweisung des Arztes oft trotzdem tun). Es spricht für den Zahnarzt, wenn er diese Arbeit kontrolliert und kurz mit Ihnen über Ihre Mundhygiene spricht.

Dentalhygienikerinnen: Sie informieren, schulen und motivieren die Patienten, sie reinigen die Zähne ebenfalls professionell. Darüber hinaus erkennen und behandeln sie parodontale Erkrankungen. Sie tragen dazu bei, gefährdete Zähne zu retten und ersparen ihren Patienten in den meisten Fällen eine Zahnfleischoperation. Sie haben eine wesentlich spezialisiertere Ausbildung als die Prophylaxeassistentinnen. (In Österreich arbeiten nur sehr wenige DH, da es aufgrund des Widerstands der Zahnärztevertreter keine fundierte Ausbildung gibt.)

Zahnärzte: Sie besprechen mit dem Patienten etwaige Probleme, behandeln und operieren (entsprechende Schulung vorausgesetzt) am Zahnhalteapparat.

Volles Programm

Bei einem Patienten mit weitgehend gesunden Zähnen und überwiegend intaktem Zahnfleisch kann die professionelle Zahnreinigung durch eine Prophylaxeassistentin so aussehen:

Den Patienten befragen: Wie, womit und wie oft reinigen Sie Ihre Zähne?

Die Behandlung erklären: Wie läuft sie ab, und was soll sie bringen?

Mund, Zähne und Zahnfleisch untersuchen: Zum Beispiel Zahnbeläge anfärben, u.U. Taschentiefe messen.

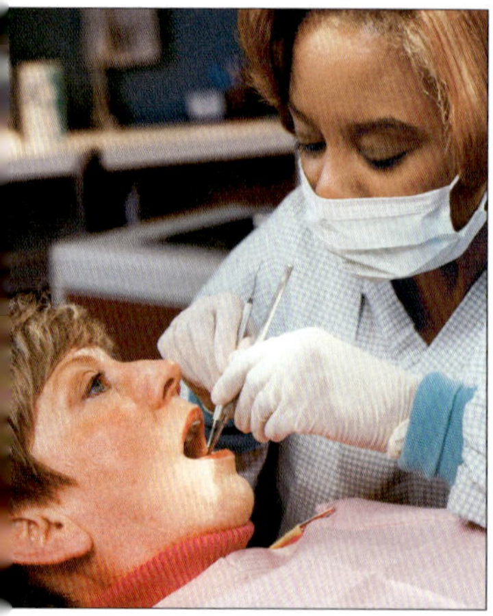

Es kann kratzen, quietschen und auch leicht bluten. Zahnstein entfernen ist sehr sinnvoll und verbessert die Zahngesundheit.

Weichen Zahnbelag entfernen: Mit verschiedenen Bürsten und Zahnseide wird Zahnbelag gelockert und entfernt.

Zahnstein entfernen: Das ist der Hauptteil der Arbeit. Meist entfernen Prophylaxeassistentinnen mit einem Ultraschallgerät und/oder speziellen Handinstrumenten (Scaler) Zahnstein über dem Zahnfleischrand. Zahlreiche Prophylaxeassistentinnen entfernen ihn auch unter dem Zahnfleischrand (obwohl dies den DH oder Zahnärzten vorbehalten sein sollte).

Politur der Zähne: Sie erfolgt mit Gummikäppchen oder Bürste und Paste.

Reinigen der Zahnzwischenräume: Dafür wird meist Zahnseide *(➜ Seite 46ff.)* verwendet.

Fluoridieren: Die Prophylaxeassistentin trägt fluoridiertes Gel, Lack oder Schaum auf die Zähne auf und lässt es einwirken.

Motivieren: Die ZMP bzw. PA erklärt dem Patienten die individuell richtige Zahnpflege.

Kontrolle: Sie erfolgt durch den Zahnarzt.

Das kann passieren

Je kränker das Zahnfleisch, desto rascher und stärker blutet es. Manchmal schmerzen nach einer Mundhygiene-Sitzung Zähne, Zahnhälse und -wurzeln sowie das Zahnfleisch ein, zwei Tage. Defekte Füllungen, Inlays, Kronen können bei der Behandlung ausfallen.

Die Kosten betragen bei einer Zahnmedizinischen Prophylaxeassistentin im Schnitt in Deutschland zwischen 80 und 180 Euro, in Österreich zwischen 60 und 150 Euro pro Sitzung. Die Tarife der Dentalhygienikerin liegen im Schnitt etwas höher. Eine Sitzung dauert selten unter einer Stunde. Bei Erst- oder Problempatienten sind meist mehrere Sitzungen nötig. Das hängt vor allem von der Menge an Belag ab, der entfernt werden muss; es hängt auch davon ab, ob viel Zahnstein vorhanden ist und ob Taschen zu säubern sind.

Diese professionelle Mundhygiene ist absolut zu empfehlen. Gesunde Patienten sollten sich dem ein- bis zweimal pro Jahr unterziehen, Patienten mit tiefen, schwer zu pflegenden Taschen eher drei- bis viermal jährlich. Die Kosten können bei mehreren Sitzungen unter Umständen schmerzen; bei tadelloser Arbeit ist das Geld aber gut angelegt. Denn Patienten, die diese Leistung regelmäßig in Anspruch nehmen, haben gesündere Zähne als jene, die sich nur auf die eigenen Reinigungskünste verlassen. Sie ersparen sich oft Kronen, Implantate und Zahnfleischoperationen.

Dentalhygienikerin geht tiefer

Dentalhygienikerin behandelt Zahnfleischtaschen.

Stärker als die ZMP therapiert die Dentalhygienikerin Patienten mit parodontalen Problemen (häufige Blutungen, Zahnfleischtaschen, Entzündungen; ➜ *auch Seite 88 ff.*). Die DH erbringt die Leistungen der Prophylaxeassistentin, geht aber in einigen Bereichen darüber hinaus: Sie prüft meist bei jedem Zahn mit einer Sonde, ob es Zahnfleischtaschen gibt, wie tief sie sind und erstellt einen Befund. Sie prüft die Festigkeit der Zähne im Kiefer. Sie entfernt Zahnstein unter dem Zahnfleischrand (Konkrement) und beseitigt die Ursachen für parodontale Entzündungen. Stärker als bei der ZMP steht bei der DH die Beratung, Motivierung und Folgetherapie auf dem Programm.

Erfolgreich ist die Arbeit, wenn Zahnfleischtaschen reduziert und entzündungsfrei werden, Entzündungen und häufige Blutungen verschwinden. Die professionelle Reinigung kann den Abbau des Kieferknochens stoppen, den Verlust von Zähnen und parodontale Operationen *(➜ Seite 94)* verzögern oder verhindern.

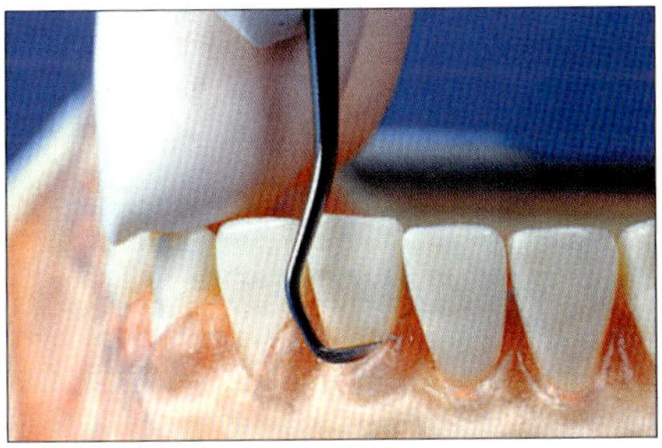

Scaling: Mit Handinstrumenten und Ultraschallgeräten entfernt die Dentalhygienikerin Konkremente und bakterielle Beläge (Zahnstein unter dem Zahnfleischrand). Das reduziert Entzündungen in Zahnfleischtaschen und rettet viele parodontal erkrankte Zähne.

Mutter, Baby, Kind

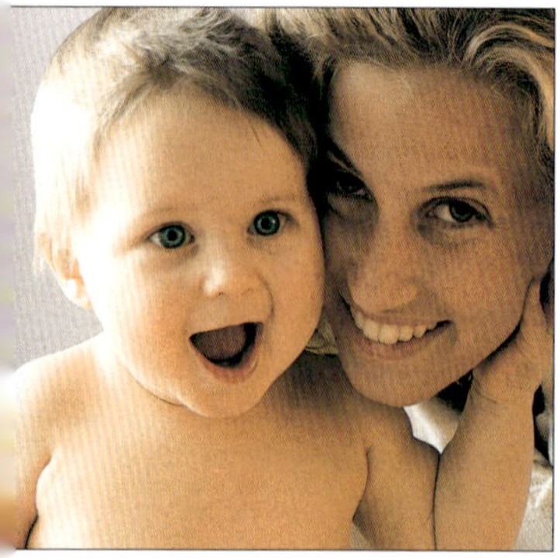

Zahnfleischbluten und -entzündungen begleiten oft die ersten drei Monate einer Schwangerschaft. Durch die Hormonumstellung sind die Schleimhäute – und damit auch das Zahnfleisch (Gingiva) – stärker durchblutet und das Bindegewebe aufgelockert. Die Gingiva ist nun weicher und leicht geschwollen. Zu einer Entzündung kommt es aber nur, wenn bestimmte Bakterienarten Gingiva und Parodont (Zahnhalteapparat) belasten.

Das Minimalprogramm für Schwangere:

● Reinigen Sie Zähne und Zahnfleisch besonders penibel. Nehmen Sie weiche Bürsten und täglich Zahnseide.

● Senken Sie den Zuckerkonsum.

Hat die Mutter kranke Zähne, schadet das dem Kind.

Zahnärztliche Behandlungen sind bei Schwangeren eine Gratwanderung. Einerseits darf kein Eingriff das Kind in irgendeiner Form belasten oder schädigen: möglichst keine Röntgenbilder, keine umfangreichen Amalgamentfernungen und -füllungen. Andererseits ist ein krankes Gebiss der Mutter eine schwere Hypothek für die Gesundheit des Kindes. Wenn etwa die Mutter eine ausgedehnte Parodontitis hat *(➜ Seite 88 ff.)*, dann besteht ein hohes Risiko, dass das Kind zu früh und mit zu geringem Geburtsgewicht zur Welt kommt. Größere, belastende oder langwierige Maßnahmen wie das Anfertigen von Kronen, Brücken oder das Ziehen eines Zahnes sollten möglichst vermieden werden. Der Arzt muss in diesem Fall Pro und Kontra sorgfältig abwägen.

Schwangerschaft und Babyalter

Es stimmt nicht, dass „für jedes Kind ein Zahn" verloren geht, (wie ein altes Sprichwort besagt). Was das heranwachsende Kind benötigt, bekommt es über die Nabelschnur aus der Nahrung der Mutter. Nehmen Sie daher während der Schwangerschaft viel Milch und Milchprodukte zu sich sowie Speisen mit einem hohen Gehalt an Vitaminen, Mineralsalzen und Spurenelementen.

In der ersten Phase der Schwangerschaft müssen sich viele Frauen immer wieder übergeben. Die Magensäure greift die Oberfläche der Zähne an. Putzen Sie daher nicht sofort danach die Zähne, das würde den angegriffenen Zahnschmelz noch mehr beschädigen. Besser ist es, den Mund mit Wasser zu spülen, eventuell mit fluoridhaltiger Mundspüllösung.

Stillen ist in den ersten Lebensmonaten die bestmögliche Ernährung für das Kind. Lange gestillte Kinder verfügen über die bessere Immunabwehr. Werden Säuglinge tagsüber und in der Nacht sehr häufig gestillt und reinigen die Eltern dem Kind nicht oder nur mangelhaft die ersten Zähne, kann Karies entstehen. Muttermilch ist durch ihren hohen Gehalt an Milchzucker besonders süß und damit kariesfördernd. Aus zahnmedizinischer Sicht, so die Autoren einer holländischen Studie, ist gegen eine längere Periode des Stillens trotzdem nichts einzuwenden, sofern es sich auf wenige Male pro Tag beschränkt „und die Zähne mittels adäquater Mundhygiene geschützt werden."

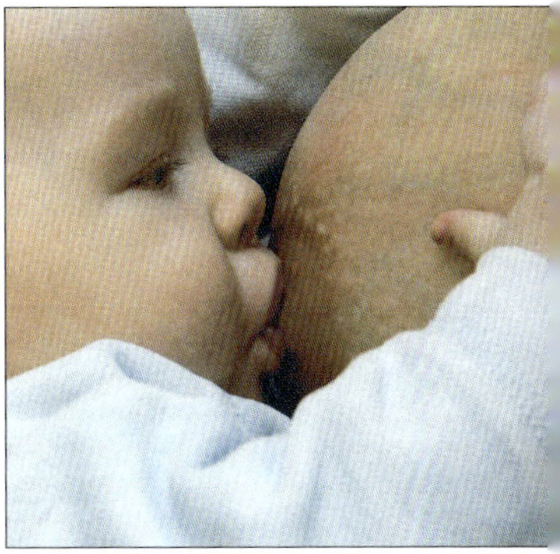

Auch Muttermilch kann Karies verursachen. Daher ist Zahnpflege besonders wichtig.

Wann brechen die Milchzähne durch?

Es dauert etwa zwei Jahre, bis Kleinkinder alle Zähne des Milchgebisses haben. Bei manchen Kindern geht es rascher, bei manchen dauert es länger. – Achtung: Karies zerstört Milchzähne viel schneller als die Zähne Erwachsener.

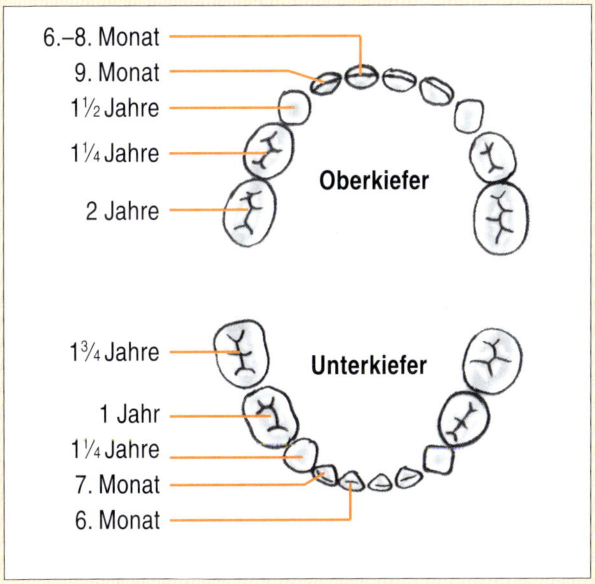

Dauernuckeln ist auf jeden Fall schädlich.

Kein Dauernuckeln

Wer schafft an, was getrunken wird: Sie oder das Kind? Es ist sicher kein Zeichen von Liebe, wenn Sie Ihrem Kind ständig süße Getränke erlauben, im Gegenteil. Lassen Sie das Dauernuckeln nicht zu, egal um welche Flüssigkeit es sich handelt. Gewöhnen Sie Ihrem Nachwuchs auch das Fläschchen möglichst früh ab. Zahnärzte empfehlen: spätestens nach einem Jahr. Bringen Sie dem Kind bei, aus Tassen und Bechern zu trinken, das funktioniert. Und solange das Kind Wasser trinkt (und verschüttet), sind auch Flecken kein Problem.

Zahnpflege bei Kindern

Wichtiger als die Wahl der Zahnbürste oder Zahnpaste ist, dass Sie sich Zeit nehmen und dem Kind die richtige Zahnreinigung beibringen (und bis zum Schulalter regelmäßig die Zähne nachputzen). Folgende Eigenschaften soll eine Kinder-Handzahnbürste *(elektrische Zahnbürsten* *➜ Seite 43)* haben:

Die ideale Kinderzahnbürste

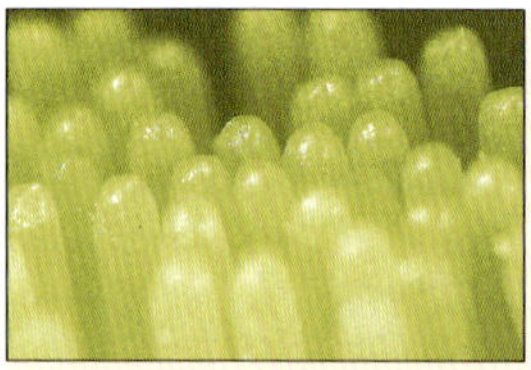

Abgerundete Borsten

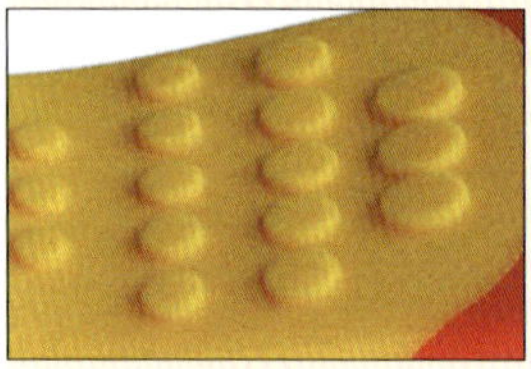

Rutschbremse

Abgerundete Borsten: Das ist wichtig, aber leider nur unter der Lupe zu erkennen. Alle Markenzahnbürsten haben gut gerundete Borstenenden.

Abgerundeter Bürstenkopf: Je kleiner der Bürstenkopf, desto besser lassen sich die hinteren Mahlzähne erreichen und reinigen (vor allem dort findet sich Karies).

Keine Naturborsten: In ihnen vermehren sich Bakterien besser als in Kunststoffborsten.

Kleine Hand, dicker Griff: So können Kinder die Bürste besser umfassen.

Rutschbremse: Eine Rutschbremse für den Daumen erleichtert das Halten.

Mäßiger Druck: Auch Kinder sollten nicht zu fest aufdrücken, sonst verletzen sie sich das Zahnfleisch und verbiegen die Borsten.

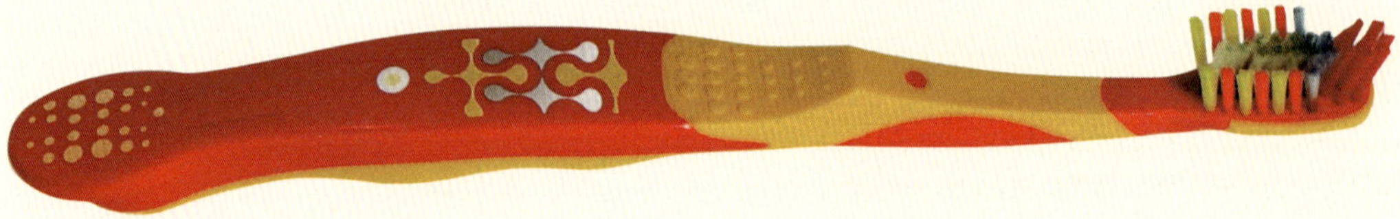

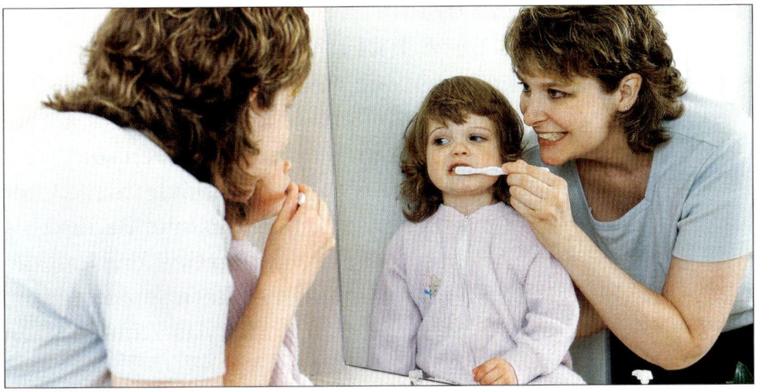

Früh beginnen

Kinder brauchen besondere Zahnpflege. Damit sollten die Eltern beginnen, sobald der erste Milchzahn sichtbar wird. Als Hilfsmittel können Sie anfangs Wattestäbchen oder Mull-Läppchen verwenden. Oder Sie beginnen mit einer sehr weichen Zahnbürste. Je früher sich ein Kind an die Zahnpflege gewöhnt, desto besser.

Bis sechs Kinderzahnpasta

Kinderzahnpasten sollten unbedingt fluoridiert sein. Fluorid schützt den dünnen Zahnschmelz vor Karies. Für Kinder gibt es Produkte mit geringerem Fluoridgehalt (0,05 Prozent). Ab sechs Jahren sollten Kinder Zahnpasten für Erwachsene verwenden (mit anderen Worten: Zahnpasten mit normalem Fluoridanteil, ➜ *Seite 51*).

Mit etwa drei Jahren ist das Kind in der Lage, selbst eine Bürste zu handhaben. Eltern, Verwandte und Babysitter sollten dem Kind aber noch bis in die Schulzeit die Zähne putzen. Ohne Hilfe schaffen sie es nicht. So richtig Lust auf gründliches Zähneputzen haben nur die wenigsten Kinder. Am Abend sind sie müde, am Morgen drängt der Aufbruch, und die Eltern gehen ihnen auch auf die Nerven. Ohne ständige Mithilfe, Motivierung und Kontrolle klappt es nicht.

- Seien Sie bei der Zahnpflege ein positives Vorbild.
- Spielen Sie Zahnputzlieder von der Kassette oder CD vor.
- Sehen Sie sich mit dem Kind Bilderbücher zum Thema an (zusätzlich, nicht stattdessen).
- Beginnen Sie rechtzeitig mit dem Abendritual. Am heftigsten protestieren Kinder, wenn sie müde sind.
- Lassen Sie Ihre Kinder zuerst in Ihrem Mund putzen (oder haben Sie etwas zu verbergen?).

Beginnen Sie rechtzeitig mit dem Abendritual.

Drohung, Druck und Drama

Gelegentlich nützen diese Tricks nichts. Es gibt eben auch Kinder, die das Zähneputzen wie eine Hinrichtung empfinden (oder so tun, als ob), es zu einem Machtspiel stilisieren und auf diese Weise – gewissermaßen mit zusammengebissenen Zähnen – sehr wirkungsvoll gegen die mächtigen Eltern protestieren. Dann entartet das Zähneputzen zu einem Trauerspiel mit dem Titel „Drohung, Druck und Drama". Auch wenn sich die Kinder gegen das Zähneputzen wehren – vermeiden Sie es, sie einzuschüchtern oder ihnen Angst zu machen. Putzen Sie Kindern nicht mit Gewalt die Zähne, aber lassen Sie sich nicht von einem „Nein, ich will nicht" ins Bockshorn jagen. Für die Zahngesundheit Ihres Kindes sind Sie verantwortlich. Die Zähne von Kindern sind bei entsprechendem Zahnbelag und zuckerreicher Ernährung viel rascher kariös als die von Erwachsenen. Kariöse Milchzähne können aber in der Folge die Gebissentwicklung des Heranwachsenden massiv beeinträchtigen.

Bürste unter Strom

Manche Kinder mögen die Vibrationen ganz und gar nicht, aber in manchen Fällen ist die elektrische Zahnbürste bei putzunwilligen Kindern eine gute Lösung. Sie ist auf jeden Fall bequemer, denn sie führt automatisch die von Zahnärzten empfohlenen Putzbewegungen aus. Aber schneller geht es per Knopfdruck auch nicht. Drei Minuten lang sollten Sie die Zähne in jedem Fall reinigen (Zahnseide nicht vergessen). Die richtige Reinigung per Hand müssen Sie Ihren Kindern trotzdem beibringen.

Süße Getränke

Gefährlich ist es, wenn Kinder stundenlang süße Getränke aus ihren Fläschchen nuckeln – Stichworte „Zuckerteekaries, Babyteekaries" oder „Nursing bottle syndrome". Aber: Durch den regelmäßigen Konsum von süßen Fruchtsäften kann das Kind ebenso leicht Karies bekommen. Der Hinweis „ohne Zuckerzusatz" bedeutet noch keinesfalls, dass ein Getränk keine Karies verursacht. Viele Säfte enthalten sehr viel fruchteigenen Zucker und zusätzlich Säuren, die die Zähne angreifen. Empfehlenswert sind ungesüßte Kräutertees

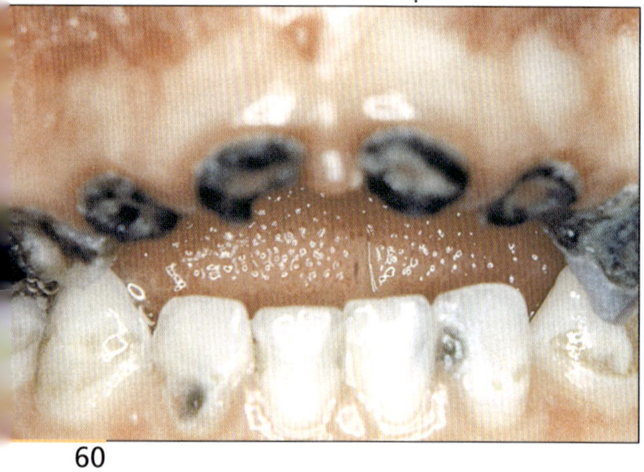

Von Karies zerstörte Michzähne: Hier haben sich die Eltern nicht um die Ernährung und die Zahnpflege des Kindes gekümmert.

und Wasser, aber Dauernuckeln sollte auch bei diesen Getränken vermieden werden.

Es geht nicht darum, dem Kind süße Getränke strikt zu versagen. Kinder müssen keine Asketen sein, aber wenn Kinder nur noch süße Getränke akzeptieren, dann haben Sie etwas falsch gemacht.

Mit dem Kind beim Zahnarzt

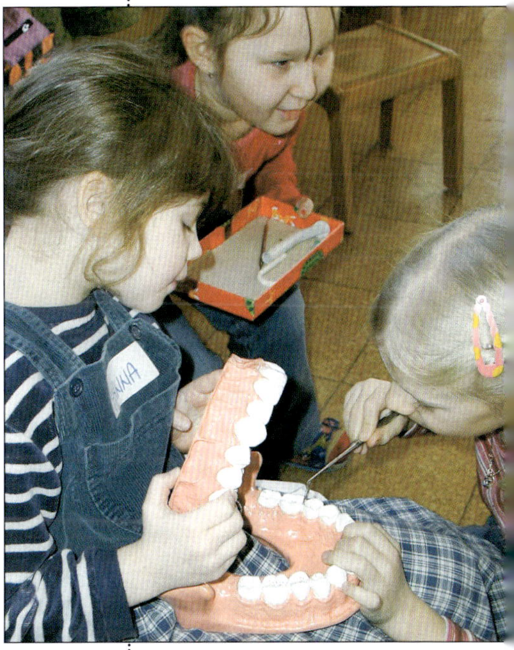

„Zahnarzt-Spiele" nehmen Kindern die Angst.

Damit Angst gar nicht erst aufkommt, sollte ein Kind möglichst früh die Praxis des Zahnarztes kennen lernen. Nehmen Sie es mit, wenn Sie selbst zur Kontrolle gehen (lang dauernde Eingriffe sollte das Kind aber nicht miterleben). Erzählen Sie ihm vorher, was es dort wahrscheinlich sehen wird. Aber erwähnen Sie, dass es auch anders kommen könnte, sonst ist es verwirrt, wenn der Zahnarzt etwas anderes macht. Spielen Sie mit ihm „Zahnarzt", lassen Sie es mit einer Lampe in Ihren Mund leuchten, zählen Sie spielerisch die Zähne. Auf diese Weise kann sich das Kind auf die fremde Umgebung einstimmen.

Größere Kinder sollen, wenn möglich, behandelt werden, ohne dass die Eltern im Behandlungszimmer sind. Wenn Schmerzen zu erwarten sind, müssen Eltern und Zahnarzt ehrlich sein. Die schmerzstillende Spritze ist da sinnvoll, und Gewalt ist unter allen Umständen tabu. Was nützt es, wenn Sie das Kind zur ersten Behandlung „verdonnern" und es dann vor Angst nie wieder eine Zahnarztpraxis betreten will? Auch durch große Geschenke lernt das Kind nicht, dass der Besuch beim Zahnarzt etwas Normales ist. Besser ist ein dickes Lob für bewiesenen Mut.

Fissurenversiegelung: sehr empfehlenswert!

Die Oberfläche von Backenzähnen weist Ritzen oder Grübchen, so genannte Fissuren, auf. In manche Fissuren können die Borsten der Zahnbürste nicht eindringen; dort bildet sich oft Karies. Die Fissurenversiegelung kann dies verhindern. Diese Maßnahme ist vor allem für die bleibenden Zähne sinnvoll, die

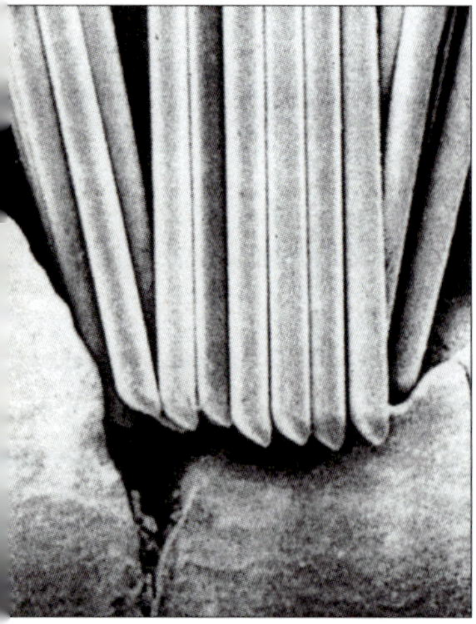

Die Fissur ist so eng und tief, dass die Zahnbürste Speisereste und Plaque nicht entfernen kann. Hier entsteht wahrscheinlich bald Karies.

Kosten werden in Deutschland bis zum 19. Lebensjahr von den Kassen übernommen. In Österreich ist sie privat zu bezahlen. Sachgerecht versiegelte Zähne zeigen eindeutig weniger Karies, daher ist die Behandlung – besonders bei Kindern mit höherem Kariesrisiko – zu empfehlen.

Der Zahnarzt reinigt die Zähne, raut die Oberfläche der Fissur auf (Ätzflüssigkeit), trocknet die Furchen, füllt sie mit einer Kunststoffmasse und härtet sie mit Licht. Die Behandlung ist schmerzlos. Bei Karies im Frühstadium muss der Zahnarzt den Schmelz leicht mit dem Bohrer anfräsen. In jedem Fall ist die regelmäßige Nachkontrolle sehr wichtig. Die Versiegelung schützt nur einige Jahre und nur einen Teil des Zahnes. Nicht geeignet ist die Fissurenversiegelung bei bestehender Karies (auch versteckter Karies) und überall dort, wo es nicht möglich ist, den Zahn absolut trockenzulegen (z.B. bei Kleinkindern).

Zahnbehandlung bei Kindern

Für das Kind ist die Inspektion seiner Mundhöhle ungewohnt und unangenehm. Kinder zappeln und sind oft unruhig. Kein Wunder, dass Zahnärzte viele – vor allem kleine – Defekte unter diesen erschwerten Bedingungen nicht erkennen (oder nicht behandeln). Aber im Frühstadium (und nur dann) lässt sich Karies mit Fluoriden noch remineralisieren. Der entkalkte Zahn wird wieder hart. Der Zahnschmelz von Milchzähnen ist dünner als der von bleibenden Zähnen; Karies kann daher schneller den Zahn zerstören. Tritt Karies auf, muss der Zahnarzt wie bei den Erwachsenen bohren. Doch die kindlichen Zähne haben eine größere Pulpa und sind daher empfindlicher!

Braucht ein Milchzahn eine Füllung, so ist Amalgam zwar ein geeignetes Material, viele Zahnärzte setzen es bei Kindern aber nicht ein. In Deutschland empfiehlt das Bundesinstitut für Arzneimittel und Medizinprodukte (BfArM), im Milchgebiss auf Amalgam zu verzichten. Je kleiner die kariösen Stellen bei Milchzähnen und bleibenden Zähnen sind, desto leichter lassen sie sich mit Kunststoff-Füllungen versorgen (Komposite, Kompomere).

Bohren vermeiden

Viele Kinder laufen mit nicht versorgter Karies herum. Es spricht sehr für Ihren Zahnarzt, wenn er

- Karies bereits im Frühstadium entdeckt,
- versucht, Karies ohne Bohren in den Griff zu bekommen (besonders, wo die Kassen solche Bemühungen wenig honorieren).

Es gibt zwar eine Reihe von Gründen, die das Ziehen von Milchzähnen zwingend notwendig machen können. Trotzdem empfiehlt die Deutsche Gesellschaft für Zahn-, Mund- und Kieferheilkunde, Milchzähne „möglichst als Platzhalter" für die nachrückenden bleibenden Zähne zu erhalten.

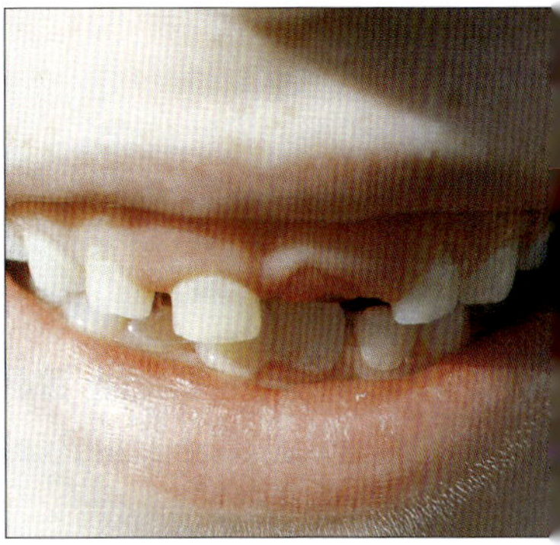

Sorgen Sie dafür, dass die Milchzähne Ihres Kindes gesund bleiben. Dann haben auch die bleibenden Zähne bessere Chancen, intakt zu bleiben.

Zahnwechsel und „Sechser"

Etwa ab dem sechsten Lebensjahr beginnen die bleibenden Zähne die Milchzähne zu verdrängen. Das Milchgebiss hat in jeder Kieferhälfte zwei Backenzähne. Etwa zum Schuleintritt bekommt das Kind dann noch einmal Backenzähne, ganz hinten. Das sind die so genannten „Sechser". Das ist der erste bleibende Zahn!

Viele Eltern halten diesen Zahn für einen Milchzahn oder bemerken sein Durchbrechen gar nicht und pflegen ihn weniger – ein großer Irrtum und schwerer Fehler. Bei vielen Kindern und Jugendlichen ist dieser Zahn als erster kaputt und trägt bald tiefe Füllungen, Kronen oder muss gezogen werden.

Die Zahnrettungsbox

Viele Kinder erleiden Verletzungen an den oberen Schneidezähnen (Frontzahntraumata). Schon ein simpler Schlag kann dazu führen, dass der Schneidezahn abstirbt und später dunkel wird. Oder es brechen Teile des Schneidezahns ab, Zähne werden verschoben, das Zahnfleisch verletzt. „Retten" Sie den Zahn (Zahnteil), und gehen Sie schnell mit dem Kind zum Zahnarzt.

Bei verletzten Zähnen sofort mit dem Kind zum Zahnarzt.

Für den Transport dieser Zähne wurde die Zahnrettungsbox entwickelt. Sie enthält eine Nährlösung, die die Zellen des ausgeschlagenen Zahnes am Leben erhält. Diese Zahnrettungsbox ist in Deutschland in Apotheken erhältlich (nicht aber in Österreich). Ist keine Zahnrettungsbox greifbar, dann reicht auch ein verschließbarer Behälter mit Milch. Je eher ein ausgeschlagener Zahn vom Zahnarzt wieder eingesetzt wird, desto besser sind die Chancen, dass er überlebt und problemlos einheilt. Notfalls kann der Verletzte den Zahn oder das Zahnstück auch unter der Zunge transportieren. Die gesundheitlichen und finanziellen Folgen solcher Schäden können erheblich sein, wenn sie nicht umgehend versorgt werden.

Zahn- und Kieferregulierungen

Früher empfanden Kinder und Jugendliche Zahnspangen eher als Verunstaltung, heute sind sie fast eine Modeerscheinung. Auch die Eltern stehen unter Druck: Welcher Vater, welche Mutter will dem Kind schon bewusst die Chance auf schöne Zähne und damit ein schönes Lächeln verwehren? In Zeiten knapper Jobs ist ein attraktives Erscheinungsbild nicht unwichtig.

Die deutschen Krankenkassen sind verpflichtet, Zahn- und Kieferfehlstellungen zumindest teilweise zu bezahlen. In Österreich zahlen die Kassen weniger, das könnte ein Grund sein, warum die Behandlungen hier etwas seltener sind.

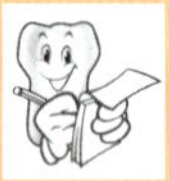

Gute Bedingungen für die Zahnentwicklung

Die erste „kieferorthopädische Behandlung" ist das Stillen: Der Säugling muss beim Saugen schwer arbeiten. Das trainiert die Kaumuskulatur, regt vor allem das Wachstum des Unterkiefers an und fördert eine harmonische Entwicklung von Ober- und Unterkiefer.
Bei Daumenlutschen und Schnuller gehen die Meinungen der Ärzte auseinander. Die einen raten: Gewöhnen Sie beides Ihrem Kind möglichst frühzeitig ab, spätestens aber bis zum dritten Lebensjahr. Die anderen sagen: Solange die Kinder nicht länger als acht Stunden am Tag lutschen, muss es nicht abgewöhnt werden.
Achten Sie auf die regelmäßige Zahnreinigung. Kariöse Milchzähne können das bleibende Gebiss massiv beeinträchtigen.

Bessere Selbstreinigung

Es gibt eine Reihe triftiger medizinischer Gründe, Fehlstellungen zu behandeln. Zahn- und Kieferregulierungen helfen, Schleimhauteinbisse, Zahnfleischverletzungen und schief stehende Zähne zu vermeiden oder die Beiß- und Kaufähigkeit zu verbessern. Auch die Selbstreinigung der Zähne funktioniert bei einem gleichmäßigen Gebiss besser: Vorstehende Schneidezähne etwa werden von den Lippen schlechter gereinigt und sind dadurch kariesanfälliger. Auch werden sie bei einem Sturz eher verletzt. Die Zähne sollen wie Zahnräder ineinander greifen (Okklusion) und sich nicht gegenseitig im Weg stehen, behindern oder gar abschleifen. Wenn Zähne und Kiefer nicht optimal auf-

Mit Zahn- und Kieferregulierungen bei Kindern nicht zu früh beginnen.

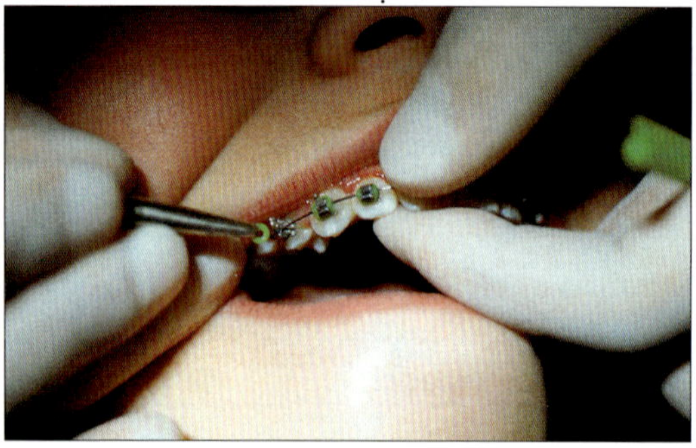

und ineinander passen, können Probleme auftreten: ein höheres Kariesrisiko, durch Fehlbelastung eine verstärkte Abnutzung von Zähnen und Veränderungen am Kieferknochen, vorzeitiger Zahnverlust (bei schweren Fehlstellungen), Schmerzen im Kiefergelenk, Verspannungen im Hals- und Nackenbereich, Kopfschmerzen und Einschränkungen der Beweglichkeit, verminderte Nasenatmung und dadurch erhöhte Infektionsgefahr, Sprachfehler.

Der Zahnwechsel läuft bei Kindern in zwei Phasen ab. Die erste Phase, der frühe Zahnwechsel, beginnt meist um das sechste Lebensjahr. Da fangen oben und unten die Schneidezähne an zu wackeln und auszufallen, während ganz hinten ein dicker Mahlzahn nachrückt, der so genannte „Sechser“ (➜ *Seite 63*). Die zweite Phase des Zahnwechsels beginnt rund um das neunte Jahr.

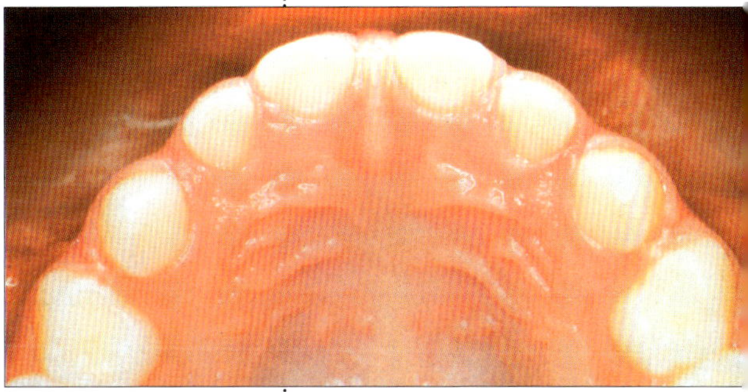

Beim idealen Milchgebiss ist Platz zwischen den Zähnen (so genannte „Lücken“). Denn wenn das Milchgebiss Lücken hat, ist genug Platz für die größeren bleibenden Zähne. Sollten schon die Milchzähne ganz eng nebeneinander stehen, dann gibt es später oft ein erhebliches Gedränge im bleibenden Gebiss und entsprechende Fehlstellungen.

Nicht zu früh behandeln

Es gibt zwar Fehlentwicklungen am Milchgebiss, sie müssen aber nur selten behandelt werden. Normalerweise beginnt man erst, wenn die bleibenden Zähne teilweise durchgebrochen sind, etwa zwischen dem siebten und neunten Lebensjahr. Eine solche kieferorthopädische Behandlung dauert im Schnitt zwei bis drei Jahre, bei schwierigen Fehlstellungen auch länger. Wenn die Kinder im Zahnwechsel sind, kann es sein, dass die Zähne sehr ungeordnet erscheinen. Manche Eltern wünschen daher eine rasche Korrektur, und viele Zahnärzte und Kieferorthopäden spielen dabei mit. Anders als bei zahlreichen Krankheiten ist hier aber eine zu frühe Behandlung (erste Phase des Zahnwechsels) meist nicht sinnvoll. Nicht die Optik ist entscheidend; es muss eine Fehlentwicklung bei Zähnen oder Kiefer geben (Indikation), nur dann ist ein Eingreifen sinnvoll.

Kieferorthopädische Diagnose

Am Beginn jeder kieferorthopädischen Behandlung (KFO) steht die Diagnose. Dazu nimmt der Kieferorthopäde zunächst einmal Abdrücke von Ober- und Unterkiefer, aus denen der

Zahntechniker ein exaktes Modell des Gebisses herstellt. Das ist der Ausgangszustand. Dazu kommt eine Panoramaröntgenaufnahme des gesamten Gebisses, die wichtige Informationen liefert – zum Beispiel: Gibt es Karies, fehlen Zähne, liegen Zähne im Kiefer quer?

Fast immer kommt eine Fernröntgenaufnahme des Schädels hinzu. Sie zeigt den knöchernen Aufbau des Kopfes und ist wichtig für die Vorhersage des Kieferwachstums. Bei speziellen Fragestellungen wird ein Röntgenbild der Hand angefertigt, weil der Verknöcherungszustand der Gelenkfugen Aufschluss über das zukünftige Wachstum gibt.

Wichtig ist die klinische Funktionsdiagnostik: Wie liegt die Zunge im Mund, quillt sie über die Zahnränder, drückt sie auf die Zahnreihen? Passen die Zahnreihen korrekt ineinander? Funktioniert das Kiefergelenk richtig? Stimmt die Atmung durch die Nase? Schließen die Lippen? Mundatmung ist ungünstig: Sie trocknet den Mund aus, das behindert die Selbstreinigung der Zähne durch den Speichel. Die Luft wird nicht wie bei der Nasenatmung angewärmt, befeuchtet und vor allem gefiltert – häufigere Erkältungen sind die Folge. Besonders negativ sind jedoch die Auswirkungen auf das Wachstum des Gesichts. Durch eine ständig offene Mundatmung wachsen die Kiefer betont nach unten. Sie klaffen auseinander (offener Biss), und der betroffene Patient bekommt im wahrsten Sinne des Wortes ein langes Gesicht, sodass ihm nur mehr eine Kieferoperation helfen kann.

Ärger mit der Diagnose in Österreich

Immer wieder berichten Patienten in Österreich über Ärger bei der Verrechnung der KFO-Diagnose. Diagnose ist nicht gleich Diagnose. Es gibt eine einfache und eine aufwendige. Viele Patienten erwarten, dass der Kieferorthopäde in den Mund sieht (einfache Diagnose) und dann sagt, was Sache ist. Manche Ärzte erbringen diese „kleine Diagnose" kostenlos, andere verlangen dafür etwa 30 bis 50 Euro. Viel häufiger erstellen die Ärzte aber die auf dieser Seite beschriebene „große Diagnose". Das ist sinnvoll, denn ohne fundierte Diagnose kann es keinen seriösen Heil- und Kostenplan geben. Das Problem: Manche Ärzte machen sofort die große Diagnose, ohne die Patienten klar darauf hinzuweisen, dass diese Leistung auch einiges kostet. Der Richttarif der österreichischen Ärztekammer beträgt für dieses ausführliche Diagnosepaket 191 beziehungsweise 288 Euro (enthält zusätzlich Fernröntgen, Fotos; Stand: 2003).

Fotos machen

Zu Beginn und im Verlauf der langwierigen Behandlung sollte ein guter Kieferorthopäde bzw. Zahnarzt immer wieder Fotos machen, um die Fortschritte zu dokumentieren. Sichtbare Ergebnisse können einen Patienten motivieren, mit der Behandlung weiterzumachen. Nach der Diagnostik erstellt der Kieferorthopäde einen Therapievorschlag sowie einen Heil- und Kostenplan.

Risiken bei einer Korrektur

Die Gefahr von Karies und Zahnfleischentzündungen ist bei ungenügender Zahnreinigung groß. Wenn einzelne Zähne stark verschoben oder belastet werden, kann sich bei entsprechender Veranlagung die Zahnwurzel verkürzen (selten).
Außerdem besteht bei jedem kieferorthopädischen Eingriff die Gefahr eines Rückfalls. Der weitaus häufigste Grund für einen Misserfolg liegt aber in mangelnder Mitarbeit des Patienten.

Welche Spange für wen?

Bei aller Vielfalt gibt es doch zwei grundsätzlich unterschiedliche Systeme: Wenn das Kieferwachstum noch nicht abgeschlossen ist, und wenn es sich um einfache Zahnfehlstellungen handelt, bieten abnehmbare Apparaturen häufig eine gute Korrekturmöglichkeit (Kinder im Zahnwechsel). Bei ausgeprägten Zahn- und Kieferfehlstellungen kommen eher festsitzende Apparaturen zum Einsatz (Jugendliche und Erwachsene). Wenn Ober- und Unterkiefer nach Abschluss des Wachstums nicht zusammenpassen, können Zahnspangen allein kaum helfen. Hier müssen festsitzende Apparaturen und Kieferchirurgie korrigieren. Vor allem der Unterkiefer ist nur wenig beeinflussbar.

Herausnehmbare Spangen

Herausnehmbare Spangen („Platten" und Aktivatoren) werden häufig bei Kindern und Jugendlichen eingesetzt. Sie kommen vor allem beim Wechsel vom Milch- zum bleibenden Gebiss bei einfachen Fehlstellungen zum Einsatz. Es gibt nur wenige Fehlstellungen, bei denen ihr Einsatz sinnvoll ist.

Vorteile:

+ Sie sind einfacher zu reinigen.
+ Schäden an den Zahnwurzeln und am Zahnhalteapparat sind seltener.
+ Bei wichtigen Anlässen kann man die Spange herausnehmen.
+ Verletzungen, zum Beispiel beim Sport, können eher ausgeschlossen werden.

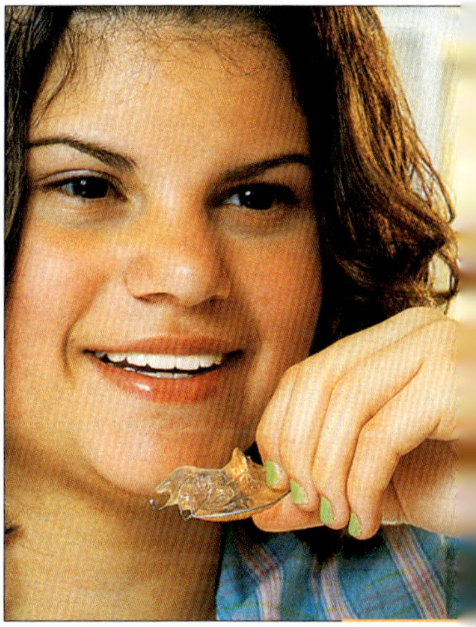

Nachteile:

- Das Kind muss sich selbst viel mehr um die Spange kümmern als bei einer festsitzenden Apparatur.
- Die Spangen gehen oft verloren oder werden beschädigt.
- Die Zahnspange beeinträchtigt die Aussprache.
- Die Behandlung dauert meist länger als bei festsitzenden Apparaturen.
- Herausnehmbare Spangen können kaum die Stellung der Zahnwurzeln verändern und die Zähne als Ganzes auch nicht in Lücken „hineinschieben". Sie sind also für Korrekturen im bleibenden Gebiss fast immer ungeeignet.
- Oft müssen Patienten nach einer abnehmbaren eine festsitzende Regulierung tragen.

Festsitzende Apparaturen

Festsitzende Apparaturen erzielen selbst bei Jugendlichen und Erwachsenen mit ausgeprägten Zahn- und Kieferfehlstellungen Verbesserungen.

Kürzere Behandlung, präzisere Wirkung, bessere Ergebnisse.

Vorteile:

- ✚ Die Behandlung ist kürzer, die Wirkung präziser zu bestimmen, das Endergebnis besser.
- ✚ Die Apparatur ist immer im Mund, verlieren und „vergessen" gibt es daher nicht.
- ✚ Das Sprechen wird kaum gestört.

Nachteile:

- Die Apparatur schafft Nischen im Mund. Dort können sich leicht Speisereste und Zahnbeläge ansammeln, was bei schlampiger Mundhygiene die Gefahr von Karies erhöht.
- Die Reinigung von Zähnen und Spange ist wesentlich aufwendiger und erfordert große Disziplin, will man sich die Stellungskorrektur nicht mit mehr Karies erkaufen.
- Harte Brote, rohe Karotten, Popcorn und andere sehr feste Nahrungsmittel können die festsitzende Apparatur beschädigen; gleiches gilt für stark klebrige Substanzen.
- Da die Zähne die Tendenz haben, sich nach einer Therapie wieder in ihre alte Position zurückzubewegen, erhalten praktisch alle Patienten einen Retainer (Positioner). Dieses herausnehmbare Gerät soll das verhindern.

Brackets und Bögen

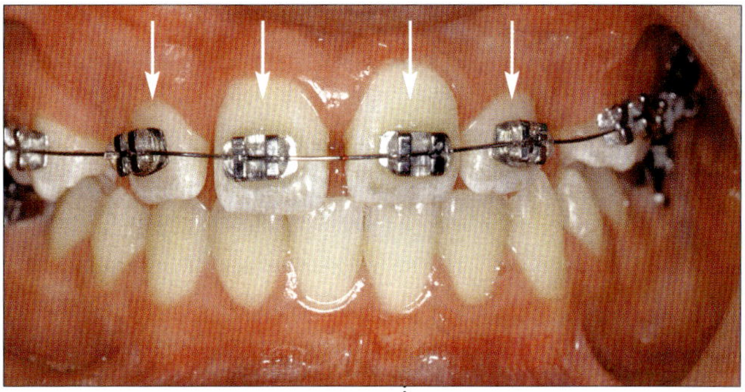

An diesen Stellen müssen Brackets besonders sauber gehalten werden, sonst entsteht Karies.

Festsitzende Apparaturen gibt es in vielen unterschiedlichen Formen, Multibrackets sind die wichtigsten. Bis auf einige Ausnahmen haben sich die Brackets als Alternative zu den Bändern, die den ganzen Zahn umfassen, durchgesetzt. Sie sind entweder aus Stahl (auch im Miniformat), aus Kunststoff (selten) oder aus Keramik (teuer) und werden direkt auf die Zähne geklebt. Brackets sind quasi die „Haltegriffe" auf den Zähnen. Federnde Drähte, Druck- und Zugfedern, elastische Gummizüge etc. bewegen die Zähne. Stahl gilt für Brackets als optimales Material. Kunststoffbrackets verformen und verfärben sich, Keramikbrackets sehen besser aus, sind aber spröde, können brechen und sind meistens teuer. Außerdem sind Keramikbrackets so hart, dass sie die Zähne des Patienten abschleifen können, wenn er auf solche Brackets beißt. Sie lassen sich auch nicht einfach von den Zähnen entfernen.

Lingualtechnik

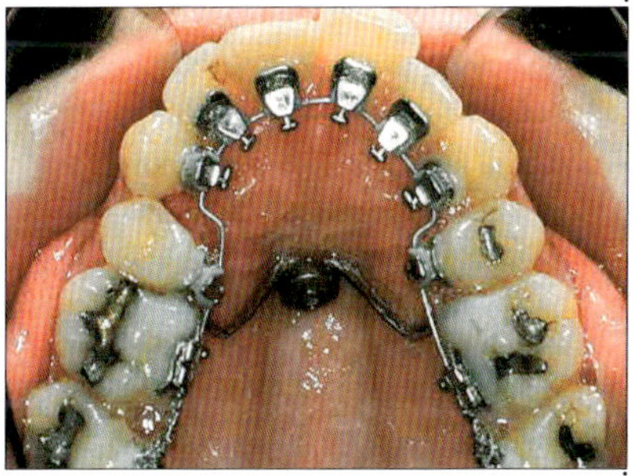

Lingualbrackets: Sie sind von außen nahezu unsichtbar; doch sie können die Aussprache behindern und sind sehr teuer.

Wenn Brackets auf die Innenseite der Zähne geklebt werden, handelt es sich um so genannte Lingualbrackets. Diese Apparatur ist nicht sichtbar, das ist ihr großer Vorteil; aus medizinischer Sicht bietet sie aber keine besonderen Vorteile. Nachteil: Die Zunge stößt an die innen liegenden Brackets. Sinnvoll sind Lingualbrackets bei Erwachsenen. Es gibt nur wenige spezialisierte Kieferorthopäden, die diese Technik beherrschen. Durch den höheren Aufwand im Labor ist sie deutlich teurer als eine Behandlung mit „normalen" Brackets. Als sehr grober Richtwert gelten etwa 7000 Euro (Stand 2/2003). Mehr Informationen über die Lingualtechnik unter www.dglo.de und www.alos.at .

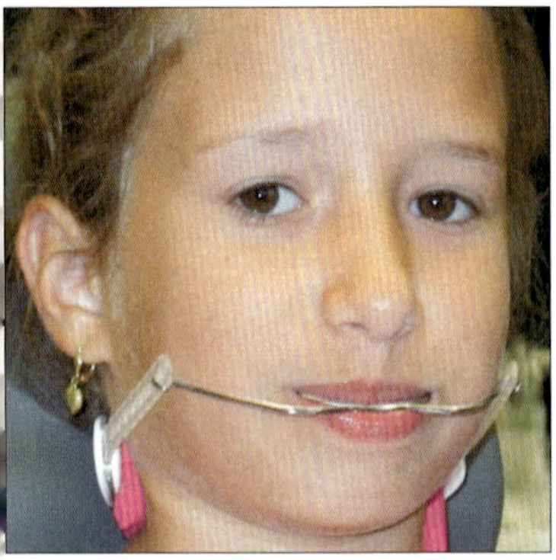

Headgear: Hilfsmittel bei schwierigen Zahnbewegungen – z.B. beim Verschieben der Oberkieferzähne nach hinten; für den Patienten allerdings hinderlich.

Headgear

Zahnmedizinisch häufig sehr sinnvoll – aber wenig beliebt – sind Außenspangen („Headgear"), zum Beispiel beim Verschieben von Oberkieferzähnen nach hinten. Meist genügt es, sie nur etwas mehr als zwölf Stunden pro Tag, also beispielsweise nur zu Hause, zu tragen. Diese Spangen nutzen den Kopf als stabilen Ansatzpunkt für die Korrektur, sie entwickeln große und gleichmäßige Kräfte. Bei einigen Problemen gibt es kaum eine andere Behandlungsmöglichkeit.

Invisalign

Dabei handelt es sich um durchsichtige Kunststoffschienen, die ständig getragen und etwa alle zwei Wochen ausgetauscht werden. Diese Schienen korrigieren kleine und mittlere Zahn- und Kieferfehlstellungen beziehungsweise verhindern nach einer abgeschlossenen Behandlung den Rückfall in den alten Zustand (Rezidiv).

Vorteil:

+ Sie lassen sich leicht reinigen und sind schöner als herkömmliche Brackets.

Nachteil:

– Sie sind teuer.

Wann zum Spezialisten?

An folgenden Hinweisen erkennen Sie, dass Ihr Kind zum Kieferorthopäden muss:

- seitlich versetzter Unterkiefer (versetztes Kinn, „schiefes Gesicht");
- nach vorne oder hinten versetzter Unterkiefer;
- zu wenig Platz für alle Zähne (z.B. Eckzähne in zweiter Reihe);
- extreme Zahnlücken;
- Biss schließt nicht;
- Atmung nur durch den Mund (auch HNO-Arzt sollte konsultiert werden);
- vor dem Zahnwechsel verlorene Milchzähne.

Checkliste

Vor der KFO-Behandlung

Klären Sie folgende Punkte:

- ❑ Wie lange dauert die Behandlung durchschnittlich?
- ❑ Welches Ergebnis betrachtet der Kieferorthopäde als Erfolg und welches als Misserfolg? Fixieren Sie das schriftlich.
- ❑ Wie verändert die Behandlung das Gesicht?
- ❑ Wie hoch sind die Gesamtkosten der Behandlung?
- ❑ Wie ist das Vorgehen bei der Kasse, und was erhalten Sie unter welchen Bedingungen zurück?
- ❑ Was sind die Nachteile und Risiken der Behandlung?

Sichtbarer Erfolg

Vorher

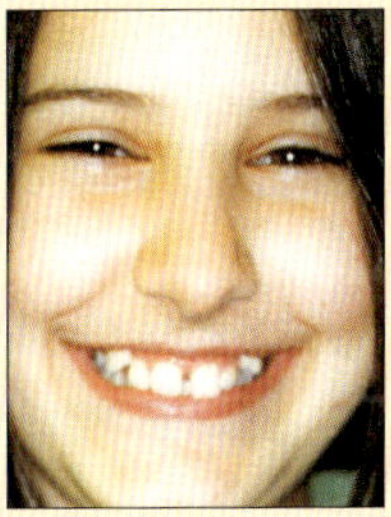

Manuela zehn Jahre alt, mit Eckzähnen in der „zweiten Reihe".

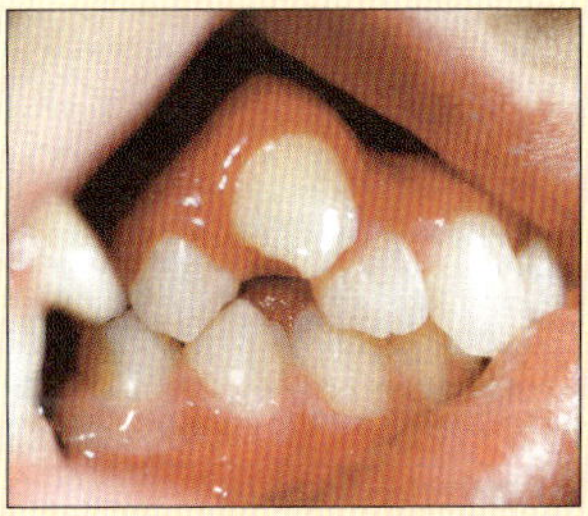

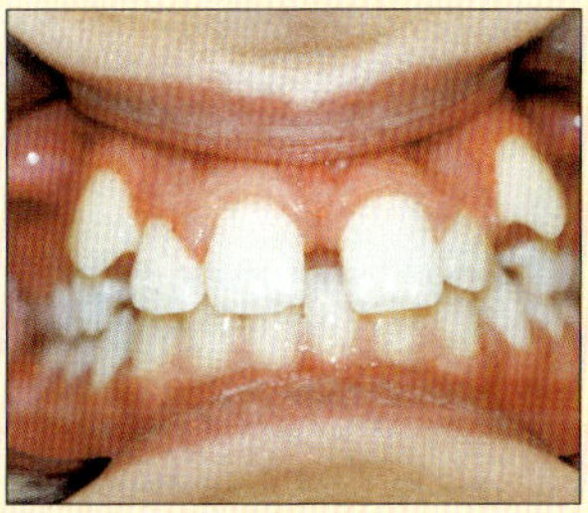

Die Zahnstellung bei Behandlungsbeginn.

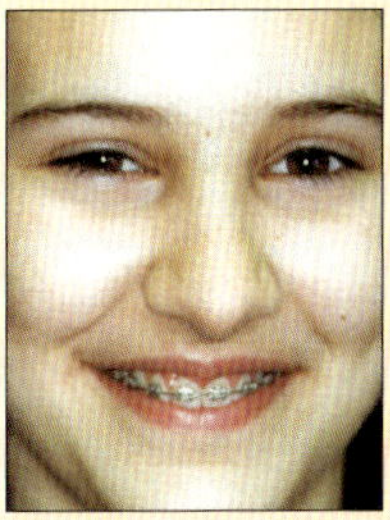

Während der Behandlung mit der festsitzenden Apparatur.

Nachher

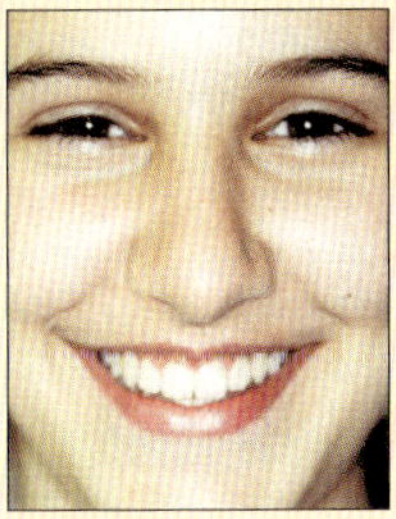

Ein strahlendes Lächeln – zwei Jahre später.

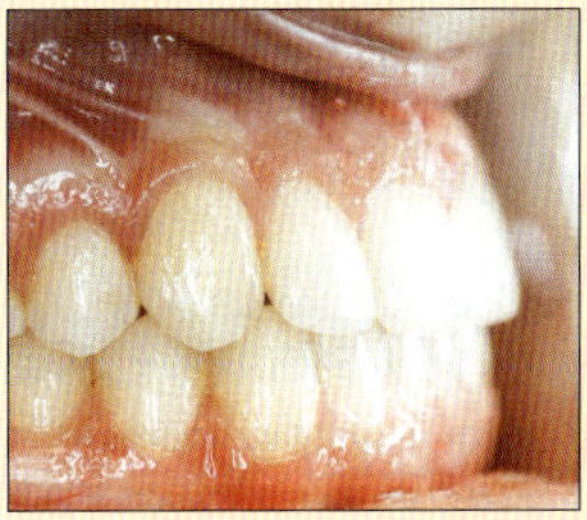

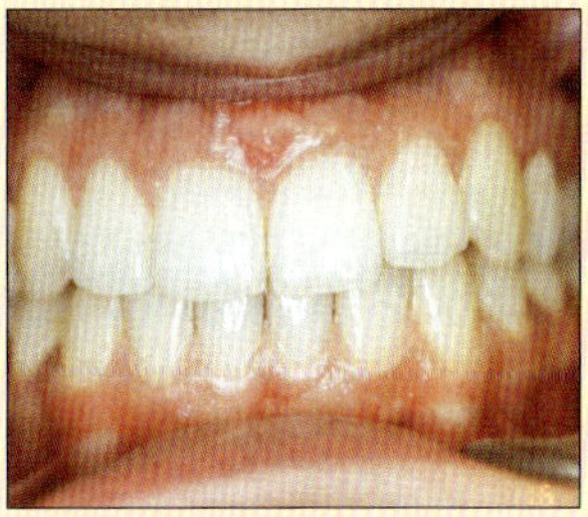

Manuelas Zähne nach der Korrektur.

Zahnfehlstellung: So wird behandelt

Selten leiden Patienten nur unter einer einzigen Fehlbildung. Sehr oft bestehen verschiedene Probleme gleichzeitig. Dementsprechend kommt es in vielen Fällen zu einer Kombination von Behandlungsformen (z.B. Zähne ziehen und festsitzende Apparatur). Hier finden Sie die wichtigsten Fehlstellungen und deren Behandlungsmöglichkeiten. Achtung: Diese Tabelle ist ein grober Überblick. Die Behandlung kann im Einzelfall davon abweichen!

Problem	Ursache	Behandlung	Apparatur/Methode[1])	Idealer Behandlungsbeginn
Engstand (zu wenig Platz)	zu große Zähne oder zu kleiner Kiefer	Platz schaffen	abnehmbar	Wechselgebiss[2])
		Zähne vorkippen, eventuell ziehen, beschleifen	festsitzend	bleibendes Gebiss
Lückengebiss[3])	kleine Zähne, großer Kiefer	Lücken schließen	festsitzend	bleibendes Gebiss
Tiefbiss (Biss in den Gaumen)	veränderte Kiefer, zu niedrige Backenzähne	UK-Frontzähne anheben u./o. Backenzähne korrigieren	abnehmbar	Wechselgebiss
			festsitzend	bleibendes Gebiss
Offener Biss I (Frontz. schließen nicht)	Daumenlutschen, Schnuller…	Daumenlutschen und Schnuller abgewöhnen	eventuell Mundvorhofplatte[4])	sofort
Offener Biss II	Fehlbildung des Kiefers	meist nur festsitzende Apparatur + Op.	festsitzend	bleibendes Gebiss[5])
Kreuzbiss seitlich I (untere Zähne außerhalb der ob. Zahnreihe)	zu schmaler Oberkiefer oder zu breiter Unterkiefer	Milchzähne: einzelne Zähne abschleifen		Vorschulalter
		Wechselgebiss: abnehmbare Apparatur		Durchbruch der ersten bleibenden großen Backenzähne
		Teenager: festsitzende Apparatur Erwachsene: Operation		
Kreuzbiss seitlich II	einzelne gekippte Zähne	Kippen der Zähne	festsitzend	sofort
Kreuzbiss vorne I (verkehrter Überbiss)	gekippte Zähne	obere Zähne vor- oder untere zurückkippen („überstellen")	schiefe Ebene[6]) abnehmbar festsitzend	sofort
Kreuzbiss vorne II	zu großer Unterkiefer, angeboren (Progenie, sog. „Klasse III")	Wachstum bremsen (selten erfolgreich)	Kinnkappe[7])	Phase 1: 6–9 Jahre, Phase 2: 12–14 Jahre
		Zähne kippen	abnehmbar, festsitzend[8])	Wechselgebiss
		Operation	festsitzende Behandlung durch Op. ergänzt	Erwachsene
Kreuzbiss vorne III	zu kleiner Oberkiefer	Wachstum fördern (bedingt erfolgreich)	Gesichtsmaske[9])	Vorschulalter
		Zähne kippen	abnehmbar, festsitzend	5–9 Jahre
		Operation	festsitzende Behandlung durch Op. ergänzt	Erwachsene
Vorbiss (Hasenzähne) auch als „Rückbiss" bezeichnet (Klasse II)	Zähne stehen vor im OK, liegen zurück im UK; zu kleiner Unterkiefer; zurückliegender Unterkiefer	OK-Wachstum bremsen	Headgear, Aktivator[10])	Wechselgebiss
		Zähne kippen	abnehmbar, festsitzend	Wechsel-, bleib. Gebiss
		operieren	festsitzende Behandlung durch Op. ergänzt	Erwachsene
verlagerte Zähne[11])	angeboren	in Zahnreihe eingliedern	(kleine) Op. + festsitzend	bleibendes Gebiss
	zu wenig Platz	siehe „Engstand"		meist bleibendes Gebiss
zu viele Zähne	angeboren (äußerst selten)	entfernen	Zahn entfernen +	sofort
			festsitzende App.	bleibendes Gebiss
zu wenige Zähne	angeboren	je nach Situation: Lücke schließen oder offen halten	festsitzende App.	bleibendes Gebiss

Tabelle: Dr. Claudia Aichinger-Pfandl, Wien; Prof. Rainer-Reginald Miethke, Berlin

OK = Oberkiefer, UK = Unterkiefer, Op = Operation; App. = Apparatur

[1]) Häufig ist eine Kombination von abnehmbaren und festsitzenden Apparaturen nötig.

[2]) Wechselgebiss: Wechsel von Milch- zu bleibenden Zähnen; in 2 Phasen.

[3]) Lückengebiss: Es gibt im bleibenden Gebiss Zwischenräume zwischen den Zähnen.

[4]) Ähnelt einem Schnuller, ersetzt den Daumen, bremst die Zunge.

[5]) Bei kleinen Formen ab dem frühen Teenageralter.

[6]) Auf einen oder mehrere Zähne kommt eine Art „Kappe" aus Kunststoff. Das zwingt die Kiefer zu einem anderen Biss, und der falsch gewachsene Zahn wird in die richtige Stellung gedrückt.

[7]) Eine Kappe, die das Wachstum bremsen soll. Behandlungsphase 1 dauert ca. 12–14 Monate, Phase 2: ca. 2 Jahre. Viele Wissenschafter bezweifeln die Wirksamkeit.

[8]) Bei leichteren Fällen, als Kompromiss.

[9]) Ein Gestell zieht den Oberkiefer in geringem Ausmaß nach vorne; nur in seltenen Fällen sinnvoll (nicht bei schweren Fällen – Operation).

[10]) Headgear: Gestell, das am Hinterkopf fixiert ist; Aktivator: Zahnspange für OK und UK in einem Stück, beeinflusst in gewissem Ausmaß das Wachstum beider Kiefer.

[11]) Zähne, die außerhalb der Zahnreihe liegen oder gar nicht durchbrechen (retinierte Zähne).

Die häufigsten Probleme

Zahnengstand: Die Zähne stehen nicht in Reih und Glied, sind verdreht, meist weil sie im Kiefer zu wenig Platz haben. Der Kieferorthopäde kann den Kiefer mit einer Apparatur weiten. Doch besteht die Gefahr, dass der Kiefer nach der Behandlung wieder in seine alte Form zurückkehren möchte. In manchen Fällen ist es sinnvoll, einige Zähne (auch gesunde!) zu ziehen und auf diese Weise Platz zu schaffen. Bei korrekter Durchführung verbessert diese Therapie den Zustand des Gebisses deutlich und trägt maßgeblich zur Erhaltung der restlichen Zähne bei.

Überbiss: Die oberen Schneidezähne überragen deutlich den Unterkiefer. Das kann an den Erbanlagen, aber auch am Fingerlutschen oder an der Mundatmung liegen. Je nach Schwere hilft eine abnehmbare Zahnspange, eine festsitzende Zahnspange oder eine Operation.

Tiefbiss: Die oberen Schneidezähne beißen zu tief nach unten, die unteren dagegen zu weit nach oben. Die besten Ergebnisse bringt in diesem Fall eine Korrektur (häufig festsitzend) während des späten Zahnwechsels.

Offener Biss: Die Zähne klaffen bei geschlossenen Zahnreihen auseinander. Der Patient kann nur ungenügend artikulieren, abbeißen und kauen. In schweren Fällen hat sich der Kieferknochen stark verformt und ist ausschließlich mit festsitzenden Apparaturen oder chirurgisch behandelbar.

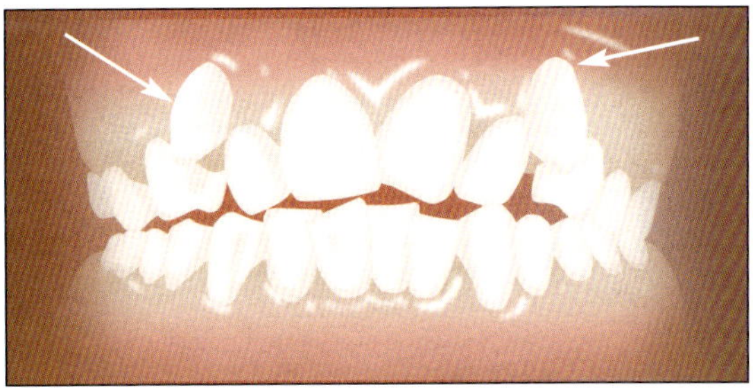

Engstand (zu wenig Platz)

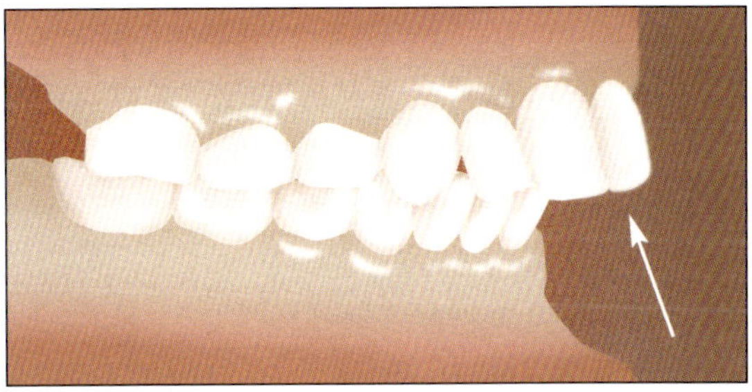

Vergrößerter Überbiss

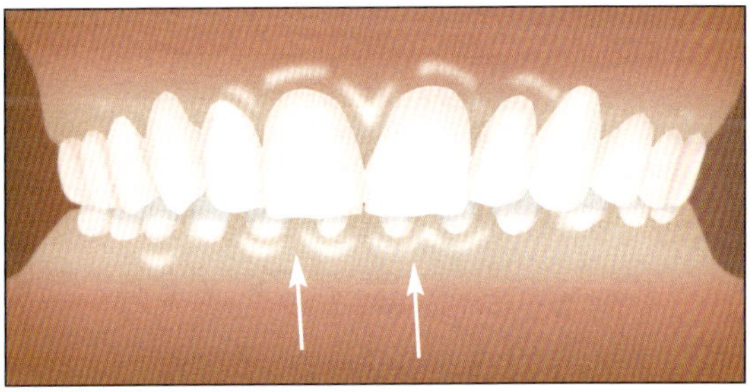

Tiefer Biss

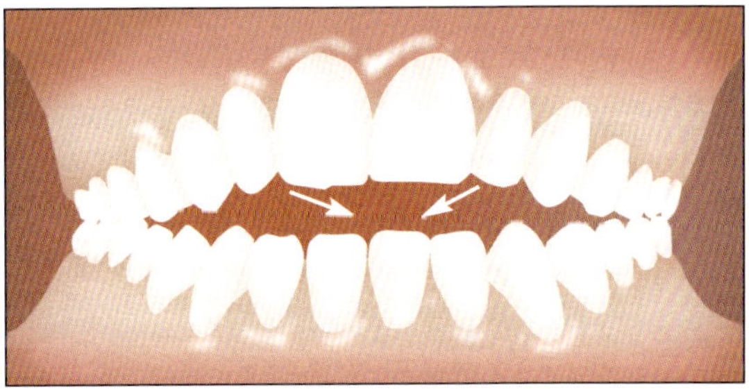

Offener Biss

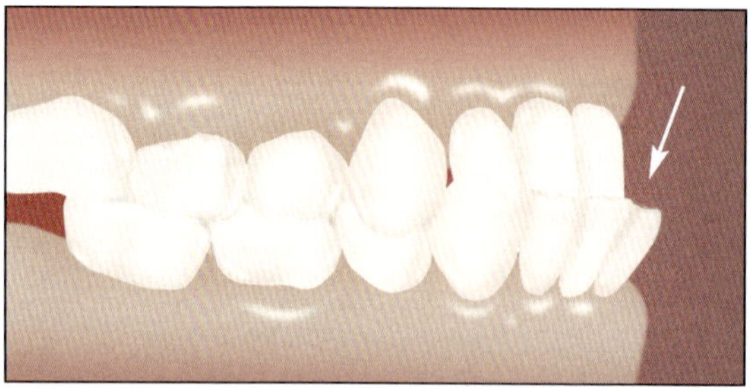

Umgekehrte Verzahnung

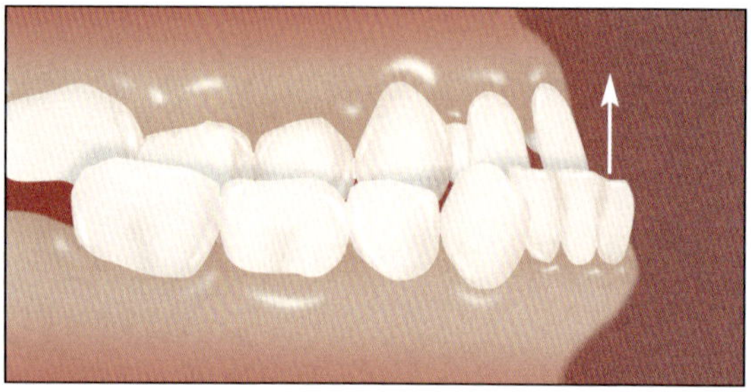

Zu großer Unterkiefer

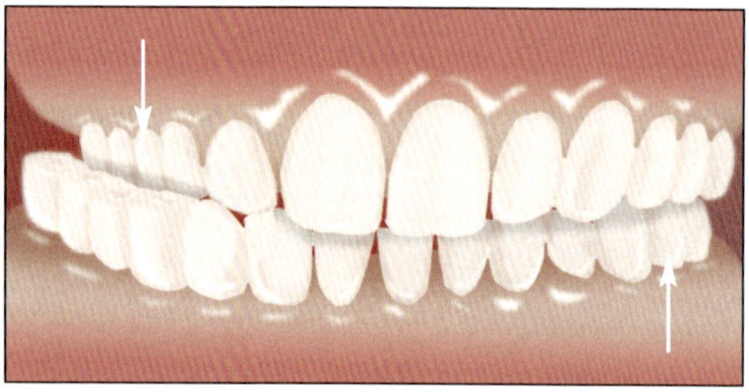

Kreuzbiss

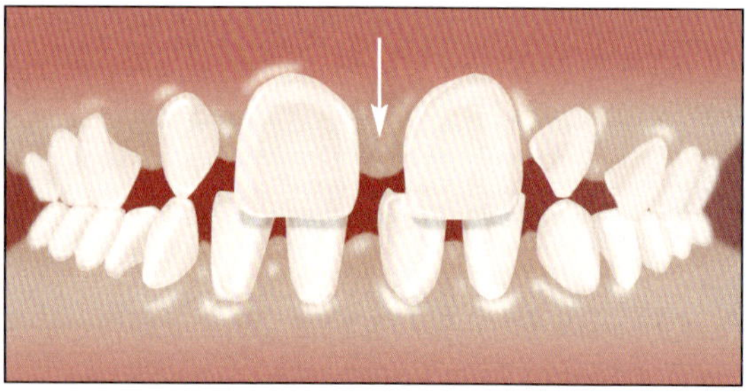

Diastema

Umgekehrte Verzahnung von einzelnen Schneidezähnen: Ziel ist es, die oberen Schneidezähne nach vorne und die unteren nach hinten zu bringen. Die Behandlung ist eher einfach und in der Regel sehr erfolgreich. Meist gibt es auch keinen Rückfall.

Zu großer Unterkiefer: Die Behandlung ist in diesem Fall schwierig, langwierig und führt nicht immer zu bleibendem Erfolg.

Verlagerte Zähne: Vor allem die wichtigen Eckzähne, aber auch die Weisheitszähne sind nicht dort, wo sie sein sollten, sondern verblieben im Kieferknochen (retinierte Zähne). ➜ *Abbildung „Zahnengstand", Seite 73.* Oft liegt etwa ein Eckzahn am Gaumen. In diesem Fall legt der Zahnarzt den betreffenden Zahn frei und befestigt ein Bracket daran, um den Zahn in seine richtige Position zu manövrieren. Verlagerte Weisheitszähne werden meist nach dem 18. Lebensjahr entfernt.

Kreuzbiss: Ein Teil der Unterkieferzähne ragt seitlich über die Zähne des Oberkiefers hinaus (schiefer Biss). Das lässt sich in der Wachstumsphase einfach korrigieren.

Diastema: Eine deutlich sichtbare Lücke zwischen den beiden mittleren Schneidezähnen, vor allem im Oberkiefer. Lässt sich in der Regel gut behandeln.

Überzählige Zähne: Sie können die anderen Zähne beim Durchbruch behindern. Die Behandlung ähnelt meist der bei verlagerten Zähnen.

Fehlende Zähne: Im bleibenden Gebiss können ein oder mehrere Zähne fehlen. Das betrifft häufig obere seitliche Schneidezähne oder untere kleine Backenzähne. Wenn die Zahnreihen schlecht aufeinander passen, werden festsitzende oder abnehmbare Apparaturen zum Lückenschluss und/oder Zahnersatz verwendet.

Zahnarzt oder Kieferorthopäde?

In Deutschland muss ein Zahnarzt, der sich auf Kieferorthopädie spezialisieren möchte, eine einjährige einschlägige Ausbildung an einer Universitätszahnklinik absolvieren. Dann folgen zwei bis drei Jahre (länderweise verschieden) in einer kieferorthopädischen Lehrpraxis plus Prüfung. In Österreich gibt es keine entsprechend geregelte Ausbildung für Kieferorthopädie. Die Qualität der Ausbildung an den Universitätszahnkliniken ist unterschiedlich, und unterschiedlich (und bisweilen mangelhaft) ist auch die Behandlung. Eine Liste von Spezialisten mit umfassender kieferorthopädischer Ausbildung finden Sie unter: www.zahnspangen.org (Deutschland) und www.voek.info (Österreich).

In Deutschland gibt es eine eigene Ausbildung für Kieferorthopäden, in Österreich nicht.

Mängel beim Kieferorthopäden

Unzureichende Diagnose: Die mit Abstand häufigste Ursache für gescheiterte Behandlungen. Unseriös ist, wenn ein Zahnarzt nur kurz in den Mund schaut und sofort genau zu wissen glaubt, welche Therapie nötig ist. Unseriös ist, wenn es nur eine Abformung (einen Abdruck) gibt, kein Panorama- und kein Fernröntgen, keine Fotos.

Wenig aussagefähige „Zettel" (vor allem in Österreich): Sie haben ein Recht auf einen aussagefähigen und umfassenden Heil- und Kostenplan. Er sollte auch etwaige weiterführende Behandlungen nennen, die nicht im Preis enthalten sind (zum Beispiel Haltespangen/Retainer)!

Unnötige Behandlung (Overtreatment, Überbehandlung): Viele sechs- bis zehnjährige Kinder haben kleine Fehlstellungen, brauchen aber keine Behandlung.

Falsche Behandlung

Wenn ein Patient eine abnehmbare Apparatur jahrelang trägt und es ist kein Erfolg sichtbar, dann wurde etwas falsch gemacht. Nach zwei bis drei Jahren sollte sich bei abnehmbaren Apparaturen ein deutlich positiver Effekt zeigen, bei festsitzenden Apparaturen schon nach etwa einem Jahr. – Wenn Sie als Patient (oder Ihr Kind) nicht mitarbeiten, muss ein seriöser Kieferorthopäde die Behandlung abbrechen.

Eine für alle: Dehnplatte (Einzelspange für einen Kiefer) und Aktivator (für Ober- und Unterkiefer) sind bei vielen Fehlstellungen nicht geeignet (obwohl schlechte Zahnärzte sie dennoch verschreiben).

Streitfall Zähneziehen: Schön wäre es, alle Zähne zu erhalten, aber oft ist das Ziehen notwendig. „Extraktion ja oder nein" – hier gehen die Expertenmeinungen auseinander (meist aber nur in Grenzsituationen).

Behandlung durch Mitarbeiter: Die Behandlung des Patienten ist ausschließlich dem Zahnarzt vorbehalten. Die zahnärztliche Helferin darf lediglich vorbereitend und unterstützend arbeiten.

Zahntechniker: Sie dürfen nur die herausnehmbaren Zahnspangen beziehungsweise Hilfsteile für die festsitzende Apparatur im zahntechnischen Labor anfertigen. Verboten ist ihnen, Abformungen beziehungsweise Abdrücke zu nehmen oder sonstige Tätigkeiten im Mund auszuführen.

Die häufigsten Fehler der Patienten

Nicht nur Zahnärzte, auch Patienten können Fehler machen.

Ungeduld: Abstände zwischen Milchzähnen (Fachausdruck: Lücken) sind normal und sinnvoll, Lücken im Wechselgebiss (in den ersten Schuljahren) und leicht gekippte seitliche obere Schneidezähne ebenfalls. Trotzdem drängen besorgte Eltern immer wieder zu früh auf eine Behandlung. Kontrolle ist aber wichtig.

Bequemlichkeit: Oft nötigen Eltern den behandelnden Hauszahnarzt, auch die kieferorthopädische Behandlung zu übernehmen. Der Weg zum ausgebildeten Spezialisten wäre vielfach besser.

Falsche Entscheidung: Viele Eltern lehnen festsitzende Apparaturen ab („zu teuer"); manche Zahnärzte behandeln dann mit abnehmbaren Platten, auch wenn das nicht optimal ist. Die Kinder tragen sie oft jahrelang ohne Erfolg und brauchen im Anschluss daran erst recht die teurere festsitzende Apparatur.

Schlechte Mundhygiene: Dauernd Süßes kann Milchzähne sehr rasch zerstören (Karies). Früher Verlust der Milchzähne verursacht häufig Fehlstellungen der bleibenden Zähne. Wer Regulierungen trägt, muss äußerst diszipliniert putzen.

Die Kosten

In Deutschland

Für die rein kieferorthopädische Behandlung übernimmt die Krankenkasse ab einem definierten Schwierigkeitsgrad die Kosten, wenn sie bis zum 18. Lebensjahr begonnen wurde. Der Arzt schickt die Rechnung an den Versicherten und an die Kasse, die beim ersten Kind 80 Prozent, beim zweiten Kind 90 Prozent der Kosten sofort erstattet. Wenn die Behandlung erfolgreich abgeschlossen ist, bekommen die Versicherten auch ihren gezahlten Eigenanteil von der Kasse zurück. Falls ein Patient die Apparatur nicht konsequent trägt, kann die Kasse die Erstattung des Eigenanteils aber verweigern. Bei einer Behandlung nach dem 18. Lebensjahr zahlt die Kasse nur bei schweren Abweichungen (kombinierte kieferorthopädisch/chirurgische Behandlung), sofern dies ein Gutachter in einer Einzelprüfung befürwortet. Durch die geplante Gesundheitsreform können sich diese Regelungen ab 2005 ändern.

Für die Korrektur leichter Fehlstellungen zahlt die deutsche Krankenkasse nicht.

In Österreich

Der Arzt muss vor der Behandlung einen Behandlungsplan erstellen. Er enthält den Befund, einen Therapievorschlag, die Angabe der vorgesehenen Apparate und eine „prognostische Beurteilung" (eine Einschätzung, wie sich die Fehlbildung korrigieren lassen wird). Mit diesen Unterlagen stellen Arzt oder Patient den Antrag auf Kostenübernahme. Einige Krankenkassen verlangen für die Einreichung ein eigenes Formular.

In Österreich gibt es nur in besonderen Fällen für eine Zahnspange einen Zuschuss.

Damit Sie in Österreich für die „Zahnspange“ einen Zuschuss bekommen, verlangt etwa die Wiener Gebietskrankenkasse zweierlei: Zum einen muss ein triftiger medizinischer Grund für die Behandlung vorliegen. Dazu gehören unter anderem: zu wenige oder zu viele Zähne in einem Kiefer, extrem schmaler Oberkiefer, extremer Tiefbiss, frontaler offener Biss, zu stark entwickelter Unterkiefer (Progenie), extreme Frontzahnstufe. Für einen leicht verdrehten Schneidezahn zahlt die Kasse nicht. Zum anderen zahlt die Kasse primär abnehmbare Zahnspangen. Für festsitzende gibt es unter bestimmten Bedingungen einen Zuschuss von zirka 290 Euro pro Behandlungsjahr. Beachten Sie, dass es von Kasse zu Kasse unterschiedliche Regelungen geben kann.

Beispiel aus der Praxis

Ein Mädchen (geboren 1992) hat vorstehende Oberkiefer-Schneidezähne, ein fliehendes Kinn und einen zurückliegenden Unterkiefer. Das Mädchen beißt sich in die Gaumenschleimhaut. Die Behandlung beginnt mit einer festsitzenden Spange, nach ausgezeichneter Mitarbeit kann die feste Apparatur durch eine abnehmbare ersetzt werden; zuletzt kommen noch die Schlussmodelle.

Die Kosten (in Euro)	Deutschland	Österreich
1. Behandlungsjahr	1 800	1 600
2. Behandlungsjahr	1 200	1 100
3. Behandlungsjahr	700	800
Gesamt	**3 700**	**3 500**

Kassenzuschuss (Österreich): 840–1 800 Euro.
Erstattung durch gesetzliche Krankenkasse (Deutschland): zunächst 80 Prozent (bzw. 90 Prozent bei Geschwistern). Bei erfolgreichem Abschluss in D die verbleibenden 20 beziehungsweise 10 Prozent. Ab 2005 können sich diese Regelungen ändern. Die Preise verstehen sich als grobe Orientierung und können variieren.

Stand: April 2003

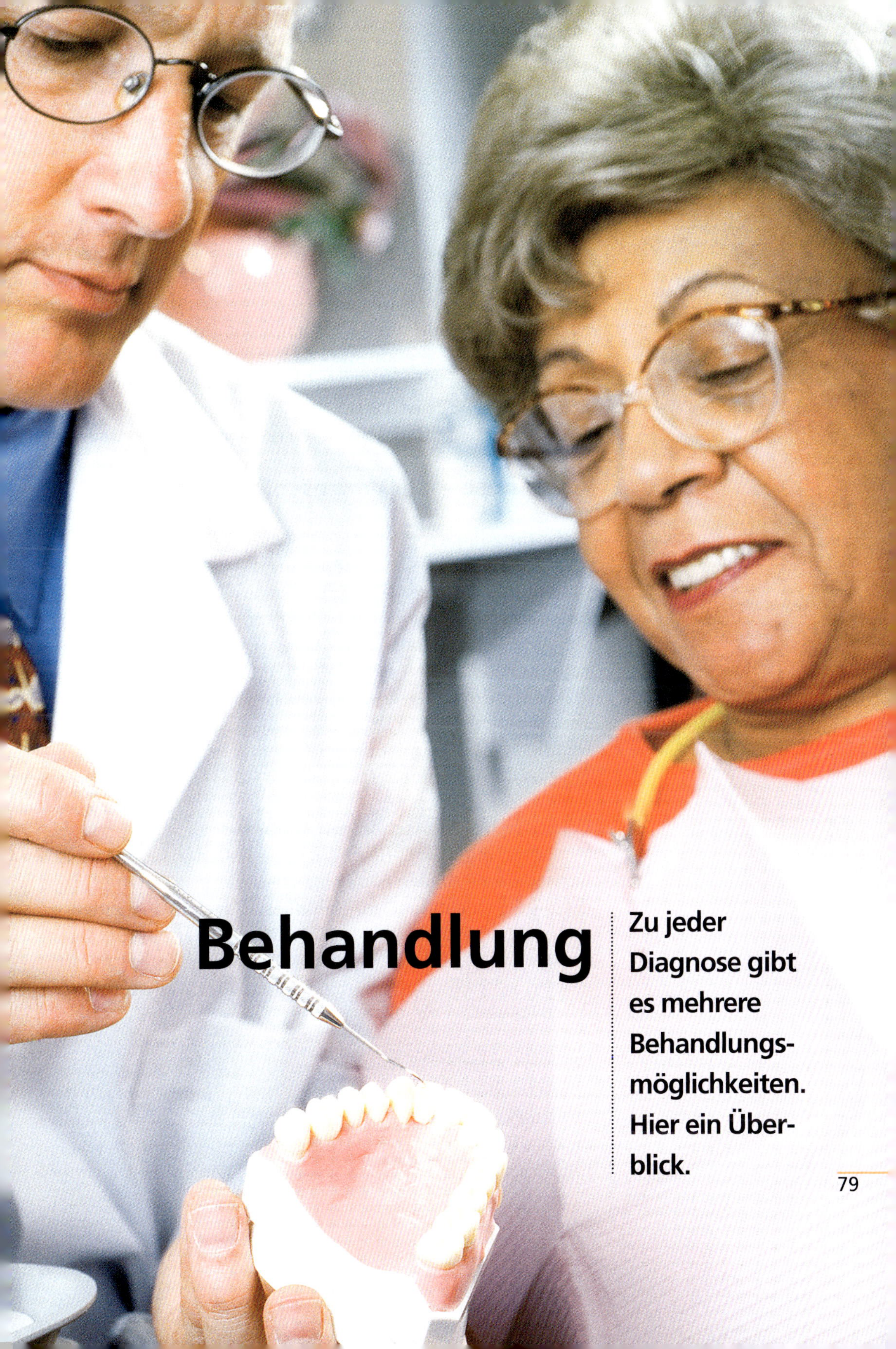

Behandlung

Zu jeder Diagnose gibt es mehrere Behandlungsmöglichkeiten. Hier ein Überblick.

Vor der Behandlung

Eine junge Frau hat starke Zahnschmerzen und sucht den Notdienst auf: Ein Backenzahn ist akut entzündet und muss gezogen werden. „Sind Sie gesund?“, fragt der Arzt die ihm unbekannte Patientin. „Ich denke, ja...“ Er verabreicht ihr eine Spritze und beginnt mit der Behandlung. Doch die Schmerzen bleiben, die Frau beginnt stark zu schwitzen, wird zuerst bleich und dann ohnmächtig: Die Frau ist zuckerkrank und spritzt täglich Insulin. Für sie ist das so selbstverständlich, dass sie es nicht als Krankheit empfindet und auch nicht angibt.

Anamnese – die Vorgeschichte

Verschweigen Sie nichts!

Bevor Ihr Zahnarzt Sie behandelt, muss er wissen, wie gesund oder krank Sie sind. Er benötigt für die Behandlung Informationen über all Ihre Leiden. Ein wichtiges Hilfsmittel ist der Anamnesebogen (Anamnese = Krankengeschichte). Ihn sollten Sie gewissenhaft ausfüllen. Wenn Sie beispielweise unter Asthma leiden, kann der Abdruck eines Kiefers mit Abformmasse die Atmung erschweren. Auch psychische Erkrankungen oder Ihr Alkohol- und Drogenkonsum sind für die Behandlung wichtig. Spielen Sie mit offenen Karten, verschweigen Sie nichts; es ist zu Ihrem Besten.

Eingriffe bei Menschen mit Diabetes

Menschen mit langjährigem Diabetes haben es beim Zahnarzt nicht leicht: Sie leiden häufiger an langwierigen Entzündungen der Mundschleimhaut, ihr Zahnfleisch beginnt manchmal zu wuchern, und die Mundwinkel reißen leichter ein. Besonders unangenehm sind alle chirurgischen Eingriffe bei medikamentös schlecht eingestellten Diabetikern, weil Wunden bei ihnen langsamer abheilen.

Bei einer stabilen Blutzuckereinstellung sind kürzere, zeitlich überschaubare Behandlungen am besten morgens nach dem Frühstück und – wenn nötig – nach dem Spritzen des Insulins durchzuführen. Wenn Sie als Diabetiker unter kleinen, lokalen Infektionen leiden, vor der Behandlung längere Zeit nichts zu

So kann ein Anamnesebogen aussehen

Sehr geehrte Patientin, sehr geehrter Patient,

bestimmte Krankheiten oder eine Schwangerschaft müssen bei der Behandlung unbedingt berücksichtigt werden, um unnötige Komplikationen zu vermeiden. In Ihrem eigenen Interesse bitten wir Sie daher, die folgenden Fragen vollständig zu beantworten. Ihre Angaben unterliegen selbstverständlich der ärztlichen Schweigepflicht.

Ja	Nein	(Zutreffendes bitte ankreuzen)
☐	☐	Haben Sie eine Infektionskrankheit (z.B. infektiöse Gelbsucht, HIV, TBC)?
☐	☐	Haben Sie Probleme mit der Blutgerinnung?
☐	☐	Nehmen Sie ein Mittel, das die Blutgerinnung hemmt (*Marcumar, Sintrom, Thrombo ASS*)?
☐	☐	Tragen Sie einen Herzschrittmacher oder eine Herzklappenprothese?
☐	☐	Sind Sie allergisch?
Leiden Sie unter Erkrankungen in folgenden Bereichen?		
☐	☐	Herz-Kreislauf-System
☐	☐	Atmungssystem (Nase, Lunge – z.B. Asthma)
☐	☐	Verdauungssystem (Magen, Darm)
☐	☐	Stoffwechselerkrankungen (z.B. Diabetes Schilddrüsenüber- oder -unterfunktion)
☐	☐	Nieren-, Harnblasenerkrankungen
☐	☐	Zentralnervensystem (Epilepsie, Parkinson)
☐	☐	psychische Probleme (Therapie)
☐	☐	rheumatische Erkrankungen
☐	☐	Augenerkrankungen (z.B. Grüner Star)
☐	☐	Kopf- und Gesichtsschmerzen
☐	☐	Beschwerden im Kiefergelenk
☐	☐	Hatten Sie in letzter Zeit einen Krankenhausaufenthalt?
☐	☐	Nehmen Sie regelmäßig Medikamente ein? Wenn ja, welche? ....
Für Patientinnen:		
☐	☐	Sind Sie schwanger?

Bitte teilen Sie uns eventuelle Änderungen Ihres Gesundheitszustandes vor einer Behandlung mit.
Wann wurden bei Ihnen Röntgenaufnahmen der Zähne und Kiefer gemacht?
Datum ....

Falls Sie Termine nicht einhalten können, ersuchen wir Sie, uns mindestens zwei Arbeitstage vorher abzusagen. Ansonsten müssten wir Ihnen diese vereinbarten, aber nicht eingehaltenen und nicht rechtzeitig abgesagten Termine in Rechnung stellen.

....	....
Datum	Unterschrift

essen bekommen haben und bei der Behandlung in Stress geraten, kann das Ihren Stoffwechsel durcheinander bringen. Teilen Sie dem Praxisteam daher unbedingt mit, dass Sie Diabetes haben, ob insulinabhängig oder medikamentös behandelt wird und wie gut oder schlecht Sie eingestellt sind.

Röntgen: unverzichtbar

Eine der wichtigsten Untersuchungsmethoden des Zahnarztes ist das Röntgen. Es zeigt die innere Beschaffenheit von Zähnen und Kiefer. Die Strahlenbelastung ist heutzutage vergleichsweise gering. Mit modernen Geräten, hoch empfindlichen Filmen und bei Einhaltung aller Sicherheitsvorschriften ist das Röntgen für Sie ungefährlich.

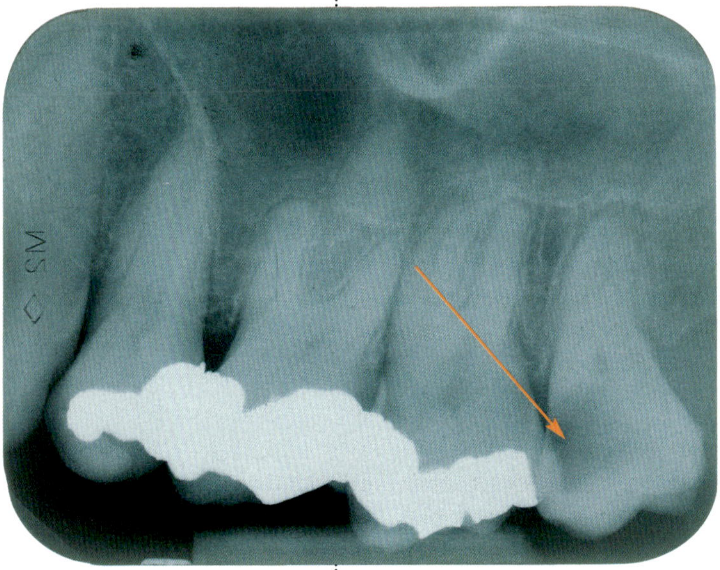

Ohne Röntgen hätte der Zahnarzt Schwierigkeiten, diese kariöse Stelle zu finden.

Trotzdem sollten Sie der Strahlung möglichst wenig ausgesetzt sein. Um empfindliche Bereiche des Körpers zu schützen, gibt es Bleischürzen und Bleikragen. Die modernen digitalen Röntgengeräte bieten dem Arzt zwar für die Diagnose keine besseren Bilder, die Strahlenbelastung des Körpers ist aber wesentlich geringer. Sollte einmal eine Aufnahme unbrauchbar sein, dann ist eine zweite mit diesen Geräten kein Problem.

Unsichtbare Karies sichtbar machen

Ein großer Teil der Karies wäre für den Zahnarzt ohne Röntgen nicht sichtbar. In vielen Fällen ist die Oberfläche des Zahnschmelzes glatt und sieht intakt aus. Erst das Röntgen zeigt, dass der Zahn darunter entmineralisiert ist: Kariöse Stellen erscheinen auf dem Röntgenbild dunkler. Doch auch das Röntgen ist nicht unfehlbar. Karies im Frühstadium kann es nicht darstellen. Erst wenn die Auflösung des Zahnes fortgeschritten ist (Entmineralisierung von etwa 30 Prozent), sind die Bilder eindeutig.

Einzelaufnahmen zeigen drei bis vier Zähne in bestmöglicher Genauigkeit. Das ist vor allem vor dem Ziehen von Zähnen nötig, beim Einsetzen von Kronen, bei Wurzel- und Parodontalbehandlungen. Weist das Gebiss sehr starke Schäden auf, braucht der Zahnarzt von allen Zähnen und beiden Kiefern genaue Aufnahmen. Diese Serie von Einzelbildern heißt Zahn- oder Röntgenstatus.

Sie sollten hellhörig werden, wenn Ihr Zahnarzt größere Röntgenaufnahmen (Zahnstatus, Panoramaröntgen) innerhalb weniger Monate wiederholen will. Lassen Sie sich den Grund für die Aufnahmen genau erklären. Wenn Ihr Zahnarzt Ihnen hingegen anhand der Röntgenbilder den Zustand Ihrer Zähne vor und nach der Behandlung zeigt, dann ist das bei komplizierteren Eingriffen wie Implantaten, Wurzelbehandlungen oder wenn ein Zahn gezogen werden soll ein sehr gutes Zeichen.

Das Panoramaröntgen

Es gibt dem Zahnarzt einen Überblick über beide Kiefer und zeigt

- ob Zähne gänzlich fehlen oder (noch) nicht durchgebrochen sind,
- Entzündungen, vor allem in Zahnfleischtaschen und an der Wurzelspitze,
- den Zustand des Kieferknochens und
- Veränderungen im Bereich der Wurzelspitzen.

Das Panoramaröntgen verzerrt die Größenverhältnisse um zirka fünf Prozent.

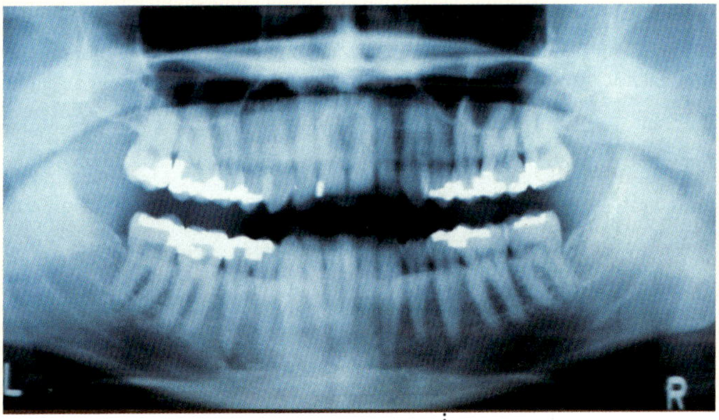

Weitere Diagnosetechniken

Eine Intraoralkamera zeigt in Verbindung mit einem Computer vergrößerte Aufnahmen Ihres Mundes. Das System eignet sich vor allem zur Dokumentation (Video, farbige Ausdrucke) und nicht so sehr zur Kariesdiagnose. Ein Patient kann auf diese Weise die eigenen Zähne (und deren Defekte) in starker Vergrößerung „bewundern". Der Zahnarzt kann dem Patienten so besser zeigen, warum er welchen Zahn wie behandelt.

Röntgenbilder muss der Arzt zehn Jahre lang aufheben.

Wem gehört Ihr Röntgenbild?

„Ich brauche meine Röntgenbilder. Darf ich sie haben, oder gehören sie dem Zahnarzt?" In Österreich müssen Zahnärzte alle Aufnahmen zehn Jahre lang aufbewahren. Sie dürfen sie Ihnen nur leihen. Sie können von den Aufnahmen aber eine Kopie verlangen, die Sie dann bezahlen müssen. Auch in Deutschland ist der Zahnarzt verpflichtet, Röntgenbilder zehn Jahre lang aufzubewahren. Um unnötige Mehrfachaufnahmen zu vermeiden, muss er die Aufnahmen weiterbehandelnden (Zahn-)Ärzten vorübergehend überlassen. Dem Patienten muss er auf dessen Wunsch kostenlos Kopien der Röntgenbilder aushändigen. Nur die Kopierkosten dürfen berechnet werden. Nach einem Urteil des OLG München vom 19. April 2001 (Az. 1 U 6107/00) darf der Patient auch grundsätzlich die Herausgabe der Original-Röntgenbilder verlangen, um eventuelle Behandlungsfehler überprüfen zu lassen.

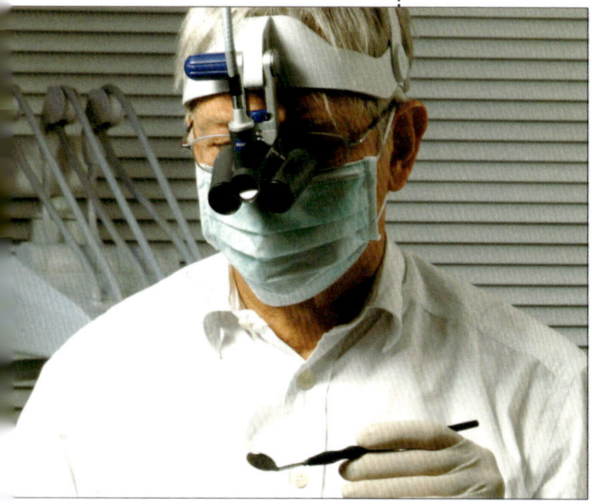

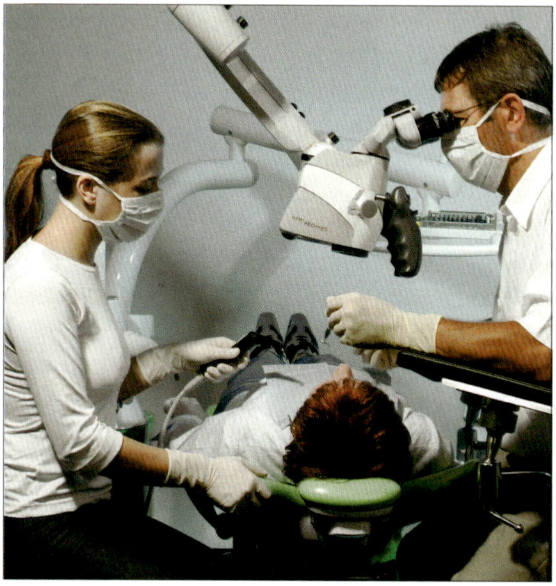

Lupenbrille (Bild oben) und Dentalmikroskop (rechts) helfen dem Arzt beim Erkennen und Behandeln von Defekten. Gleichzeitig lässt sich der Erfolg der Arbeit besser kontrollieren.

Lokalanästhesie

Viele Behandlungen in der Zahnmedizin tun weh. Diesen Schmerz kann die Lokalanästhesie – die „Spritze"– für einige Zeit ausschalten. Nicht immer, aber in den allermeisten Fällen. Wenn der Zahnarzt vorsichtig vorgeht, kann er die Injektion im Oberkiefer fast schmerzlos setzen. Die Lokalanästhesie wirkt dort sehr gut, da jeder Zahn mit einem eigenen kleinen Nervenstrang versorgt wird.

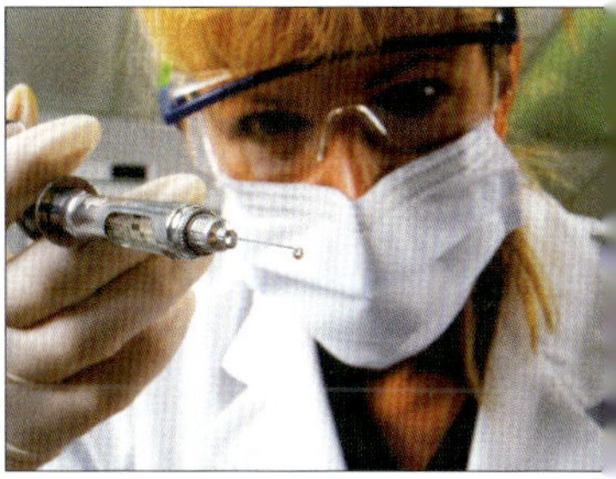
Unangenehm, aber wirksam: Die Spritze hift gegen den Schmerz.

Im Unterkiefer ist der Knochen dichter, daher ist die Lokalanästhesie etwas schwieriger. Der Zahnarzt muss die Spritze in der Nähe des Kiefergelenks setzen. Wenn Sie den Mund nicht weit genug öffnen oder den Kopf geringfügig bewegen, trifft der Arzt nicht exakt den richtigen Punkt; das verringert die Wirkung.

Wenn der Schmerz ausgeschaltet ist, erleichtert dies die Behandlung. Der Schmerz kann unter anderem dazu führen, dass die Speicheldrüsen reflexartig Spucke ausschütten. Manche Behandlungen brauchen aber absolute Trockenheit, sonst halten zum Beispiel Füllungen nicht. Vor Vergiftungen oder sonstigen schweren Nebenwirkungen brauchen Sie keine Angst zu haben. Allergische Reaktionen sind äußerst selten. Es gibt auch Betäubungsmittel, die für Schwangere gut geeignet sind.

Die Wirksamkeit der Spritze ist sehr gut; sie liegt bei über neunzig Prozent. Umgekehrt formuliert: Nur selten wirkt sie nicht oder weniger als erwartet. Ein häufigeres Problem ist, dass ein Mittel in derselben Dosierung bei verschiedenen Menschen unterschiedlich lange wirken kann. Patienten mit einem Leberschaden zum Beispiel bauen das Betäubungsmittel viel langsamer ab. Sollte die Wirkung der ersten Spritze nachlassen, ist eine zweite möglich. Auch Eiteransammlungen können die schmerzstillende Wirkung reduzieren; dasselbe gilt bei Drogenkonsum, Alkohol- und Nikotinmissbrauch.

Manche Zahnärzte setzen eine besondere Technik zur Schmerzreduktion ein – die transkutane elektrische Neurostimulation, kurz TENS genannt. Mit elektrischen Impulsen soll die Reizleitung in den Nerven unterbrochen oder gedämpft werden. Das funktioniert aber nur in sehr eingeschränktem Maß, am besten am Zahnfleisch und Zahnhalteapparat, am wenigsten bei der Behandlung tiefer Karies.

Verkehrstauglichkeit und lokale Betäubung

Der Körper muss den Eingriff und die Lokalanästhesie erst verarbeiten. Sicher ist sicher: Fahren Sie nach einer schmerzhaften Behandlung möglichst nicht mit dem Auto, Motorrad oder Fahrrad. Das gilt besonders dann, wenn Sie ein schmerzstillendes Medikament eingenommen haben. Ihre Reaktionsfähigkeit wird herabgesetzt sein.

Schmerzmittel können die Verkehrstüchtigkeit beeinträchtigen.

Schmerzfrei? Schmerzarm!

Tipps zur Lokalanästhesie:

- Nehmen Sie vor der Behandlung keine Schmerzmittel, und schränken Sie den Kaffee- und Teekonsum ein.
- Entspannen Sie sich vor der Injektion.
- Bei sehr empfindlichen Menschen kann der Zahnarzt die Einstichstelle mit einem Vereisungsspray oder einer Salbe betäuben und dann die Spritze geben.
- Sie können sich während der Injektion auch mit den Fingerkuppen die Gehörgänge zudrücken. Das überdeckt oder reduziert den Einstichschmerz.
- Denken Sie auch an den Behandler: Wenn Sie nicht zucken, kann der Zahnarzt ruhig arbeiten und steht nicht unter dem Stress, Ihnen womöglich wehtun zu müssen.
- Essen Sie nach der Behandlung zumindest so lange nicht, bis die Betäubung wieder verschwindet. Sonst beißen Sie sich möglicherweise unbemerkt in die Wange oder Zunge.
- Trinken Sie in dieser Zeit auch nichts Heißes oder sehr Kaltes.

Aber auch vor der Behandlung ist Vorsicht angesagt, denn die Angst vor der Behandlung kann die Verkehrstüchtigkeit wesentlich herabsetzen. Und Angst hat fast jeder.

Zahnfleisch und Zahnhalteapparat

Fast alle Menschen leiden gelegentlich unter Gingivitis (Zahnfleischentzündung) und viele unter Parodontitis (Entzündung des Zahnhalteapparates). Parodontitis ist neben Karies die zweite ganz große Zahnkrankheit. Nach dem 35. Lebensjahr gehen durch Parodontitis mehr Zähne verloren als durch Karies. Anders als Karies tut Parodontitis kaum weh.

Problem in der Tasche

Wie bei Karies beginnt es unauffällig. An Zähnen und an den Zahnfleischrändern bilden sich Zahnbeläge (Plaque): ein Tummelplatz für Bakterien, die sich von Speiseresten im Mund ernähren und dabei Stoff-

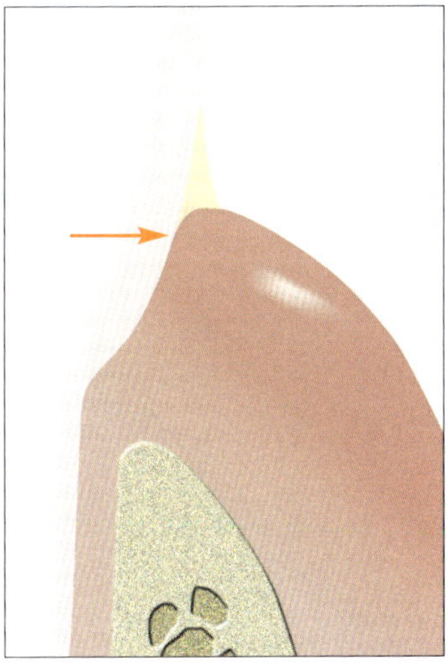

Gesundes Zahnfleisch ist hellrosa und liegt fest am Zahnhals an. Beläge lassen sich gut entfernen.

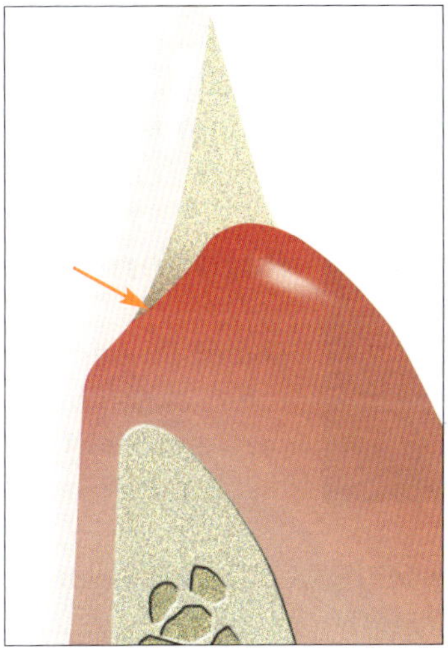

Wenn die Beläge nicht regelmäßig entfernt werden, entsteht Gingivitis. Der leicht entzündete Zahnfleischsaum löst sich vom Zahn. Der Zahnbelag zwischen Zahnfleisch und Zahn (Sulkus) ist schwierig zu entfernen.

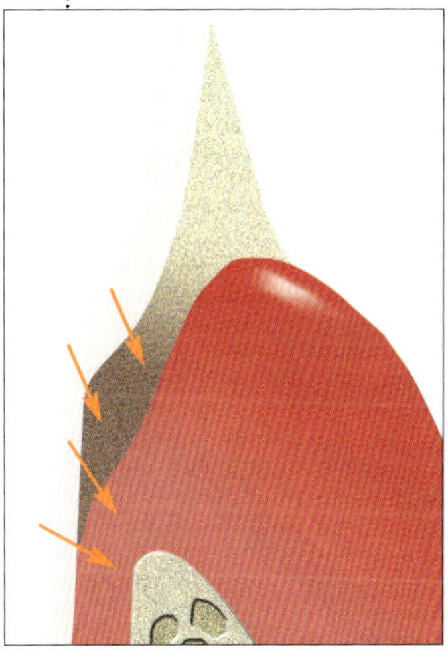

Ablagerungen und Bakterien machen sich unter dem Zahnfleischrand breit. Am Zahn entsteht ein sehr harter Zahnbelag (Konkrement). Es bildet sich eine Zahnfleischtasche – ein Sammelplatz für Speisereste und Bakterien. Der Körper bekämpft sie mit einer Entzündung (in manchen Fällen geht es bis zum Abszess). Die Fresszellen, die die eingedrungenen Bakterien bekämpfen, bauen aber auch den Knochen und die Haltefasern ab. Der Zahn verliert an Stabilität. Hier ist unbedingt die professionelle Hilfe von Zahnarzt und Dentalhygienikerin nötig.

wechselprodukte ausscheiden, die das Zahnfleisch (Gingiva) irritieren. Die Gingiva reagiert mit einer Entzündung. Wird sie in dieser Situation berührt, kann sie mehr oder weniger stark bluten. Jetzt auf das Zähneputzen zu verzichten, hieße die Sache nur noch schlimmer zu machen. Wenn Sie den Zahnbelag nicht entfernen, verfestigt er sich zu Zahnstein, und es können tiefe Zahnfleischtaschen entstehen *(➜ Abbildung, Seite 87)*. In diesen Taschen leben nun zahlreiche Bakterienarten. Sie sind mit der Zahnbürste nicht mehr erreichbar und können sich ungestört vermehren. Speisereste und Zahnbelag verursachen zum einen Mundgeruch, zum anderen verfestigt sich Zahnbelag unter dem Zahnfleischrand auf der Wurzeloberfläche zu so genanntem Konkrement. All diese Faktoren verursachen Entzündungen in der Zahnfleischtasche, und diese Entzündungen bauen auch den Knochen ab. Das Zahnfleisch kann sich weiter zurückziehen, die Zähne werden scheinbar länger. Durch den Abbau des Knochens, des Zahnzements und des Desmodonts verliert der Zahn den Halt („Attachmentverlust“) und geht früher oder später verloren.

Bakterien: Feinde in der Tasche

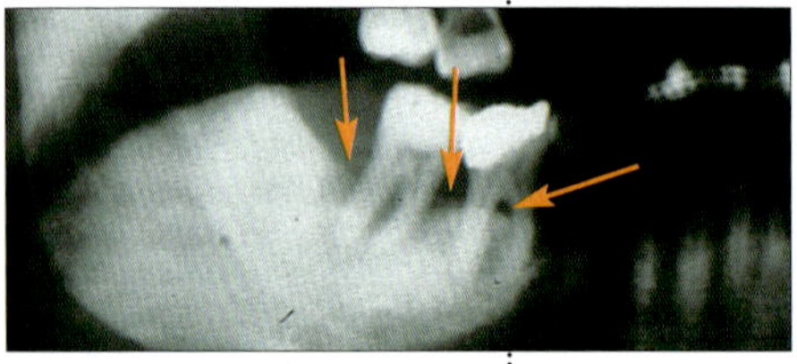

Parodontitis kann zu Knochenabbau führen. Der Zahn verliert seinen Halt.

Parodontitis

Damit Parodontitis entsteht, müssen viele Faktoren zusammenspielen. Nicht alle Menschen reagieren gleich; was bei einem die Krankheit auslöst, kann beim anderen ohne Folgen bleiben.

Die wichtigsten Ursachen sind:
- Bakterien im Zahnbelag,
- mangelnde Zahnreinigung,
- geringes Gesundheitsbewusstsein,
- Rauchen,
- Stress.

Außerdem spielen mit:
- Hormone (Schwangerschaft),
- Krankheiten (Diabetes, Aids),
- einige Medikamente.

Je mehr Bakterien in der Mundhöhle leben, je aggressiver sie sind und je schwächer die Immunabwehr des Körpers ist, desto früher und stärker tritt die Krankheit auf. Raucher haben prinzipiell ein massiv erhöhtes Risiko. Vermehrt können Gingivitis und Parodontitis bei hormonellen Veränderungen auftreten: in der Pubertät (hier aber auch wegen unzureichender Mundhygiene) und bei Schwangeren.

Belastung für den ganzen Körper

Bei Parodontitis kann eine Gewebefläche in der Größe eines Handtellers (oder mehr) entzündet sein. Für den Körper ist so eine großflächige Entzündung in jedem Fall eine schwere Belastung. Es gibt Hinweise, dass Parodontitis mit folgenden Erkrankungen und Störungen zusammenhängt:

- höheres Risiko von Frühgeburten mit verringertem Geburtsgewicht;
- erhöhtes Risiko für Herzinfarkt und Schlaganfall;
- Verschlechterung bei Diabetes (erhöhter Insulinbedarf);
- Magen-Darm-Probleme;
- Infektionen bei Transplantationen und Implantaten.

Gründliche Zahnreinigung

Konsequente Mundhygiene ist die einzige und billigste Vorsorge. Aber gründliches Putzen mit der Zahnbürste allein genügt nicht. Auch der Bereich zwischen den Zähnen ist – wie bei Karies – gefährdet. Hier müssen Sie Zahnseide und/oder Interdentalbürsten verwenden. Zusätzlich empfiehlt sich regelmäßig eine professionelle Mundhygiene; wie oft, das hängt von Ihrer Mundgesundheit und Ihren Risikofaktoren ab *(➜ Seite 53 ff. und 88)*.

Bei einer Zahnfleischentzündung mit dem Putzen aufzuhören, wäre völlig falsch. Hier hilft nur penible Mundhygiene mit einer weichen Zahnbürste, Zahnseide und Interdentalbürste. Eine leichte Entzündung ist bei sorgfältiger Zahnreinigung meist nach einer Woche abgeklungen.

Trotz Entzündung wenig Schmerzen.

Gingivitis kann über lange Zeit bestehen, ohne dass aus ihr zwangsläufig eine Parodontitis wird. Trotzdem: ohne Gingivitis keine Parodontitis! Wenn Sie dauerhaft empfindlich sind, dürfte sich die Entzündung schon in einem fortgeschrittenen Stadium befinden und Sie müssen zum Zahnarzt. Schmerzen verspüren Sie bei dieser Krankheit normalerweise kaum. Sitzt die Entzündung tiefer in Zahnfleischtaschen, dann können Sie sie durch gründliche Zahnpflege nicht mehr in den Griff bekommen; da hilft ausschließlich der Weg in die parodontologisch orientierte Zahnarztpraxis. Der Zusatz „parodontologisch orientiert“ ist

Fünf Begriffe – ein Problem

Gingivitis: Entzündung des Zahnfleisches; tritt sehr häufig auf und ist in der Regel gut zu behandeln.
Stomatitis: Entzündung der Mundschleimhaut.
Parodontitis: Eine häufige Erkrankung von Zahnfleisch und Kieferknochen. Am Beginn stehen Entzündungen und Zahnfleischtaschen, es folgt der Abbau des Zahnhalteapparates, und der führt oft zum Zahnverlust. Parodontitis ist in den allermeisten Fällen erfolgreich behandelbar.
Parodontose: Ein veralteter und von der Werbung falsch verwendeter Begriff, gemeint ist Parodontitis.
PAR: Medizinische Abkürzung für die Behandlung von Parodontalerkrankungen.

wichtig: Es gibt immer noch Zahnärzte, die Zahnfleischprobleme und Erkrankungen des Zahnhalteapparates für nicht behandelbar halten. Das ist falsch, absolut falsch!

Alarmzeichen Zahnfleischbluten

Amerikanische Zahnärzte bezeichnen die Parodontitis als „silent tooth-killer“, und das mit gutem Grund. Etwa bei der Hälfte aller Patienten sind äußerlich keine Alarmzeichen zu sehen.

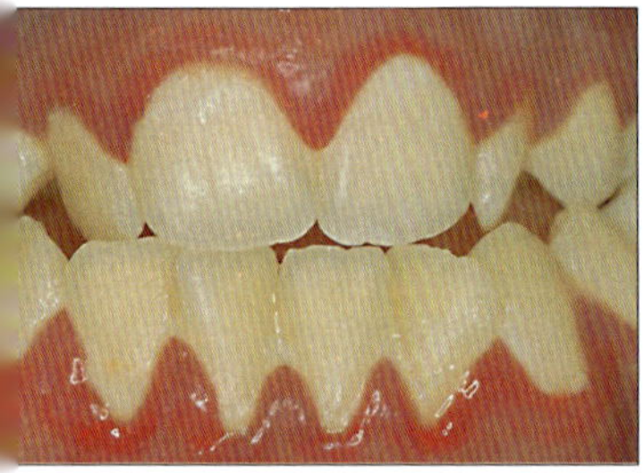

Wenn das Zahnfleisch längere Zeit gerötet und geschwollen ist, sollten Sie zum Zahnarzt gehen. Sie könnten an Parodontitis leiden.

Anfängliche Zeichen (nicht alle müssen auftreten):

- Rötung und Zahnfleischbluten (gesundes Zahnfleisch ist hellrosa und blutet nicht).
- Das Zahnfleisch ist längere Zeit geschwollen.
- Sie nehmen bei sich wiederholt Mundgeruch wahr.

Fortgeschrittene Zeichen (das sind Alarmsignale und Hinweise auf ein spätes Stadium):

- Das Zahnfleisch zieht sich zurück, und zwischen den Zähnen entstehen dunkle Dreiecke.
- Das Zahnfleisch verfärbt sich dunkel blau-rot.
- Zähne wandern, verändern ihre Stellung und werden locker. Lücken vergrößern sich.
- Wenn Sie mit dem Finger auf entzündetes Zahnfleisch

drücken, tritt zwischen Zähnen und Zahnfleisch übel riechendes, weißliches Sekret aus.

Bakterientest und Antibiotika

Zahlreiche Zahnärzte bieten Bakterientests an. Sie nehmen einen Abstrich und lassen ihn (Honorar um die 100 Euro) im Labor prüfen. Dieser Test ist für Routinebehandlungen unnötig. Nach dem Bakterientest verschreiben gar nicht wenige Zahnärzte Antibiotika. Dies ist jedoch nur bei einer fortgeschrittenen Parodontitis sinnvoll, wenn die bakterielle Infektion durch Reinigung allein nicht in den Griff zu bekommen ist, oder wenn der Patient zahlreiche Abszesse hat. Dann kommen für die Therapie – zusätzlich zur normalen Behandlung – Antibiotikagels oder -tabletten infrage.

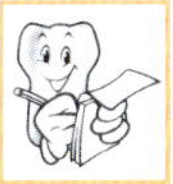

Hilfsmittel beschränkt sinnvoll

Zahnpasta, Gele oder Mundspülungen können schwere Parodontitis nur unwesentlich beeinflussen. Wenn Sie zu bequem sind, Ihre Zähne gründlich zu reinigen, helfen auch Mundspülungen nichts. Vom Arzt verschriebene Medikamente können in einzelnen Fällen die Therapie ergänzen; Zahnbürste, Zahnseide und Interdentalbürste sind aber unersetzbar.

Mundspülungen als chemische Zahnbürste

Es gibt wirksame Mittel (Chlorhexidin und andere), die jene Bakterien massiv reduzieren, die den Zahnbelag und in der Folge Entzündungen verursachen. Mundspüllösungen gelangen aber nicht in tiefe Zahnfleischtaschen, und genau dort sitzt das Übel. Auch das Hineinspritzen in Zahnfleischtaschen nützt nichts, weil es die Ursache des Problems nicht behebt. Bei längerer Anwendung kann der Geschmackssinn leiden, und die Zähne können sich dunkel verfärben. Mundspülungen können die Behandlung unterstützen, ersetzen aber nie die professionelle Therapie.

Parodontaltherapie

Mit welchen Vor- und Nachteilen Sie rechnen müssen:

+ Die Erkrankung wird gestoppt, die Zähne bleiben länger – eventuell lebenslang – erhalten.

+ Auch der Kieferknochen kann teilweise aufgebaut werden. Geringere Ausgaben für teuren Zahnersatz.

– Das gesundete Zahnfleisch kann sich zurückziehen („gesund schrumpfen"), die Zähne wirken länger (manche Patienten finden, dass sie vorher vorteilhafter ausgesehen haben).

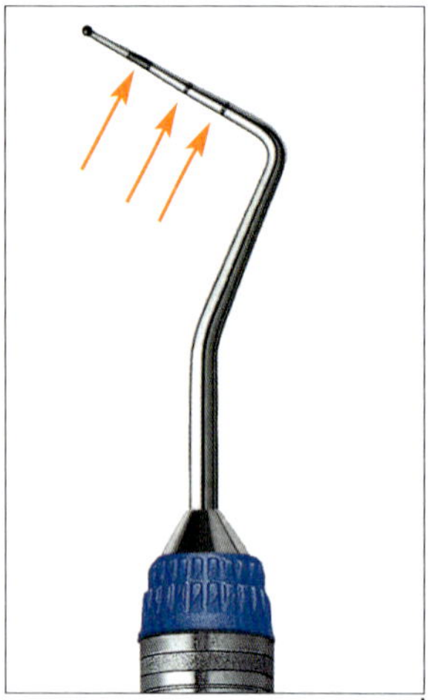

Mithilfe der Streifen kann der Arzt oder die Dentalhygienikerin ablesen, wie tief die Zahnfleischtaschen sind.
1–3 mm: gesund,
4–5 mm: problematisch,
5 mm und mehr: großes Problem.

- Die Zahnhälse können für kurze Zeit empfindlich sein.
- Gelegentlich haben Patienten nach der Behandlung gewisse Schwierigkeiten mit der Aussprache.
- Die Kosten werden in Deutschland meistens nur teilweise und in Österreich überhaupt nicht von den Kassen übernommen.

Untersuchung und Diagnose

Wie stellt Ihr Zahnarzt fest, ob Sie Parodontitis haben?

Schauen: Ein Blick in den Mund zeigt grobe Symptome.

Fragen: Rauchen Sie? Haben Sie Diabetes? Sind Sie schwanger? Leiden Sie unter Krankheiten, welche die Immunabwehr schwächen? Sind Sie in Chemotherapie?

Mundhygienestatus: Wie putzen Sie Ihre Zähne und wie oft? – Viele Patienten sagen hier nicht die Wahrheit ...

Röntgen: Es werden einzelne Röntgenbilder aller Zähne angefertigt. Ein Panoramaröntgen reicht nicht für die genaue Diagnose.

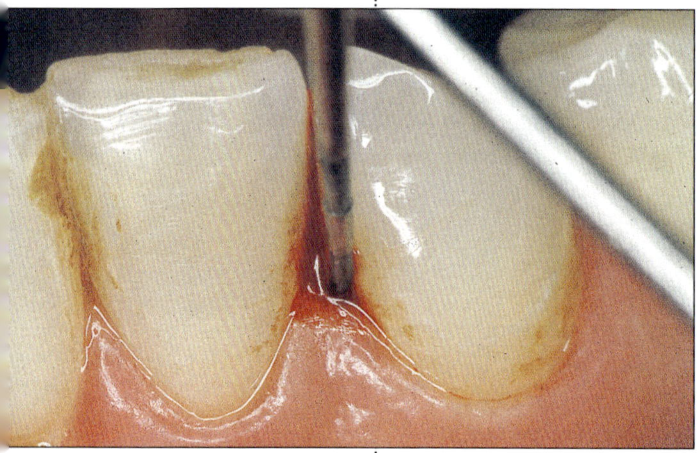

Der Zahnarzt prüft die Tiefe der Zahnfleischtaschen. Die starke Blutung zeigt, dass die Krankheit schon fortgeschritten ist und behandelt werden muss.

Sondieren: Ihr Zahnarzt steckt eine Spezialsonde (siehe Foto) zwischen Zahn und Zahnfleisch und prüft auf diese Weise, ob es so genannte Taschen gibt beziehungsweise wie tief sie sind. Dabei ist es nötig, mit dem Häkchen jeden Zahn an mehreren Stellen zu sondieren. Das kann geringfügig weh tun und bluten – manche Ärzte verabreichen vorher eine Spritze oder ein schmerzstillendes Gel. Dieses Sondieren ist eine der wichtigsten Untersuchungsmethoden.

Beläge kontrollieren: Zahnbelag ist nicht immer gut sichtbar. Daher färbt Ihr Arzt oder seine Assistentin den Zahnbelag an.

Stabilität prüfen: Dass Ihre Schneidezähne sich geringfügig bewegen ist normal. Alles andere ist ein Alarmzeichen.

Zahnfleisch: Wo und wie viel hat es sich zurückgezogen?

Initialtherapie

Angenommen, die Untersuchung zeigt, dass Sie an Parodontitis leiden. Dann folgt die so genannte Initialbehandlung. Ziel ist es,

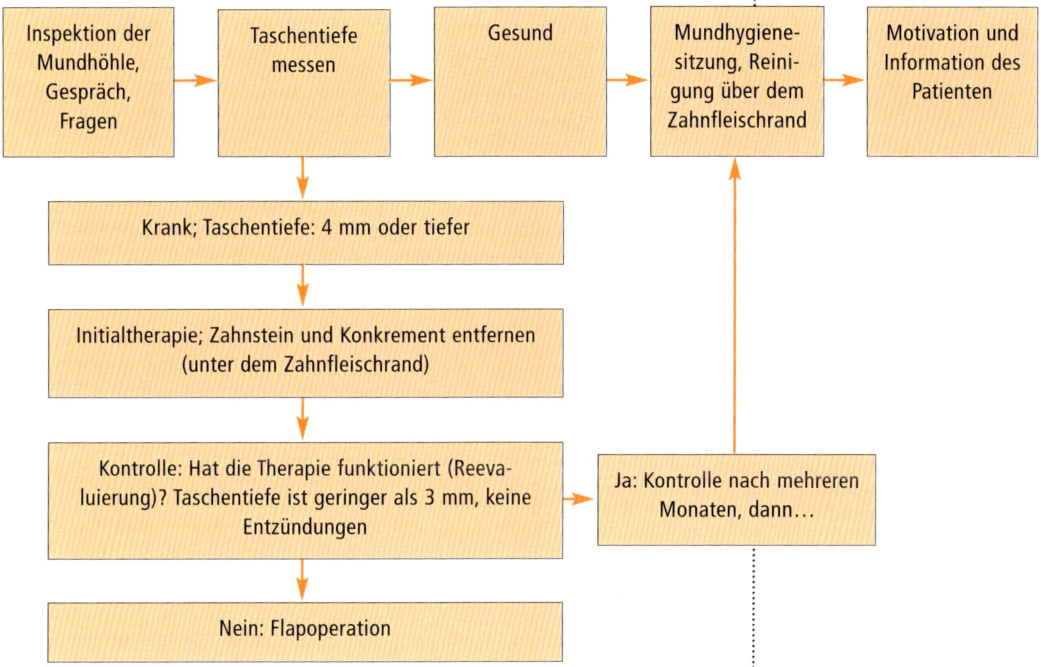

die Zahnfleischtaschen zu reinigen, zu verkleinern und die Entzündungen zu beseitigen. Sie als Patient müssen danach im Stande sein, Ihre Zähne selbst gründlich zu reinigen.

Mit dem Scaler und der Curette (Handinstrumente) glätten Zahnarzt oder Dentalhygienikerin die Oberflächen der betroffenen Zähne – über und vor allem unter dem Zahnfleischrand. Gefährlich sind besonders die Konkremente *(das ist Zahnstein unter dem Zahnfleischrand ➜ Seite 26 und 87)*. Das Abschaben dieser harten Beläge ist der eigentliche Kern der Arbeit. Die Prozedur erfordert vom Patienten Geduld (die Behandlung einzelner Zähne kann sehr lange dauern) und vom Behandler Übung und Fingerfertigkeit. Es ist durchaus üblich, dass sich diese Behandlung über mehrere Sitzungen erstreckt. Ultraschallgeräte entfernen harte Beläge etwas schneller von den Zähnen. Ungeübte Behandler können damit aber auch Schaden am Zahn anrichten. Optimal ist die richtige Kombination von Hand- und Ultraschallgeräten. Nach der Behandlung können kurzzeitig Schmerzen auftreten. Sie halten sich aber meist in Grenzen, und der Patient spürt bald eine Besserung. Nach dieser Initialtherapie folgt die Kontrolle (die so genannte Reevaluation).

Manchmal muss der Zahnarzt auch lockere Zähne ziehen. Gelegentlich ist es sinnvoll, Antibiotika in die Zahnfleischtaschen zu geben oder diese einzunehmen (meist in Kombination mit Scaling). Die meisten Fälle lassen sich ohne Operation unter Kontrolle bringen.

Taschen reduzieren und operieren

Zeigt die Kontrolle, dass die Zahnfleischtaschen trotz Initialtherapie immer noch zu tief und nach wie vor Entzündungen vorhanden sind oder der Kieferknochen bereits zu stark abgebaut ist, dann ist meist eine Operation nötig.

Die Behandlung einer Parodontitis ist langwierig.

Die so genannte Lappen- oder Flapoperation gehört in die Hände von Spezialisten und hat nur Sinn, wenn

- die erste Behandlung (Initialbehandlung) abgeschlossen ist,
- die Zähne ohne harte und weiche Beläge sind,
- der Patient bereit und fähig ist, selbst konsequent die Zähne zu reinigen und
- verlässlich zur Nachkontrolle kommt. Die Nachbetreuung ist entscheidend. Fehlt sie, ist die beste Operation sinnlos.

Spritze, schneiden: Der Zahnarzt setzt eine örtliche Betäubung, schneidet das Zahnfleisch auf und klappt es zur Seite. Jetzt ist der Bereich, der behandelt werden soll, viel besser sichtbar. Je nach Problem gibt es verschiedene Vorgangsweisen und Kombinationen davon.

Wurzelglättung: Der Arzt schabt das Konkrement von der Zahnwurzel *(Scaling, Root planing)*.

Augmentation: Der abgebaute Kieferknochen wird wieder aufgebaut. Das lässt sich durch die Transplantation von eigenem Knochen erreichen, durch Knochenersatzmittel und/oder durch wachstumsfördernde Substanzen *(➜ auch GTR/GBR, Seite 96).*

Reduzierung: In manchen Fällen muss der Arzt einen unregelmäßig verlaufenden Kieferknochen (Zacken) abtragen und glätten.

Nähen oder kleben: Anschließend wird die Wunde genäht, verklebt (selten) oder mit einem Spezialverband versorgt. Natürlich schmerzt sie nach dem Abklingen der Betäubung etwas. Kleine Blutungen sind normal.

Spülen: Manche Ärzte verschreiben für die Heilungsphase ein Mittel, mit dem Sie den Mund spülen – es reduziert die Plaquebakterien *(➜ Seite 91).* Nach etwa sieben Tagen entfernt der Zahnarzt die Fäden. Je kleiner die Schnitte und die Wunde, desto besser.

Recall: Nach der Operation werden die Patienten zur Kontrolle wiederbestellt (Recall) und die Ergebnisse kontrolliert. Sind die entzündeten Taschen verschwunden? Haben die Zähne besseren Halt (besseres Attachment)?

Selbstständig pflegen: Jetzt hängt es stark vom Erfolg der Therapie ab, ob die Behandlung in der Arztpraxis fortgesetzt werden muss oder ob der Patient ohne Hilfe seine Zähne und sein Zahnfleisch pflegen kann. Nach einer Parodontalbehandlung müssen Patienten lebenslänglich – in mehr oder weniger

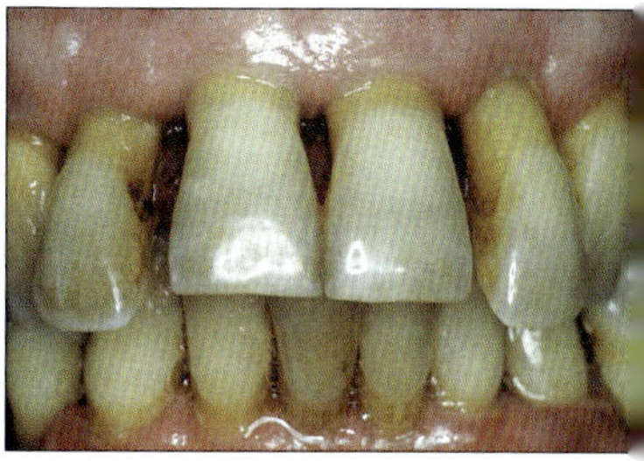

Nach der Parodontaltherapie: Das Zahnfleisch ist wieder gesund, doch es hat sich etwas zurückgezogen. Dadurch wirken die Zähne länger.

Raucher und Diabetiker sind besonders gefährdet

Wer raucht, hat ein sehr hohes Risiko, an Parodontitis zu erkranken. Rauchen verstärkt und verschleiert diese Krankheit. Raucher können schwere Parodontitis haben, trotzdem ist äußerlich wenig zu sehen. Sie sprechen auch auf die Therapie viel schlechter an, und die Krankheit kehrt bei ihnen viel leichter wieder.
Diabetiker leiden unter Durchblutungsstörungen, und die Immunabwehr ist geschwächt, daher heilt die Wunde meist viel langsamer.

großen Abständen – regelmäßig zum Recall. Das ist sinnvoll, denn Patienten, die zum Recall gehen, haben die gesünderen Zähne.

Dem Zahn mehr Halt geben

Wenn der Zahn zu wenig Halt hat, muss er gezogen werden. Um das zu vermeiden, versuchen Spezialisten abgebauten Kieferknochen und Zahnhaltefasern wieder aufzubauen. Das geht mit der so genannten Guided Tissue Regeneration (GTR, gesteuerte Geweberegeneration) beziehungsweise der Guided Bone Regeneration (GBR, gesteuerte Knochenregeneration): Der Arzt legt bei einer Lappenoperation eine Folie zwischen das Zahnfleisch und den Zahnhalteapparat. So kann der Körper die langsam wachsenden Knochen- und Haltezellen wieder aufbauen, bevor die rasch wachsenden Zellen des Zahnfleisches den Raum füllen. In günstigen Fällen kann diese Therapie etwa die Hälfte des abgebauten Knochens wieder aufbauen; eine völlige Wiederherstellung ist aber oft nicht möglich. Auch funktioniert diese Technik nur dann, wenn bestimmte Vorbedingungen erfüllt sind.

Zahnfleisch transplantieren

Mit fortschreitendem Alter zieht sich bei vielen Menschen das Zahnfleisch zurück. Zwischen den Zähnen werden unschöne dunkle Dreiecke sichtbar, die Zahnhälse liegen frei und werden empfindlich (mukogingivale Probleme). In diesem Fall kann eine kleine Operation helfen. Der Arzt entnimmt an einer Stelle Zahnfleisch und transplantiert es dorthin, wo es fehlt. Eine andere Möglichkeit: Der Zahnarzt schneidet ins Zahnfleisch, verschiebt den Zahnfleischlappen und bedeckt damit die problematische Stelle. Die Kosten für diese Operation betragen im Schnitt 700 bis 1000 Euro.

Kosten der Parodontalbehandlung

Die folgenden Angaben verstehen sich nur als sehr grobe Orientierung. Eine Taschen reduzierende Operation (ohne Augmentation) kostet in Deutschland und Österreich etwa 900 bis 1100 Euro für mehrere in einem Operationsfeld liegende Zähne. Für eine Operation bei einem Einzelzahn müssen Sie mit 500 bis 700 Euro rechnen. Für einen Knochenaufbau werden 100 bis 300 Euro exklusive Material (Knochenersatzmaterial, Membran) verlangt.

In Deutschland zahlen normalerweise nur die Privatkassen die Behandlung vollständig, das ist aber abhängig vom Ausmaß der Erkrankung. In leichten Fällen kann die Kostenübernahme abgelehnt werden. Auch die lebenslange Nachkontrolle wird teilweise von privaten Krankenkassen übernommen. In Österreich dagegen sind alle Leistungen privat zu bezahlen.

Häufige Fehler bei einer Parodontaltherapie

- Zahnstein und Zahnfleischtaschen bestehen weiter.
- Verletzung von Zahnfleisch und Zahnwurzeln beim Scaling.
- Unüberlegte Antibiotikatherapie.
- Zahnzwischenräume sind wegen abstehender Füllungs- oder Kronenränder nicht putzbar (mangelhafte Vorbehandlung).
- Keine Eingliederung in Recall-System.

Zahnreparatur

Bei fortgeschrittener Karies muss der Zahnarzt die kranke Zahnsubstanz ausbohren (präparieren). Dieses Loch – Zahnärzte sprechen von einer Kavität – braucht, damit Sie wieder kraftvoll zubeißen können, eine dauerhafte und dicht schließende Füllung. Für den vorderen, sichtbaren Bereich sind das in der Regel Kompositfüllungen; im Seitenzahnbereich und ganz hinten, dort, wo die Kaubelastung am größten ist, kommen meist Metalle oder Keramik, zunehmend aber auch Komposite (Gemische aus Kunststoff und anorganischen Füllstoffen) zum Einsatz.

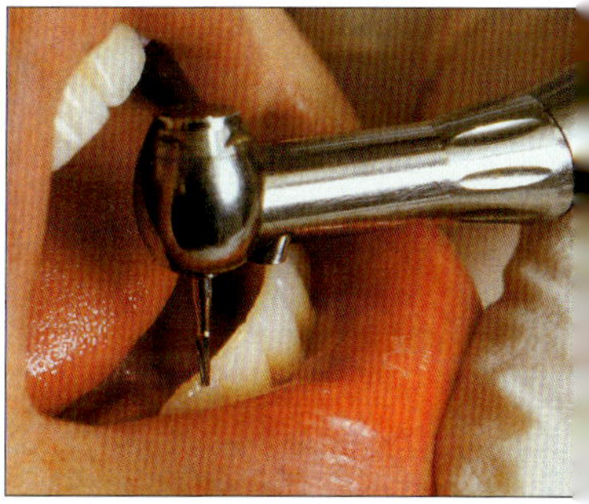

Bei ausgedehnter Karies führt kein Weg am Bohrer vorbei.

Amalgam

Amalgam ist eine Mischung von zirka fünfzig Prozent Quecksilber (chemisches Symbol: Hg) mit anderen Metallen (Silber, Zinn und Kupfer). Es ist seit etwa 150 Jahren im Einsatz und war das verbreitetste Füllungsmaterial.

Amalgam: keine Gefahr zu erwarten.

Bei Menschen mit Amalgamfüllungen lassen sich im Durchschnitt mehr Quecksilberverbindungen im Körper (Blut, Urin, Nieren, Leber, Gehirn) nachweisen als bei Menschen ohne Amalgamfüllungen. „Amalgam trägt messbar zur Quecksilberbelastung im Menschen bei", bestätigt das deutsche Bundesinstitut für Arzneimittel und Medizinprodukte (BfArM). Dennoch: Eine gesundheitliche Gefährdung ist trotz zahlreicher kritischer Untersuchungen nach dem Stand der Wissenschaft nicht zu erwarten – mit Ausnahme der seltenen Quecksilberallergie.

Gehöriger Druck gegen Amalgam

Amalgamgegner machen mit neuen Studien und Gerichtsverfahren gehörig Druck. Doch die Weltgesundheitsorganisation WHO, die Mehrheit der Zahnärzte, die Deutsche Gesellschaft für Zahn-, Mund- und Kieferheilkunde, die deutsche Bundeszahnärztekammer und deren österreichische Schwesterorganisation haben immer wieder vor weiteren Einschränkungen beim Amalgam gewarnt. Tenor: Auch die alternativ eingesetzten Kompositfüllungen haben gravierende Nachteile. Aus wissenschaftlich-medizinischer Sicht sehen sie keinen Grund für einen Verzicht auf Amalgam, denn trotz intensiver Forschung und anders lautender Werbung ist es noch nicht gelungen, einen völlig gleichwertigen Ersatz zu finden. Vielen anderen neuen Füllungsmaterialien ist gemeinsam, dass die Zahnmedizin wenig Langzeiterfahrung mit ihnen hat und dass die Verarbeitung viel aufwendiger und damit teurer ist als die von Amalgam.

Entgiftungen sind problematisch

Manche Zahnärzte heizen bei ihren Patienten die Amalgamangst zusätzlich an, um sich mit aufwendigen „Entgiftungen" vor allem selbst zu sanieren – finanziell nämlich. In einigen Fällen hat der komplette Austausch aller Amalgamfüllungen – etwa gegen Keramikinlays und Kronen – nachweisbar bei den Patienten zu schweren gesundheitlichen Beeinträchtigungen geführt, die Zahnsubstanz stark geschädigt und überdies sehr viel Geld gekostet. Lassen Sie intakte Amalgamfüllungen daher an ihrem Platz. Wenn eine alte, nicht mehr ausreichende Amalgamfüllung ausgetauscht werden muss, können Sie immer noch mit Ihrem Zahnarzt besprechen, ob er in diesem Fall nicht einen anderen Werkstoff verwenden kann.

Beim Ausbohren steigt die Quecksilberbelastung des Körpers vorübergehend – hauptsächlich durch den eingeatmeten Quecksilberdampf –, ohne aber eine Gefahr darzustellen. Das Ausbohren sollte trotzdem immer unter Wasserberieselung erfolgen. Das verringert die Quecksilberbelastung. Außerdem werden die Füllungsteilchen routinemäßig abgesaugt, damit Sie nichts verschlucken.

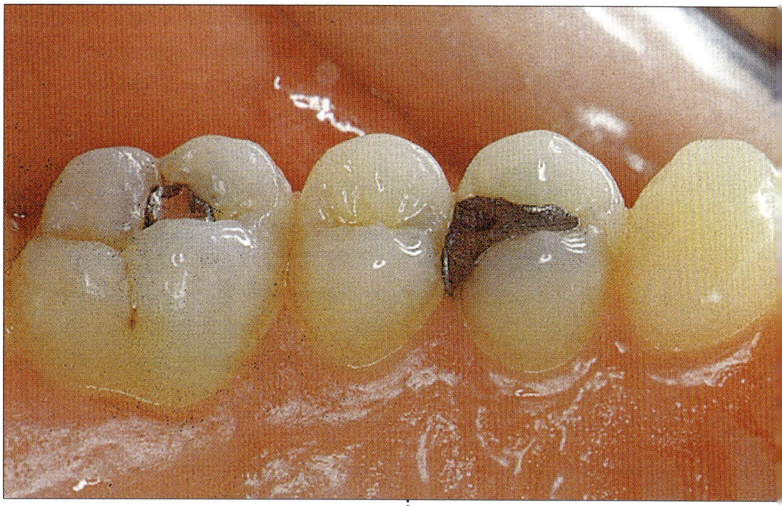

Für mittelgroße Füllungen ist Amalgam gut geeignet. Sehr große Defekte sollten aber eher mit gegossenen Kronen oder Teilkronen versorgt werden. Sie sind langlebiger als große Amalgamfüllungen.

Problematischer als das Legen von Amalgamfüllungen sind das unsachgemäße Entfernen dieser Füllungen und eine unsachgemäße Versorgung mit anderen Materialien.

Ausleiten und „mobilisieren"

Das Ausleiten („mobilisieren") von Quecksilber mit so genannten Chelatbildnern (zum Beispiel EDTA, DMPS oder DMSA) ist umstritten. Es ist erwiesen, dass diese Medikamente die Ausscheidung von Quecksilber in Gang setzen, ebenso, dass in Einzelfällen große Mengen von Hg ausgeschieden worden sind. Trotzdem ist es aber sehr unwahrscheinlich, dass die Quecksilberbelastung die Störungen verursacht hat und dass die Beschwerden durch die Entgiftung verschwinden. Überdies wirken die zur Ausleitung benutzten Medikamente nicht im wichtigsten Zielorgan, dem Gehirn.

Bei der Ausleitung von Quecksilber aus dem Körper werden gleichzeitig auch viele andere – für den

Auch Komposit hat Nachteile

Die meisten Füllungen im vorderen Bereich sind heute aus Kompositen. Ihr großes Plus: Sie sehen eindeutig besser aus. Nachteile: Ihre Nebenwirkungen sind bislang kaum abzuschätzen, ihre Verarbeitung ist fehleranfälliger, und sie sind teuer. Komposite erreichen trotz großer Fortschritte noch nicht die Lebensdauer guter Amalgamfüllungen.

Körper nützliche und notwendige – Metallverbindungen mit ausgeschwemmt. Seriöse Mediziner warnen deshalb vor solchen Praktiken, wenn sie nicht von erfahrenen Fachleuten durchgeführt werden.

Quecksilbermessungen wenig aussagefähig

Speichelanalysen (auch nach Kaugummikauen) eignen sich nicht zur Bewertung der persönlichen Quecksilberbelastung. Sie lassen keine Rückschlüsse zu, ob und wie das Hg in den Körper übergeht und ihn belastet. Speichelanalysen sind teuer und damit ein willkommener Nebenverdienst für viele Analyselabors.

Wenn eine Quecksilbermessung, dann im Blut oder Urin.

Quecksilberbestimmungen in Urin und Blut sind erwiesenermaßen bessere Indikatoren für die Quecksilberbelastung des Körpers. Urinmessungen sind etwas unsicherer, da die Quecksilberausscheidung im Tagesverlauf Schwankungen unterworfen ist. Als kritische Grenzwerte (niedrigste Werte, bei denen gesundheitsschädliche Wirkungen nachgewiesen sind) gelten nach Angaben der WHO etwa 100 Mikrogramm/Liter Urin bzw. 30 Mikrogramm/Liter Blut.

In einer Untersuchung von 1992 betrug die durchschnittlich gemessene „Normalbelastung“ der Menschen mit Quecksilber:
Urin: 1 bis 19 Mikrogramm/Liter,
Blut: 0,5 bis 3,3 Mikrogramm/Liter,
Haare: 0,05 bis 2,0 Mikrogramm/Gramm.

Andere Füllungsmaterialien

Glas-Ionomer-Zement (GIZ): Dieser mineralische Spezialzement ist ein Provisorium für kleine Füllungen. Er hat eine matte Oberfläche, zerbricht häufiger als Amalgam und ist deshalb für die Versorgung größerer Defekte mit ihren starken Belastungen wenig geeignet.

Komposite: Diese Kunststofffüllungen sind stabil und belastbar, sie kommen vor allem im vorderen Zahnbereich zum Einsatz, bei kleinen und mittelgroßen Defekten auch bei Backenzähnen. Das Material muss mit Adhäsivtechnik (Ätz-Klebe-Technik) in

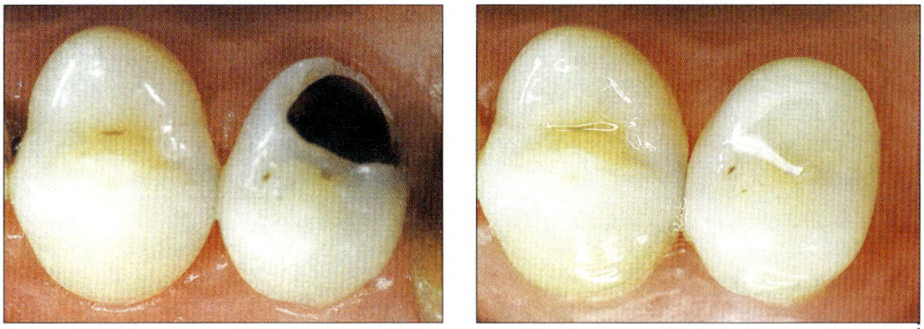

Vorher – nachher: Kompositfüllungen für kleine und mittelgroße Schäden an Backenzähnen.

der Höhlung (Kavität) verankert werden. Die Füllung sollte rundherum von Zahnschmelz umgeben sein. Bei der Verarbeitung dieses Materials ist in der Regel Kofferdam (➜ *Seite 159*) erforderlich.

Vorteile:

+ Sie sind zahnfarben.
+ Es muss kaum gesunde Zahnsubstanz weggebohrt werden – nur kariöse Stellen.
+ Komposite sind vor allem zur Erstversorgung geeignet.

Nachteile:

- Das Material schrumpft bei der Verarbeitung. Dadurch kann ein Randspalt zwischen Zahn und Füllung entstehen, eine Eintrittspforte für Bakterien, was erneut zu Karies führt (Sekundärkaries). Besonders gefährdet ist der Zahnhals im Bereich der Zahnzwischenräume.
- Gesundheitsrisiken durch austretende Inhaltsstoffe sind wissenschaftlich noch nicht geklärt, allerdings treten mit zunehmender Tendenz Allergien auf.
- Die Haltbarkeit wird mit nur etwa vier bis sechs Jahren angegeben.

Komposit schrumpft, ein Randspalt kann entstehen.

Kompomere: Kompomere bestehen aus einem Gemisch von Glas-Ionomer-Zement und Komposit. Sie sind daher für langfristige Füllungen auf der Kaufläche der Backenzähne nicht geeignet, scheinen aber eine gute Lösung für die Reparatur von Defekten an Milchzähnen und Zahnhalsfüllungen zu sein.

Die Dentalindustrie sucht ständig nach neuen Füllungsmaterialien mit besseren Eigenschaften. Laufend kommen neue Vari-

Füllungsmaterialien im Vergleich

Die Angaben beziehen sich primär auf den Seitenzahnbereich.

	Amalgam-füllung	Goldinlay/ -onlay	Keramikinlay	Komposit-füllung	Kompomer-füllung
Seit wann in Gebrauch?	Su-Chung (China), 659 v. Chr.; Taveau (F), 1826; Routine seit über 150 Jahren	Etrusker, 300 v. Chr.; Routine seit über 100 Jahren	Ducteau, 1776 (Prothese); Fonzi, 1808 (Prothesenzähne); Land, 1889 (Kronen); Routine seit über 15 Jahren	Bowen, 1955; für Backenzähne seit über 20 Jahren im Einsatz	Engelbrecht, 1989; seit etwa 10 Jahren in Gebrauch
Für welche Zähne?	Backenzähne Kl. I und II (*→ Abb. Seite 99*)	Backenzähne Kl. (I und) II (*→ Abb. Seite 105*)	Backenzähne Kl. (I und) II (*→ Abb. Seite 107*)	Backenzähne Kl. I (und II) (*→ Abb. Seite 101*)	Zahnhalsfüllungen; Milchzähne
Größe des Zahnschadens	kleine und mittelgroße Schäden (große mit Einschränkung)	grundsätzlich alle, aber eher für große Schäden	kleine und mittelgroße Schäden	kleine bis mittelgroße Schäden (bevorzugt zur Initialversorgung)	kleine bis mittelgroße Schäden (bevorzugt zur Initialversorgung)
Hält der Kaubelastung stand	ja	ja	ja	ja, bei geeigneter Produktwahl (Feinpartikel-, Hybridkomposit) und Füllungsgröße	ja; bei geeigneter Produktwahl und Füllungsgröße; Stabilität aber geringer als bei Komposit
Jährliche Misserfolgsrate[1]) (grobe Vereinfachung)	0,5 bis 7%, bei Studiendauer bis zu 20 Jahren	1 bis 4,1%, bei Studiendauer bis zu 14,5 Jahren	0,5 bis 6,2%, bei Studiendauer bis zu 12 Jahren	0,5 bis 6,6%, bei Studiendauer bis zu 17 Jahren	0 bis 8,3% bei Studiendauer bis zu 3 Jahren; für Milchzähne 1 bis 7% bei Studiendauer bis zu 3 Jahren
Durchschnittliche Haltbarkeit[2])	8 bis 10 Jahre	10 bis 15 Jahre	bis zu 12 Jahre gut	4 bis 9 Jahre	noch keine genauen Daten bekannt
Oberflächen-abnutzung	dem Zahnschmelz vergleichbar oder leicht höher[3])	je nach Legierung dem Zahnschmelz vergleichbar oder geringer; wenige bei Patienten gemessenen Daten bekannt	je nach Material und Oberfläche gleich oder deutlich geringer als Zahnschmelz; Keramikinlays können den Gegenzahn abnutzen[3])	je nach Material gleich oder leicht geringer als Zahn-; schmelz, sehr harte Komposite können den Gegenzahn abnutzen[3])	im Vergleich zu Kompositen höherer Verschleiß, aber bei neuen Materialien verbessert
Bruchsicherheit	bei richtigem Einsatz und richtiger Anwendung sind Brüche selten	formbares Material, Brüche kommen nicht vor	sprödes Material, neigt zum Bruch, bei perfekter Anwendung ist der Bruch selten; bei Bruxismus (*→ Seite 21*) nicht zu empfehlen	je nach Produkt mehr oder weniger spröde; Brüche kommen aber selten vor	je nach Produkt mehr oder weniger spröde; Brüche kommen aber selten vor

Fortsetzung → Seite 103

	Amalgam-füllung	Goldinlay/-onlay	Keramikinlay	Komposit-füllung	Kompomer-füllung
Abnutzung/ Verwerfung der Ränder	mit der Zeit leidet die Qualität der Ränder; sie werden aber durch Oxide abgedichtet	wenn es von Anfang an sehr genau passt, dauerhaft gute Randqualität	durch Adhäsivtechnik (Ätz-Klebe-Technik) perfekt dichte Füllung; mikroskopisch lässt sich Verschleiß des Befestigungskomposits feststellen	beim Aushärten schrumpft Komposit, daher ist zur Vermeidung von Randspalten Adhäsivtechnik und aufwendige Schichttechnik zwingend erforderlich	beim Aushärten schrumpft Kompomer, daher ist zur Vermeidung von Randspalten Adhäsivtechnik und aufwendige Schichttechnik zwingend erforderlich
Risiko von Randspaltkaries[1])	häufigste Ursache für den Ersatz der Füllung (obwohl dies nicht in jedem Fall nötig wäre)	bei perfekter Passgenauigkeit gering, sonst eher höher als bei Amalgam	bei perfekter Passgenauigkeit gering, liegt aber in einem Kompositbett	Kl. I gering; Kl. II mäßig	Kl. I gering; Kl. II mäßig
Erhalt von Zahnhartsubstanz	mäßig	geringer; damit das Inlay/Onlay eingesetzt werden kann, muss auch gesunde Zahnhartsubstanz geopfert werden	geringer; wie bei Goldinlay/-onlay; Keramik muss außerdem mindestens 1,5 mm dick sein	bei Erstversorgung sehr gut: bei der Adhäsivtechnik (Ätz-Klebe-Technik) muss nur der kariöse Teil entfernt werden	bei Erstversorgung sehr gut, siehe Komposit
Besondere Verarbeitungs-techniken	Standardtechnik, einfach zu verarbeiten; kleine Portionen werden in die Höhlung gestopft und verdichtet	erfordert hohe Präzision von Zahnarzt und Techniker	erfordert sehr hohe Präzision von Zahnarzt und Techniker; Adhäsivtechnik ist schwierig, zeitaufwendig; braucht absolute Trockenheit	Adhäsivtechnik (siehe auch Keramikinlay, links) bei Kompositen erfordert das Auftragen und Härten in mehreren Schichten	im Wesentlichen gleich wie Komposit
Zeitaufwand für Herstellung und Behandlung	eine Sitzung; aufgrund der niedrigen Honorare ca. 10 Minuten	zwei Sitzungen; Zahnarzt zirka 1,5 Stunden, Zahntechniker ca. 3 Stunden	zwei Sitzungen; Zahnarzt zirka 2 Stunden, Zahntechniker ca. 5 Stunden	eine Sitzung; Schichttechnik ist aufwendig, geschätzter Aufwand für eine 3-flächige Füllung: bis zu 1 Stunde	im Wesentlichen gleich wie Komposit
Aussehen/Ästhetik	silbrig-metallisch	goldfarben	Zahnfarbe, schmelzähnlich	Zahnfarbe schmelzähnlich	Zahnfarbe
Zusammensetzung des Materials[4])	Silber, Zinn, Kupfer, Quecksilber	Gold, Silber, Platin, Palladium, Kupfer	Siliziumdioxid, Leucit, Pottasche Mullit, Korund; im Wesentlichen Kristalle, eingebettet in ein Gefüge aus Glas	Kunststoffe (Mono-, Di- und höherwertige Acrylate, Ormocere) und Katalysator (= Härter)	Diacrylate, Polycarboxylat, Füllstoffe (fluoridhaltiges Glas); Katalysator (= Härter)
Mögliche Nebenwirkungen oder negative Effekte	Abgabe von anorganischem Quecksilber und anderen Bestandteilen in die Mundhöhle in sehr geringen Spuren; eventuell Schleimhautveränderung	Abgabe von allen Bestandteilen (Abrieb) in dic Mundhöhle; hohe Wärme- und Kälteempfindlichkeit; Allergie auf Bestandteile der Goldlegierung möglich	Abgabe von allen Bestandteilen (Abrieb) in die Mundhöhle; da mit Komposit eingeklebt, auch alle Nebenwirkungen von Komposit	Abgabe aller Bestandteile in die Mundhöhle; eventuell Abgabe von Resten des Katalysators (nur bei unsachgemäßer Verarbeitung), zunehmend Allergien	Abgabe aller Bestandteile in die Mundhöhle

Fortsetzung ➜ Seite 104

	Amalgam-füllung	Goldinlay/-onlay	Keramikinlay	Komposit-füllung	Kompomer-füllung
Mögliche Gesundheitsrisiken aufgrund bestimmter Inhalts- oder Verarbeitungsstoffe	keine Vergiftungen, da die abgegebenen Quecksilbermengen zu gering sind (weit unter der toxischen Grenze); aber Beitrag zur allgemeinen Quecksilberbelastung; Allergie möglich	Allergie bei Gold häufiger als bei Amalgam	keine bekannt, aber: Befestigungszement = Komposit	Katalysator (= Härter) enthält biologisch aktive (toxische) Substanzen, Konzentration aber weit unter der Grenze zur Giftigkeit; Allergie wurde beschrieben	Einschätzung etwa gleich wie Komposit
Häufigkeit von Gesundheitsschäden	Allergie sehr selten	Allergie sehr selten	wie bei Goldinlay	Allergie sehr selten, aber zunehmende Tendenz, besonders bei Zahnärzten	Einschätzung etwa gleich wie Komposit
Nachweisbarkeit von Gesundheitsschäden	Allergie: dermatologischer Test; Patientenberichte konnten nicht beweisen, dass Beschwerden durch Amalgam verursacht werden	Allergie: dermatologischer Test	wie bei Goldinlay	Allergie: dermatologischer Test	Allergie: dermatologischer Test
Kosten einer Zahnfüllung Drei-Flächen-Füllung	**D:** Krankenkasse: ca. 25 €; Privatversicherung: ca. 25 €	**D:** Privatversicherung: Zahnarzthonorar ca. 225 bis 300 €; Zahntechniker 200 bis 300 €	**D:** Privatversicherung: Zahnarzthonorar ca. 375 €; Zahntechniker 300 bis 400 €	**D:** Privatversicherung: ca. 75 €, wenn als Inlay verarbeitet. Zahnarzt ca. 150 €; Zahntechniker 125 bis 225 €	**D:** Privatversicherung: ca. 75 €
	Ö: privat: 30 bis 75 €	**Ö:** privat: ca. 250 bis 545 €	**Ö:** privat: 475 bis 700 €	**Ö:** privat: 60 bis 130 €	**Ö:** keine genauen Zahlen, meist wie Komposit
Krankenkasse übernimmt Kosten	**D:** ja	**D:** nein, aber Rechnung wird um Kosten einer Amalgamfüllung reduziert		**D:** ja, bei Amalgamunverträglichkeit; ansonsten Einzelfallprüfung; ggf. wird Rechnung um Kosten einer Amalgamfüllung reduziert	
	Ö: ja	**Ö:** nein	**Ö:** nein	**Ö:** ja, bei Front- und Eckzähnen	**Ö:** ist strittig

Zeichenerklärung: D = Deutschland Ö = Österreich
[1]) Die Verarbeitung durch Zahnarzt und Zahntechniker und die Qualität der persönlichen und professionellen Mundhygiene haben weit größeren Einfluss als die Materialwahl.
[2]) Angaben der Deutschen Gesellschaft für Zahn-, Mund- und Kieferheilkunde.
[3]) Daten liegen vor.
[4]) Zusammensetzungen gelten nur annäherungsweise, da es sehr viele verschiedene Produkte gibt. Für Goldinlays/-onlays sind nur hoch goldhaltige Legierungen empfohlen.

Stand: Mai 2003

Tabelle erstellt in Zusammenarbeit mit Prof. Jean-François Roulet.

Preisangaben für Österreich: Dr. Günther Knogler, Wien, Richttarif 2003.

anten auf den Markt. Zahnärzte können bei den vielen neuen Werkstoffen nicht auf lange Erfahrung zurückgreifen; sie müssen sich auf Herstellerangaben verlassen – und die ändern sich rasch. Die Hersteller diverser Dentalmaterialien wiederum sind – anders als etwa die Hersteller von Medikamenten – leider nicht gezwungen, ihre Produkte an einer großen Zahl von Patienten zu testen, bevor sie sie auf den Markt bringen. Die neuen Werkstoffe werden kaum in objektiven Untersuchungen an Universitätskliniken, sondern vorwiegend am zahlenden Patienten erprobt.

Füllungen und Inlays

Von einer plastischen Füllung spricht man, wenn das ausgebohrte Loch (Kavität) mit einem pastenartigen Material (Amalgam, mineralischer Zement, Komposite) gefüllt wird, das dann aushärtet.
Inlays sind kleine harte Werkstücke, die (mit wenigen Ausnahmen) von einem Zahntechniker nach einem Abdruckmodell angefertigt werden und die der Zahnarzt in die Kavität einfügt.

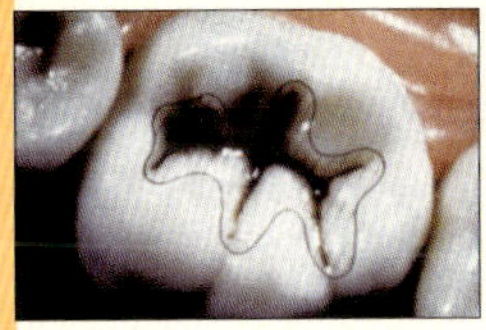

Füllung Klasse I: Kaufläche

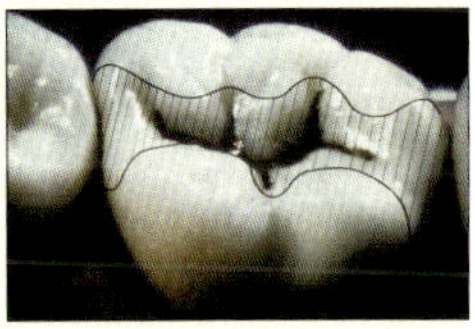

Füllung Klasse II: Kaufläche und Zahnzwischenraum

Goldgussinlay: Als beste Alternative zum Amalgam gelten gegossene Füllungen mit hohem Goldanteil (Hochgold).

Vorteile:

+ Das Material hält der hohen Kaubelastung der Backenzähne gut stand.
+ Es ist gut verträglich.
+ Gold hat bei entsprechender Mundhygiene eine ausgezeichnete Haltbarkeit von zehn bis 15 Jahren, oft sogar wesentlich länger.

Nachteile:

- Der Preis ist höher (die Kosten für die Goldlegierung sind abhängig von der Metallart und dem Tagespreis).
- Allergien auf das Edelmetall Gold sind – überraschenderweise – häufiger als Allergien auf Amalgam, aber immer noch sehr selten.
- Der Zahnarzt muss relativ viel Zahnsubstanz wegbohren.

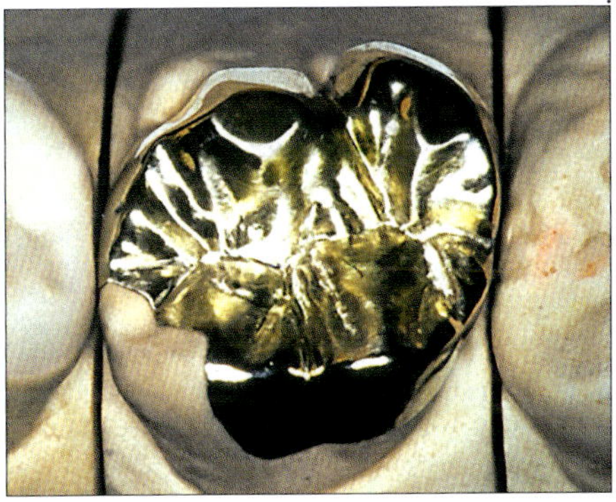

Gegossenes Goldinlay: sehr gute Eigenschaften, aber höherer Preis.

Nach dem Bohren macht der Zahnarzt in der Regel einen Abdruck. Manchmal legt er einen Faden zwischen Zahnfleischrand und Zahnhals, was die Genauigkeit des Abdruckes verbessert. Mithilfe dieses Abdruckes fertigt der Zahntechniker ein gegossenes Goldinlay. Bei der nächsten Sitzung prüft der Zahnarzt, ob das Inlay passt, schleift es nötigenfalls zu, kleidet dann die Kavität mit Zement aus, setzt das Inlay ein, drückt es fest und beseitigt überschüssigen Zement.

Titaninlay: Titan ist ein Leichtmetall, das sich in der Chirurgie bewährt hat und nun zunehmend in Implantaten, Brücken und Prothesen, aber auch als Inlay zum Einsatz kommt.

Vorteile:
+ Sehr geringe Korrosion,
+ höchste Biokompatibilität (Verträglichkeit) aller Metalle,
+ keine allergischen Reaktionen,
+ Keramik- und Kompositverkleidungen sind möglich,
+ günstig für kälte- und hitzeempfindliche Zähne.

Nachteile:
- Ähnliche Farbe wie Amalgam,
- ziemlich teuer.

Galvano-Goldinlays: Hier wird Gold als dünne Schicht galvanisch auf einem Modell des ausgebohrten Loches aufgebracht. Nahezu reines Gold, wie es hier verwendet wird, ist weich und verformbar, es passt sich daher sehr gut an die Oberfläche der Kavität an. Diese Goldschicht wird dann mit einer Schicht Keramik überzogen; das ist der sichtbare Teil.

Vorteil:
+ Sehr hochwertige, sehr genaue und dauerhafte Versorgung.

Nachteile:
- Der Preis ist höher als bei gegossenen Goldinlays.
- Die Keramik kann – wenn sie zu dünn ist – abplatzen.
- Bei der professionellen Mundhygiene kann der dünne, weiche Goldrand beschädigt werden.
- Es ist ästhetisch unbefriedigend.

Keramikinlay (Porzellaninlay): Der Zahnarzt klebt das Keramikinlay mit einem Kunststoff in die Kavität; so lassen sich perfekte, dicht abschließende Ränder erzielen. Es ist vor allem für mittelgroße Füllungen geeignet.

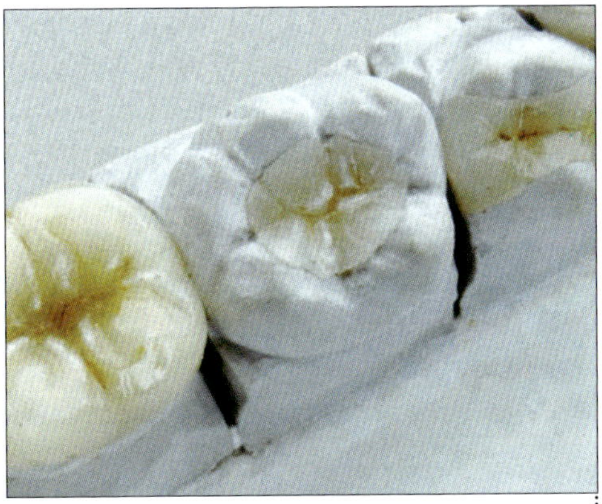

Keramikinlays:
Sie sehen sehr gut aus, können aber bei nicht perfekter Verarbeitung durch ihre Härte den gegenüberliegenden Zahn schädigen.

Vorteile:

+ Farblich von echten Zähnen kaum zu unterscheiden.
+ Mit bis zu zehn Jahren gute Haltbarkeit.
+ Das Material selbst ist gut verträglich.

Nachteile:

- Bruchstellen lassen sich nicht mehr reparieren.
- Wie bei einem Goldinlay muss relativ viel Zahnhartsubstanz weggebohrt werden.
- Die sehr harten Keramikinlays können außerdem – wenn Form und Größe nicht perfekt gearbeitet sind – die gegenüberliegenden Zähne (Antagonisten) in Mitleidenschaft ziehen.
- Die aufwendige Herstellung verursacht vergleichsweise höhere Kosten.

Bei Keramikinlays muss viel Zahnsubstanz weggebohrt werden.

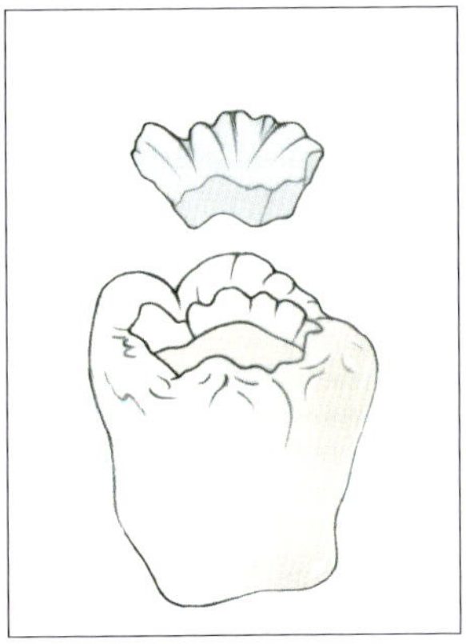

einflächiges Inlay

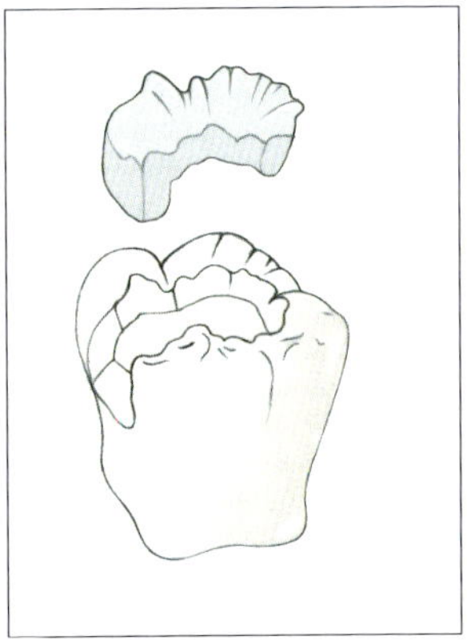

zweiflächiges Inlay

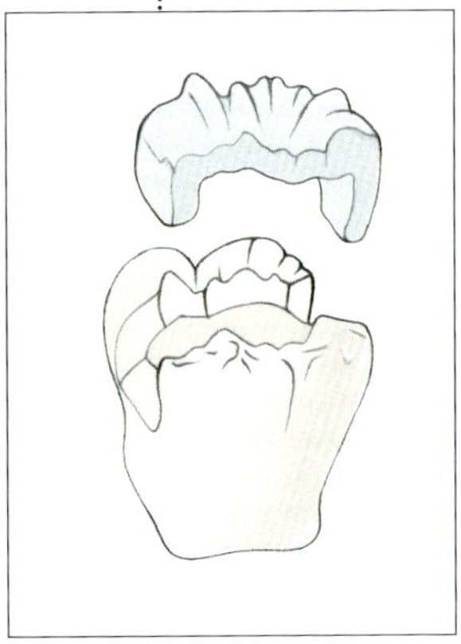

dreiflächiges Inlay

Cerec-Inlay: Ein Computer registriert Form und Größe der ausgebohrten Höhlung im Zahn. Nach diesem Bild fräst ein an den Computer angeschlossenes Gerät ein passendes Inlay oder eine Krone aus einem Keramikblock, das der Zahnarzt dann sofort einsetzen kann.

Vorteile:
+ Die Keramik kann farblich passend zu Ihrem Zahnschmelz gewählt werden.
+ Sie bekommen Ihr Inlay in einer einzigen Sitzung.

Nachteile:
- Größerer Randspalt als bei Keramik- oder Goldinlays,
- hoher Preis.

Die Verarbeitung zählt

Jedes Material hat seine spezifischen Vor- und Nachteile. Die Auswahl der geeignetsten Methode richtet sich immer individuell nach dem Zahnschaden und dem Zustand des Gebisses. Bei keinem Werkstoff lassen sich gesundheitliche Risiken völlig ausschließen.

Mangelhafte Mundhygiene ruiniert die beste Versorgung.

Wichtiger als die Wahl des Materials sind aber die Qualität der Verarbeitung durch den Zahnarzt und den Dentaltechniker sowie die Mundhygiene des Patienten. Auch Materialien von beschränkter Haltbarkeit können bei hervorragender Verarbeitung und penibler Pflege lange ihren Dienst tun. Und umgekehrt: Ein Goldinlay, das schlecht gegossen ist und schlecht sitzt, kann trotz des hohen Preises rasch defekt sein.

Teilkrone: Ist ein Zahn schon so angegriffen, dass Füllungen, Inlays oder Onlays nicht mehr ausreichen, muss eine Krone her. Bleibt noch ein kleiner Teil des Zahnes stehen, kann – bei sachgerechter Ausführung – eine Teilkrone die beste Versorgung sein. Die Anfertigung ist aufwendig, die Haltbarkeit geringer als die einer Krone.

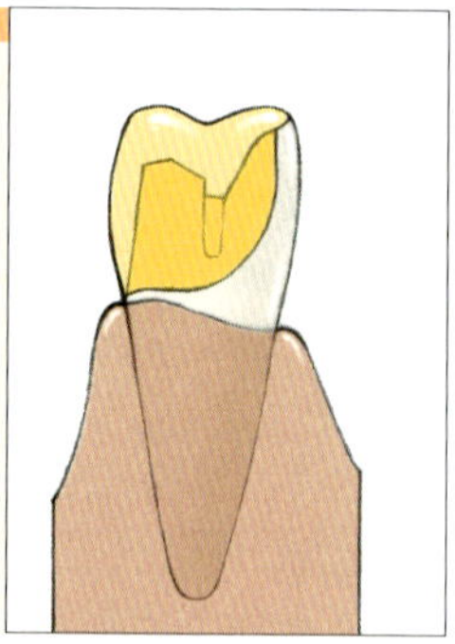

Legierungen

Für hohe (Kau-)Belastungen eignen sich vor allem Metalle, allerdings nie in reiner Form, sondern immer als Legierung (eine Mischung mehrerer Metalle). Titan ist da eine Ausnahme – es wird rein verarbeitet und ist sehr bewährt. Wichtig ist, dass diese Legierungen – das gilt für Füllungen, aber auch für Kronen, Brücken, Implantate und Zahnspangen – nicht korrodieren, sich chemisch also nicht verändern. Edelmetalle wie Gold, Titan oder Platin zeichnen sich dadurch aus, dass sie sehr beständig gegen Feuchtigkeit, Luftsauerstoff, Säuren und Laugen sind, auch wenn sie unter Strom stehen. Bei unedlen Metallen gehört die Korrosion zur Tagesordnung: Rost ist ein typisches Beispiel für die Korrosion von Eisen, Grünspan ist ein – giftiges – Korrosionsprodukt von Kupfer.

Gelegentlich klagen Patienten: „Mein Geschmacksempfinden hat sich nach dem Einsetzen einer Metallfüllung verändert.“ Andere spüren ein Brennen, oder ihre Mundschleimhaut beziehungsweise das Zahnfleisch entzündet sich. All diese Vorgänge können – unter anderem – auf korrodierte Legierungen zurückgehen. Es kann aber auch andere Gründe dafür geben.

Ohne Nickel

Viele Patienten vertragen kein Nickel und reagieren mit Allergien. Verlangen Sie nickelfreie Legierungen. Manche Praxen geben ihren Patienten einen so genannten Legierungspass: Das hilft, etwaigen Allergien auf die Spur zu kommen.

Jakob Wirz, Leiter der Abteilung für Zahnärztliche Technologie und Werkstoffkunde an der Universität Basel, nennt drei Gruppen von Legierungen, die für den Einsatz im Mund zu empfehlen sind:

- gelbliche Edelmetall-Legierungen mit hohem Goldgehalt (75 Prozent und mehr),
- Kobalt-Chrom-Molybdän-Legierungen sowie
- Titan, Tantal, Niob, Zirkon und deren Legierungen.

Besonders anfällig für Korrosion und damit häufig Auslöser von krankhaften Veränderungen in der Mundhöhle sind Legierungen mit geringem Goldanteil (Spargold). Sie gehören, gefolgt von Palladiumlegierungen, zu den korrosionsanfälligsten. Abzulehnen sind Legierungen (darunter auch solche mit Goldan-

> ### Biokompatibilität, Biolegierungen
>
> Biokompatibilität bedeutet, dass das Material den Körper in keiner Weise negativ beeinflusst. Eigentlich sollte das eine Selbstverständlichkeit sein, es ist in der Realität aber kaum zu bewerkstelligen. Bislang sind Vergiftungen durch Legierungen nicht nachgewiesen; gelegentlich kommt es allerdings zu Allergien gegen einzelne Bestandteile der Legierungen. Der Begriff „Biolegierung" ist weder definiert noch geschützt. Jeder Hersteller kann seine Legierungen so bezeichnen.

teilen), die – wenn auch in geringen Mengen – Kupfer, Cadmium und Nickel enthalten. Vor allem Nickel verursacht häufig Allergien und sollte daher nicht eingesetzt werden. Die Anzahl der Legierungen in einem Mund, so Wirz, ist unwesentlich. Es kommt vielmehr darauf an, dass sie nicht korrodieren.

Mund unter Strom

„Sie haben in Ihrem Mund eine Batterie" (andere Variante: „ein galvanisches Element")! Mit solchen Aussagen verunsichern manche Zahnärzte ihre Patienten. Gemeint ist Folgendes: Wenn ein Edelmetall (Goldinlay) über eine leitfähige Flüssigkeit (Speichel) mit einem unedlen Metall (Amalgam) verbunden ist, können geringe elektrische Ströme fließen und aus dem unedleren Material Bestandteile lösen (oraler Galvanismus). Beim Amalgam wäre das primär nicht Quecksilber, sondern das unedelste der Legierungsmetalle, meistens Zinn. Untersuchungen haben aber gezeigt, dass Beschwerden nicht oder nur in Ausnahmefällen auf dieses Phänomen zurückgehen. Sie als Patient sollten deswegen keinesfalls intakte Amalgamfüllungen entfernen und durch andere (teurere) Materialien ersetzen lassen. Es hat sich schon oft gezeigt, dass die Beschwerden auch nach dem Entfernen der Amalgamfüllungen geblieben sind.

Amalgam entfernt: Oft sind die Beschwerden geblieben.

Die Füllung vorbereiten und legen

Der Zahnarzt bohrt zunächst mit einem schnell laufenden Instrument (Turbine oder schneller Mikromotor) den harten äußeren Zahnschmelz weg. Das von der Karies erweichte Zahnbein (Dentin) entfernt er meist mit einem anderen, langsamer laufenden Instrument. Wenn der Bohrer sehr nahe an das Zahnmark (Pulpa) herankommt und Hitze entwickelt oder gar die Pulpa verletzt, kann diese absterben. Mit speziellen Produkten kann der Zahnarzt versuchen, die Schädigung des Zahnmarks abzuwenden (direkte und indirekte Pulpenüberkappung).

Anschließend werden die Ränder der Höhlung sorgfältig geglättet und – ganz wichtig – die Umgebung des Zahnes trockengelegt (Kofferdam oder Watterollen – je nach Position von Zahn und Füllungsmaterial). Dann wird die Höhlung gereinigt und getrocknet.

Amalgamfüllung

Der Zahnarzt trägt auf dem Boden der Höhlung eine Unterfüllung, also eine Zwischenschicht auf – sie schützt das Zahnmark vor Hitze und Kälte. Anschließend drückt er gerade noch knetbares Amalgam in kleinen Portionen in die Kavität. Zwischendurch muss das Material verdichtet werden. Abschließend sollte der Zahnarzt die Oberfläche der Füllung der natürlichen Oberfläche des Zahnes nachbilden (zum Beispiel Höckeraufbau).

Reicht der Defekt bei einer Zwei- oder Drei-Flächen-Füllung in den Zahnzwischenraum, muss eine Matrize angelegt werden. Das ist ein flexibles Band aus Metall, das um den Zahn gelegt wird. Im Zahnzwischenraum sollte der Zahnarzt die Matrize ganz unten am Zahnfleisch mit einem kleinen Holz- oder Kunststoffstück verkeilen. So wird verhindert, dass Amalgam beim Stopfen in den Zahnzwischenraum quillt und später eventuell Schäden am Zahnhalteapparat verursacht. Amalgam ist erst nach zwei Stunden belastbar. Essen oder trinken Sie in dieser Zeit nichts. Sie könnten sonst die noch nicht ausgehärtete Füllung beschädigen.

Verschalung der Füllung bei der Sanierung großer Defekte.

Kompositfüllung

Für Füllungen im Frontzahnbereich eignen sich meist Komposite, die mit der Ätz-Klebe-Technik gelegt werden. Der Zahnarzt legt den Zahn trocken (möglichst mit Kofferdam) und ätzt in einem weiteren Schritt Schmelz und Zahnbein mit Phosphorsäure an – das vergrößert die Oberfläche. Auf diese raue Oberfläche kommt eine dünne Klebeschicht (Primer und Bonding) und darauf wiederum eine dünne Schicht Komposit nach der anderen. Jede Schicht muss mit Licht einer bestimmten Wellenlänge (blau) gehärtet werden. Dieser Vorgang wiederholt sich so oft, bis die Füllung komplett ist, danach erfolgen Ausarbeitung und Politur.

In Deutschland erstatten die Krankenkassen Kompositfüllungen im Frontzahnbereich, an den Seitenzähnen nur bei Vorliegen einer Allergie oder einer schweren Niereninsuffizienz. Bei Kompositfüllungen an den Backenzähnen erstatten die Kassen den Betrag für eine Amalgamfüllung. Auch in Österreich sind Kompositfüllungen an den vorderen Zähnen eine Kassenleistung.

Komposite kommen häufig an Schneidezähnen zum Einsatz, wo Teile der Schneidezähne abgebrochen sind oder wegen Karies weggebohrt werden mussten.

Vorteil:

+ Komposite können farblich sehr gut an die Zahnsubstanz angeglichen werden.

Komposit: Behandlung ist heikler und dauert länger.

Nachteile:

- Die Behandlung dauert länger als bei Amalgam – vor allem das (wiederholte) Härten mit Licht.
- Beim Härten schrumpfen Kompositmaterialien; es können sich Randspalten bilden. Durch das Auftragen und Aushärten möglichst dünner Schichten und durch eine Versiegelung der Oberfläche lässt sich der Effekt verringern, aber nicht ganz ausschließen.
- Viele Kompositfüllungen verfärben sich mit der Zeit. – Gehen Sie zum Zahnarzt, wenn Sie Randverfärbungen bemerken. Oft genügt eine Politur, und die Füllung sieht wieder schön aus. Je größer die Füllung und je schlechter die Mundhygiene des Patienten, desto weniger sind dieses Material und diese Technik geeignet.

Wenn Zahnseide an immer der selben Stelle stark zerfasert oder abreißt, kann das auf schlechte Füllungen oder Karies hinweisen.

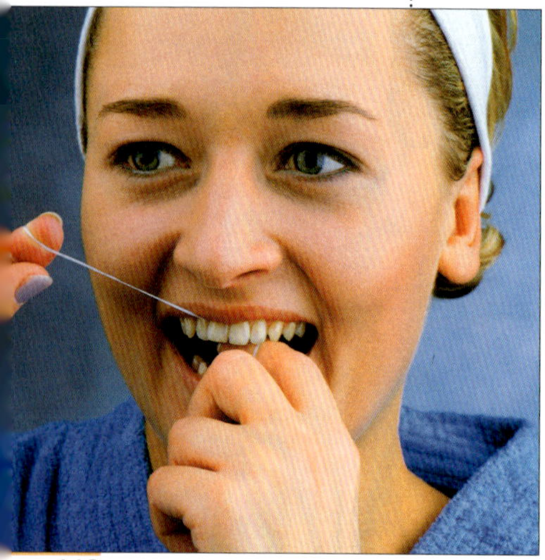

Sorgfalt beim Einpassen

Nach dem Legen der Füllung oder dem Einsetzen des Inlays kommen weitere Schritte.

Wichtig ist der Kontaktpunkt zwischen benachbarten Zähnen: Die Zähne dürfen sich nicht flächig berühren, sondern nur an einem Punkt, und zwar so, dass die Zahnseide mit mittlerem Druck durch diesen Kontaktpunkt rutschen kann. Der Kontaktpunkt ist zu schwach, wenn ständig Speisereste kleben bleiben. Wenn Ihre Zahnseide an einer Füllung ständig hängen bleibt oder immer zerfasert, kann das auf eine schlecht ausgeführte Füllung im Zahnzwischenraum oder auf Karies hinweisen.

Der Zahnarzt prüft daher den Kontaktpunkt und den Biss (Okklusion). Wichtig: Sie dürfen nicht das Gefühl haben, dass ein Teil der Füllung vorsteht und stärker belastet wird. Ein deutlicher Mangel wäre es, wenn sich die Zahnreihen beim Aufeinanderbeißen zuerst an einer einzigen Stelle berühren und dann noch seitlich abrutschen (Frühkontakt).

Zur Kontrolle beißen Sie als Patient auf einen dünnen, farbigen Papier- oder Kunststoffstreifen. Das hinterlässt auf der Kaufläche kleine farbige Punkte (Kontaktpunkte). Aus ihrer Anzahl, Größe und Lage kann Ihr Zahnarzt erkennen, ob die Arbeit gut eingepasst ist. Es kommt immer wieder vor, dass eine Füllung oder ein Inlay nach dem Einsetzen noch zu hoch ist. Dann muss Ihr Zahnarzt so lange arbeiten, bis sie perfekt passt (etwa durch Beschleifen). Andernfalls kann die ungleichmäßige Belastung Zähne und Kiefergelenke massiv beeinträchtigen und dauerhaft Schmerzen hervorrufen.

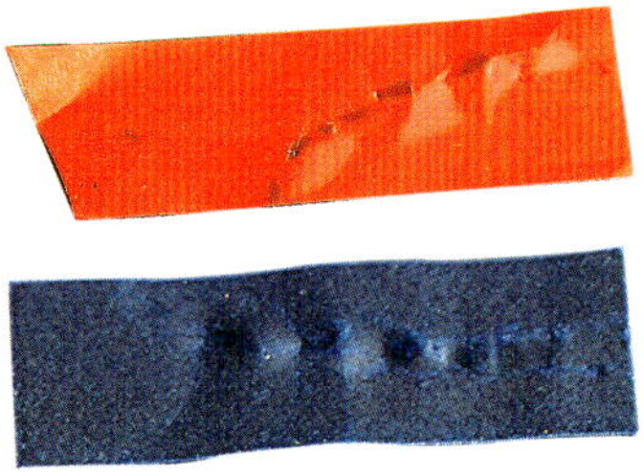

Blaupapier (gibt es auch in anderen Farben): Der Patient beißt nach der Behandlung (Füllung, Inlay, Krone) auf das farbige Papier. Am Abdruck kann der Arzt erkennen, ob der Biss stimmt. Das ist besonders dann wichtig, wenn der Patient aufgrund der schmerzstillenden Spritze z.B. zu hohe Inlays nicht spüren würde.

Der Randspalt

Der Randspalt ist das programmierte Ende vieler Füllungen *(Sekundärkaries ➔ Seite 101).* Wenn sich Füllungsmaterial und Zahn nicht optimal verbinden, kann an der Grenze zwischen Füllung und Zahn ein – oft kaum sichtbarer – Randspalt entstehen. Bakterien dringen ein und verursachen bald wieder Karies, die so genannte Sekundärkaries. (Vergrößerte Abbildung: Das Körnchen ist etwa 1/10 mm groß.)

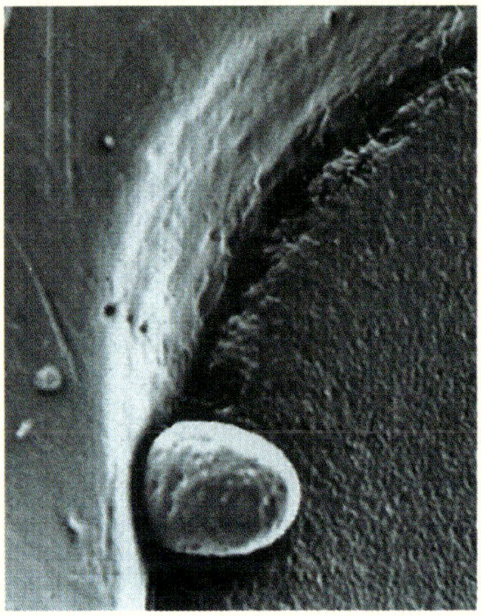

Eine neue Füllung sollte der Zahnarzt polieren. Das glättet die Oberfläche, sorgt für einen sauberen Übergang zwischen Füllung und Zahn (Randspalt) und wirkt vorbeugend gegen Plaque-Neubildung. Bei Amalgam kann die Politur erst in einer zweiten Sitzung erfolgen (passiert aber selten). – All diese Nacharbeiten sind also ein Zeichen von Sorgfalt.

Probleme bei Füllungen und Inlays

Nach der Sanierung kann der Zahn noch tagelang empfindlich sein.

Es passiert immer wieder – hier ist von zehn Prozent der Fälle die Rede –, dass die Hitze beim Bohren und Beschleifen den Zahn so schädigt, dass er abstirbt. Eine angemessene Wasserkühlung und moderater Druck des Bohrers können dieses Risiko ausschließen. Ein Zahn kann mit einer neuen, umfangreichen Füllung – das gilt für alle Materialien – noch ein paar Tage, selten noch ein paar Wochen nach dem Einsetzen empfindlich sein, besonders bei Kälte und Wärme. Bei Goldinlays fällt dies besonders unangenehm auf. Gold ist ein sehr guter Wärmeleiter. Nur eine Unterfüllung (Isolierung) kann dies mildern.

Wenig Nutzen bei Speichel- und Bakterientests

Es gibt Speicheltests, die die Fähigkeit des Speichels bestimmen, schädliche Säuren im Mund zu neutralisieren (Pufferfähigkeit). Andere Speichelanalysen versuchen die Quecksilberbelastung bei Amalgamfüllungen zu messen.
SM ist das Kürzel für den Bazillus Streptococcus mutans, einem der wichtigsten Kariesverursacher. Mit dem SM-Test wird versucht zu bestimmen, welche Bakterienarten in Ihrem Mund leben und wie groß der Anteil des SM ist. Sind diese Bakterien kaum vorhanden, besteht auch nur ein geringes Kariesrisiko.
All diese Tests sind aber noch ungenau und für sich genommen nur begrenzt aussagefähig. Sie sind teuer und, wenn der Arzt sie routinemäßig einsetzt, auch fragwürdig. Es ist wie beim Messen des Blutdrucks: Aus der momentanen Einzelbeobachtung können Sie nicht zwingend auf das weitere Schicksal Ihrer Zähne schließen.

Kronen

Was nützt das schönste neue Dach, wenn der Keller schimmelt und tragende Wände bald einstürzen werden? Die Krone ist das letzte Glied in einer langen Kette von Behandlungen: Erst muss alles saniert sein, dann kommt die Krone.

Alte und defekte Füllungen müssen entfernt, kariöse Stellen saniert werden. Wehe, es bleiben unter einer Krone alte Amalgamreste oder Karies, das wäre schwerer Pfusch. Der Zahnarzt muss wurzelbehandelte Zähne kontrollieren, muss prüfen, ob sich an der Wurzelspitze vielleicht ein (schmerzloses) Granulom befindet (Entzündungsgewebe um die Wurzelspitze), muss klären, ob der Kieferknochen noch gesund oder schon abgebaut ist. Röntgen ist da Pflicht. Ganz wichtig und oft vergessen: Auch krankes Zahnfleisch und ein kranker Zahnhalteapparat müssen vor jeder Krone saniert werden.

Mehraufwand kostet

Aufwendig und damit teuer wird die Behandlung dann, wenn der Zahnarzt auf Probleme stößt: wenn die Karies sehr tief ist, also unter den Zahnfleischrand (subgingival) reicht und wenn ein Stiftaufbau nötig ist. Kann der Patient den Mund nicht weit öffnen, tut sich der Zahnarzt bei der Arbeit deutlich schwerer. Gibt es Beschwerden in den Kiefergelenken und in der Kaumuskulatur, stimmt der Zusammenbiss von Ober- und Unterkiefer nicht, dann sind Diagnose und Therapie sehr viel aufwendiger. Wenn der Zahnarzt dem Patienten auch noch den Gesichtsbogen anlegt und die typischen Bewegungsmuster des Unterkiefers in die Gestaltung der Krone einbezieht, dann deutet das auf sorgfältige Arbeit.

Je aufwendiger die Behandlung, desto teurer kommt eine Krone.

Sorgfalt zählt mehr als Material

Eine Krone ist immer nur so gut, wie der Zahnarzt und der Zahntechniker, die sie anfertigen. Sorgfalt zählt mehr als Material. Für die Lebensdauer einer Krone sind aber auch Sie als Patient mitverantwortlich (gründliche Reinigung). Wichtig: Sie müssen die Zahnzwischenräume gut mit Zahnseide reinigen können. Machen Sie den Test: Zerfasert die Zahnseide ständig am Kronenrand, dann deutet das auf mangelhafte Arbeit hin.

Nur ein präziser Abdruck garantiert eine gut sitzende Krone.

Wie geht der Zahnarzt vor?
Zuerst muss es, wie bereits beschrieben, eine sorgfältige Diagnose geben. Eine Krone auf eine kariöse Stelle zu setzen, gilt als zahnärztlicher Fehler. Schmerzen, Abszess, Schwellung und Extraktion können die Konsequenzen sein. Nach der Betäubung und dem Ausbohren (von Karies und Füllungsresten) muss der Zahn zunächst mit einem Füllungsmaterial wieder aufgebaut werden. In einigen Fällen muss, damit die Krone später auch stabil sitzt, bei wurzelbehandelten Zähnen ein Stift eingesetzt werden. Der Zahn wird außen beschliffen (Präparation), Stufen und Rillen vergrößern die Oberfläche des Zahnstumpfes und verbessern den Halt der Krone (Friktion).

So lange halten Kronen

Nach zehn Jahren sind im Durchschnitt noch etwa neunzig Prozent aller Kronen intakt, nach 15 Jahren etwa 75 Prozent und nach zwanzig Jahren noch die Hälfte. Das heißt, dass ein sauber überkronter Zahn bei sorgfältiger Mundhygiene gut und gerne 15 bis 20 Jahre seinen Dienst tun kann.

Im nächsten Schritt muss der Zahnarzt den Zahn und vor allem den Zahnfleischsaum trockenlegen, etwa mit Hilfe eines speziellen Fadens (Retraktionsfaden), den er zwischen Zahn und Zahnfleischrand drückt. Das kann zwar etwas unangenehm sein, ist aber sehr wichtig für die Passgenauigkeit der Krone. Dann fertigt er einen Abdruck des beschliffenen Stumpfes, des dazugehörigen und des gegenüberliegenden Kiefers an. Der Zahnstumpf muss dabei trocken sein, Blut und Speichel dürfen nicht die Genauigkeit des Abdruckes reduzieren. Je exakter der Abdruck und je umfassender die Zusatzinformationen vom Arzt, desto präziser kann der Zahntechniker arbeiten, und desto besser passt die Krone. Nach dem Abdruck erhalten Sie eine provisorische Krone.

Dann ist das zahntechnische Labor an der Reihe. Mithilfe der Abdrücke stellt der Zahntechniker ein Modell des präparierten Stumpfes und ein Modell von Ober- und Unterkiefer her, gießt die Krone und passt das Stück möglichst genau in die Zahnreihen ein. Diese Rohkrone wird anschließend bearbeitet und dann den Zahnarzt geschickt. Das dauert in der Regel etwa ein bis zwei Wochen.

Der Zahnarzt prüft in einer zweiten Sitzung Form und Sitz der Krone (ohne sie zunächst endgültig einzuzementieren), kontrolliert mit Blaupapier den Kontakt zu den gegenüberliegenden Zähnen, bearbeitet und poliert die Krone, bis sie perfekt passt.

Randschluss

Die Krone muss glatt, ohne Ritze oder Stufe in den Zahnstumpf übergehen, ohne tastbaren Randspalt eben. Ein Randspalt mit 50 Mikrometern (0,05 Millimeter) gilt als hervorragend, 200 Mikrometer sind üblich (ein fünftel Millimeter). Zum Vergleich: Ein Haar ist etwa 0,1 Millimeter dick.

Sie können die Qualität des Randschlusses selbst kaum überprüfen. Wenn Sie aber mit dem Zahnstocher zwischen Zahnstumpf und Krone eine deutliche Ritze spüren oder beim Reinigen der Zahnzwischenräume ständig mit der Zahnseide hängen bleiben, sollten Sie Ihren Zahnarzt darauf ansprechen. Wo immer Zahnbelag und Speisereste hängen bleiben, ist höchste Gefahr im Verzug.

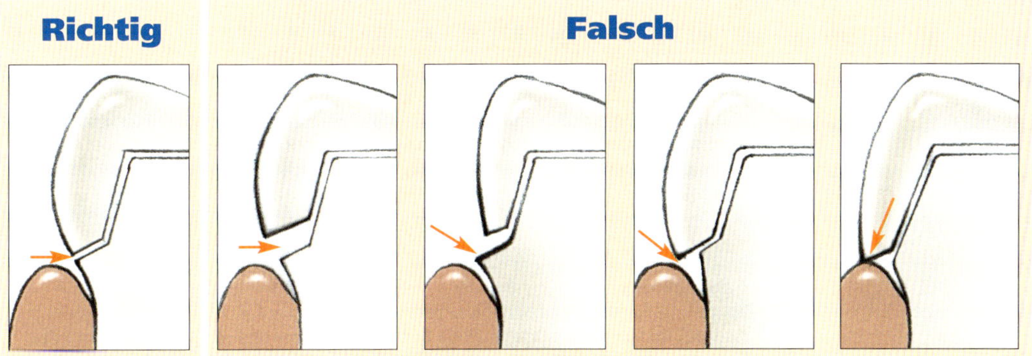

Der Spalt zwischen dem Zahnstumpf und der Krone sollte optimalerweise 0,05 bis 0,10 Millimeter betragen (ein dünnes Haar).

Der Spalt zwischen Krone und Zahn ist zu groß (Randschluss). Hier können Keime eindringen und Sekundärkaries verursachen.

Der Zahnstumpf ragt über die Krone hinaus. Hier bleiben leicht Speisereste hängen: Kariesgefahr.

Der Kronenrand hängt über. Auch hier bleiben leicht Speisereste hängen: Kariesgefahr. Außerdem wird das Zahnfleisch geschädigt.

Die Krone drückt auf das Zahnfleisch. Entzündungen können den Zahnhalteapparat nachhaltig schädigen.

Die wichtigsten Kronentypen

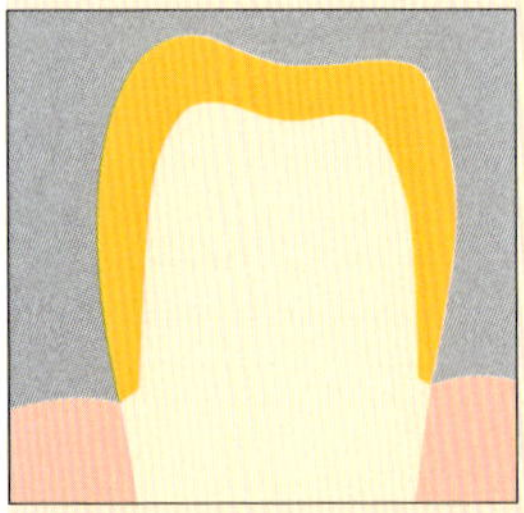

Vollgusskrone
Vorteil: Sie ist aus einem Stück. Sie ist langlebig, hat sich bewährt und ist relativ günstig.
Nachteil: Sie fällt mit ihrem goldfarbenen Glanz auf. Empfehlenswert sind hochwertige Goldlegierungen, um die Gefahr der Korrosion möglichst gering zu halten. Je unedler die Legierung, desto größer die Gefahr einer Verfärbung. Auch lässt sich eine edle Legierung viel besser durch den Zahntechniker verarbeiten, was zu höherer Qualität führt. Die Mehrkosten für den höheren Goldanteil bei einer Vollkrone im Vergleich zu einem einfachen Modell liegen bei etwa 50 bis 100 Euro.

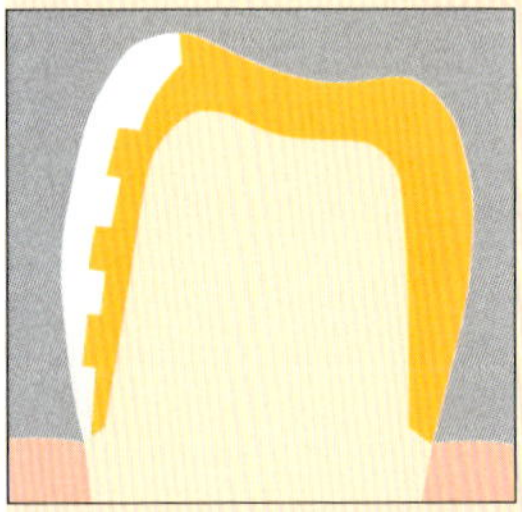

Kunststoff-Verblendkrone
Vorteil: Die Verblendung kann repariert werden. Sie sieht besser aus als die Vollgusskrone, ist gut belastbar und trotzdem noch erschwinglich.
Nachteil: Die glänzende Kaufläche ist meist sichtbar, billiger Kunststoff kann sich verfärben und durch intensives Schrubben abgetragen werden; Wärmeübertragung möglich.

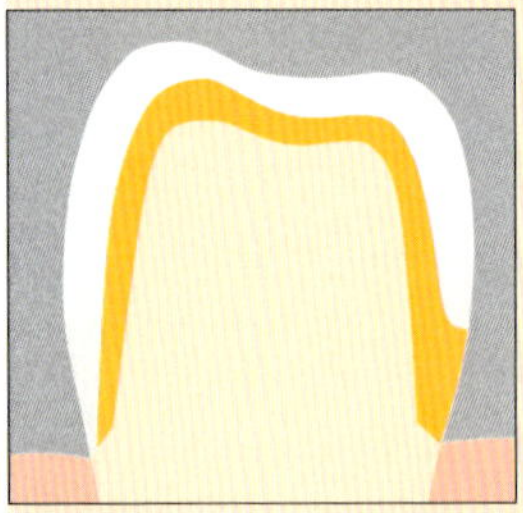

Verblendmetallkrone (VMK)
Vorteil: Sie ist ein bewährtes Standardprodukt. Verblendkronen sehen besser aus als Vollgusskronen und sind noch erschwinglich. Den Kern bildet eine gegossene Krone, die entweder mit zahnfarbenem Kunststoff oder einer farblich passenden Keramik überzogen wird. Ist nur eine Zahnfläche verkleidet, spricht man von einer Facette. Früher waren Keramikverblendungen schöner, farbbeständiger, haltbarer und teurer als Kunststoffblenden, die sich (vor allem auf der Kaufläche) eher abnutzten und leichter verfärbten. Inzwischen hat sich aber die Qualität der Kunststoffe verbessert und jener der Keramik (auch preislich) angenähert.

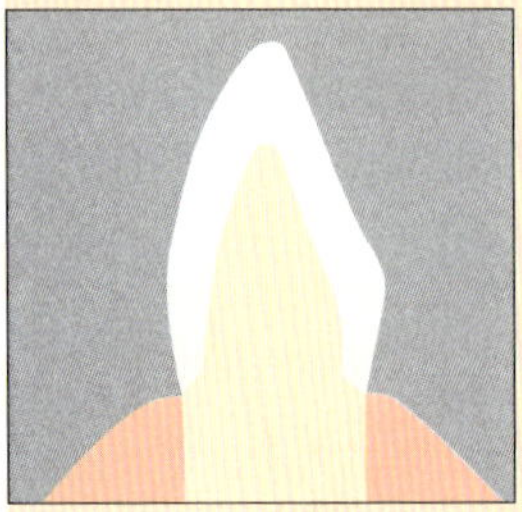

Keramikkrone (= Porzellankrone)
Vorteil: Sie ist zur Gänze aus Keramik und hat kein Metallgerüst – vor allem für den Frontzahnbereich (Jacketkrone). Sie sieht sehr natürlich aus, enthält kein Metall (für Allergiker) und überträgt weniger Wärme als eine Metallkrone.
Nachteil: Sie braucht dickere Wände (Stabilität); der Zahn muss deshalb stärker beschliffen werden. Das harte Material kann gegenüberliegende Zähne beeinträchtigen, und der Preis ist höher. Es gibt auch Jacketkronen aus Kunststoff, die im Preis günstiger, aber dafür nicht so langlebig sind.

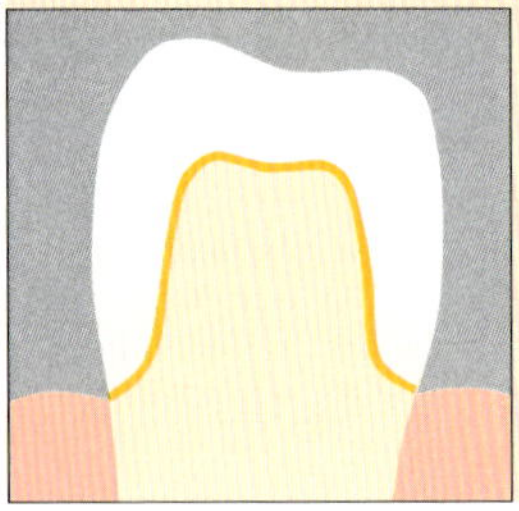

Galvanokrone
Vorteil: Sie hat eine hohe Passgenauigkeit und sieht gut aus. Fast reines Gold wird galvanisch auf ein Modell aufgetragen. Diese Goldschicht ist dünn und weich und schmiegt sich perfekt an den Zahnstumpf an. Darauf kommt eine Verblendung aus Spezialkeramik.
Nachteil: Sie ist sehr teuer, außerdem kann der weiche Goldrand bei einer Mundhygienesitzung beschädigt werden.

Stiftzahnkrone: Auf einem Stift, der in der Zahnwurzel verankert ist, sitzt eine Krone. Dies ist die letzte Möglichkeit, bevor der Zahn ganz verloren ist. Gegossene Stifte sind wegen der aufwendigen Herstellung teurer.

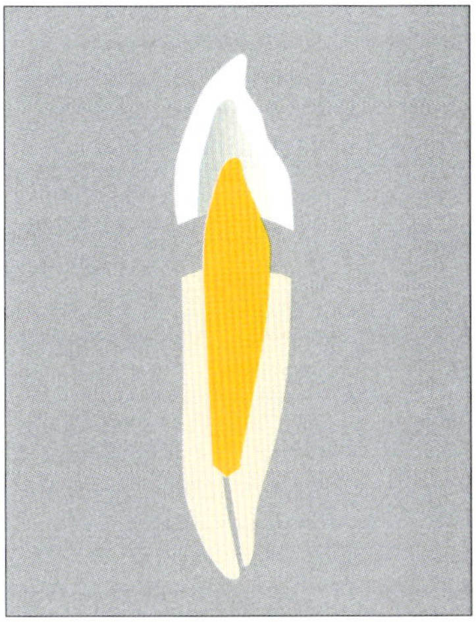

Stiftzahnkrone mit gegossenem Stift

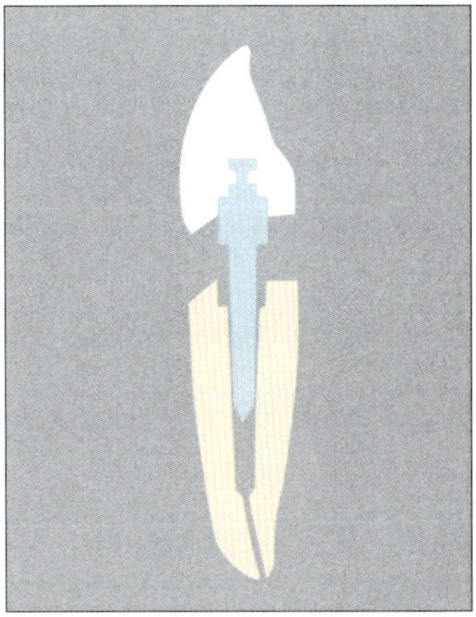

Stiftzahnkrone mit vorgefertigtem Stift

Tipps für neue Kronen und Brücken

- Lassen Sie neue Kronen und Brücken im Zweifel nicht sofort einzementieren. Probieren Sie sie erst mit einem provisorischen Kleber aus – dann sind noch größere Korrekturen möglich. Provisorisches Tragen ist allerdings bei vollkeramischen Kronen nicht praktikabel.
- Makellos weiße Zähne (Modell „Neonröhre“) passen vielleicht nicht ganz zu Ihrem Typ und Ihrem Alter. Eine gleichmäßige Färbung aller Zähne ist unauffälliger.
- Vollkronen halten besser als Teilkronen und Inlays. Sie haben auch eine längere Lebensdauer.
- Nach dem Einsetzen von Kronen und Brücken können die Zähne eine Zeit lang sehr empfindlich auf Temperaturreize reagieren. Meiden Sie dann für einige Wochen sehr kalte oder heiße Speisen und Getränke.
- Der Zusammenbiss (Okklusion) muss perfekt stimmen. Beharren Sie unbedingt darauf (auf Farbpapier beißen).
- Die Haltbarkeit von Kronen, vor allem aber von Brücken, hängt sehr stark davon ab, wie gewissenhaft Sie Zähne, Zahnersatz und vor allem den Zahnfleischrand reinigen. Putzen Sie hier also besonders sorgfältig.

So erkennen Sie die Qualität von Kronen

Auto ist nicht gleich Auto und Krone nicht gleich Krone. Einfache und hochwertige Kronen können sich in vielen verschiedenen Merkmalen unterscheiden. Hier eine grobe Orientierung.

	Pfusch	Mindestversorgung	Standardversorgung	Luxusausführung
Form	Krone passt nicht zu den anderen Zähnen	füllt die Lücke; glatte Oberfläche, simple nicht individuelle Form	Form orientiert sich an den Nachbarzähnen; punktförmiger Kontaktpunkt (durchlässig für Zahnseide)	Form passt perfekt zu den Nachbarzähnen; exakter Kontaktpunkt; Zahnzwischenräume leicht zu reinigen
Farbe und Glanz	sticht farblich deutlich von den anderen Zähnen ab (z.B. „Neonröhre")[1])	einfache, einheitliche Farbe; eher stumpfe Erscheinung	weitgehend natürlich und altersgemäß	kleine Unregelmäßigkeiten aufgemalt oder gebrannt; Wechsel von durchsichtigen und undurchsichtigen Flächen
Legierung	harte, nickelhaltige Legierung *(➜ Seite 122)*	kein Edelmetall, einfacher Stahl[2])	edelmetallhaltige Legierung, Stahl[2])	hochgoldhaltige Legierung, Titan[2])
Schneidezahn	Verhältnis flach/bauchig stimmt nicht; falsche Krümmung der Schneidekante	nicht individuell; schulmäßige Herstellung	passt ungefähr zum Nachbarzahn	unter Umständen mit leichten Einziehungen an der Schneidekante; individuell an die Nachbarzähne angepasst
Kaufläche großer Backenzahn	flach wie ein Tisch; wellig wie ein Waschbrett	standardmäßig gefertigt, mit Höckern	standardmäßig gefertigt, mit Höckern	individuell und exakt an den Gegenzahn angepasste Höcker; störungsfreie Kaufunktion

Fortsetzung ➜ Seite 121

Teleskop- oder Konuskrone: Auf dem Zahnstumpf sitzt wie ein Jogurtbecher eine dünne Metallhülse (meist aus Hochgold). Darauf steckt die eigentliche Krone, die Teil des herausnehmbaren Zahnersatzes ist. Diese Kronen kommen vor allem beim parodontal vorgeschädigten Restgebiss zum Einsatz (das heißt, die Pfeilerzähne können hierbei schon geringfügig wackeln).

Vorteil:

✚ Der Zahnersatz lässt sich erweitern, Reparaturen sind leichter möglich, außerdem werden die Pfeilerzähne optimal belastet.

Nachteil:

– Diese Kronen sind durch die Innenkonstruktion eher größer und können klobig wirken. Die Teleskopkrone erfordert sowohl vom Zahnarzt als auch vom Dentallabor sehr präzise Arbeit.

	Pfusch	Mindestversorgung	Standardversorgung	Luxusausführung
Beschliff des Zahnstumpfes	zu schnell, zu heiß (mangelnde Kühlung) – Zahn stirbt ab	häufig: tangential [3]), gefordert: Hohlkehle	mit Hohlkehle; Schulter oder Stufe	mit Hohlkehle; Schulter oder Stufe (bei Keramikkronen)
Kronenrand	Kronenrand drückt auf das Zahnfleisch (verursacht Entzündungen); Kronenrand passt nicht genau auf den Zahnstumpf (Speisereste, Zahnbelag)	Metallrand sichtbar; über dem Zahnfleischrand	Metallrand sichtbar; über dem Zahnfleischrand	1. Metallrand wenig sichtbar (Galvanokrone), oder 2. nicht sichtbar a) Keramikschulter, b) Vollkunststoff- oder Vollkeramikkrone
Kunststoff	weicher Kunststoff, innerhalb weniger Monate verfärbt	einfarbig; matt; eine Schicht, simple Form	natürliche Form wie Nachbarzahn; härterer Kunststoff; verfärbt sich nicht	individuelle Form und Farbe; 1. Beschichtung: mind. 60% Keramikanteil, für Laien von Keramik nicht zu unterscheiden 2. Vollkunststoffkrone aus Ceromer oder Polyglas
Keramik	Risse; abgeplatzte Teile	glatt; billige Keramik; 2 Schichten; schimmert kaum; kaum durchsichtig	bessere Keramik, 3 Schichten, eventuell sichtbarer Metallrand	Transluzenz, Opaleszenz[4]), geriefte Oberfläche; 1. Beschichtung: 5 bis 6 Schichten auf Metall, unauffälliger Metallrand oder Keramikschulter 2. Vollkeramikkrone
Randspalt (zwischen Krone und Zahn)	groß, mit Fingernagel deutlich spürbar; Speisereste und Zahnseide bleiben hängen	bis ca. 0,2 mm	bis ca. 0,2 mm	ca. 0,05 bis 0,1 mm
Zahntechniker	–	–	bei Problemen geht der Patient ins Labor oder der Zahntechniker kommt in die Praxis (Ausnahme)	

Zeichenerklärung:
1) Viele Patienten wünschen eine unangemessen helle Farbe! 2) Mit Stahl gibt es kaum Probleme. Auch Zahnkronen in Luxusausführung können einen Stahlkern haben. Nachteil für den Zahnarzt: Das Aufbohren (zum Beispiel für eine Wurzelbehandlung) ist schwierig. Titan ist an sich billig, die Bearbeitung aber aufwendig und meistens teuer. Es können auch 08/15-Kronen in Titan ausgeführt sein. 3) Tangentialbeschliff: Ein glatter Übergang vom Zahn zur Krone ist kaum möglich. Zahnbelag und Speisereste bleiben hängen, Gefahr von Karies und Zahnfleischentzündungen. Uni-Zahnklinik fordert Hohlkehle. 4) Transluzenz: Durchsichtigkeit; Opaleszenz: fleckiges Schimmern (ähnlich dem Opal).

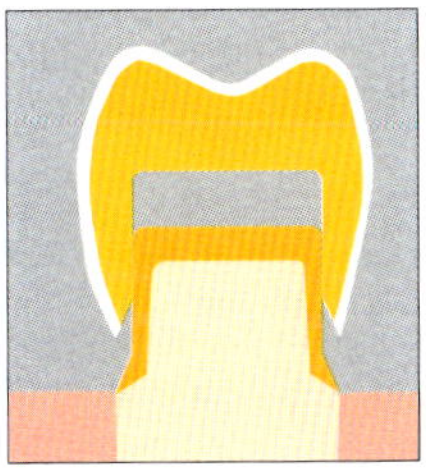

Teleskopkrone

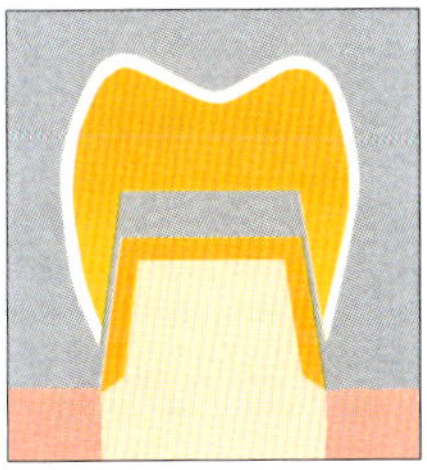

Konuskrone

Fehler beim Überkronen von Zähnen

Formfehler: Der Kronenrand drückt auf das Zahnfleisch, und es entzündet sich, oder der Randschluss ist schlecht gestaltet.
Ständig bleiben Speisereste hängen: Der Kontaktpunkt zu den Nachbarzähnen stimmt nicht.
Krone zu hoch: Frühkontakte können die beteiligten Zähne belasten, lockern die Verankerung und verursachen Schmerzen.
Schmerzen: Wenn sich das Mark des behandelten Zahnes durch das Abschleifen entzündet, das Provisorium undicht war oder der Zahnhals wegen zu kurzer Kronenränder plötzlich überempfindlich wird, kommt es bald zu Schmerzen.
Nickel: Nickel verursacht sehr oft Allergien. Die Krone sollte daher kein Nickel enthalten.
Technische Mängel: Verblendungen können abplatzen, Lötstellen stören. Solche Mängel machen sich meist bald nach dem Einsetzen bemerkbar (längstens nach zwei Monaten). Probleme mit dem Zahnfleisch, dem Zahnhalteapparat und dem Kiefer – etwa als Folge eines falsch gestalteten Kronenrandes – zeigen sich oft erst viel später.
Problem Stiftzahn: Die häufigsten Probleme gibt es mit Kronen an Frontzähnen, die auf Stiftaufbauten befestigt sind.

Das verkürzt die Lebensdauer von überkronten Zähnen

- Mangelhafte Arbeit des Zahnarztes und/oder des Zahntechnikers (wenn zum Beispiel ein großer Randspalt bleibt);
- Wurzelbehandlung des Zahnes (nicht zwangsläufig);
- ein Defekt rund um die Wurzelspitze (periapikale Läsion);
- verkürzte Wurzel (Wurzelspitzenresektion) (nicht zwangsläufig);
- häufiges Zahnknirschen (Bruxismus);
- Parodontitis;
- ungenügende Mundhygiene.

Zähne ziehen

Bei einem Biss in das Frühstücksbrot ist Herrn Meier vor ein paar Tagen eine Krone abgebrochen. Jetzt liegt er auf dem Behandlungsstuhl, die Röntgenaufnahme hängt neben ihm am Leuchtkasten, die Betäubungsspritze fängt an zu wirken: Der Zahn muss raus. Seine Zahnärztin versucht, mit der Zange die Reste des Stumpfes zu ziehen. Doch der Zahn zerbricht noch weiter, und es bleiben mehrere Teile im Kiefer stecken. Sie schneidet das Zahnfleisch auf, fräst den Kieferknochen auf und versucht, die Reste des Zahnes von unten aus dem Wurzelfach zu hebeln.

Schließlich schafft sie es, die beiden Wurzelspitzen herauszuholen. Indem sie sie zwischen den Fingerspitzen rollt, überprüft sie sie auf scharfe Kanten, denn das würde bedeuten, dass noch kleine Splitter im Kiefer stecken, und die müssten dann noch entfernt werden. Zu den häufigsten Komplikationen nach Extraktionen gehören Entzündungen und Schmerzen, die von einem kleinen Bruchstück des Zahnes herrühren, das im Kiefer übersehen worden ist.

Werden bei einer Extraktion des Zahnes Bruchstücke im Kiefer übersehen, drohen Schmerzen.

Nach dem Ziehen des Zahnes vernäht die Zahnärztin die Wunde mit einer feinen, gebogenen Nadel. In einer Woche ist Kontrolle. Herr Meier erhält Schmerztabletten, denn in der Nacht wird die Betäubung abklingen, und die Wunde kann zu schmerzen beginnen.

Nach der Extraktion verschließt gerinnendes Blut die Wunde. Fehlt dieser natürliche Wundverschluss, können Keime eindringen und Entzündungen verursachen, die den ganzen Kiefer in Mitleidenschaft ziehen. Der Genuss von Nikotin oder Koffein führt zum Zerfall des Blutpfropfes und zu Wundheilungsstörungen.

Ihr Zahnarzt oder Ihre Zahnärztin wird Ihnen nach dem Ziehen eines Zahnes (aber auch nach anderen Operationen) ein Informationsblatt überreichen. Der Inhalt sollte etwa folgendermaßen aussehen.

Patienteninformation

- Lenken Sie kein Fahrzeug. Ihre Reaktionsfähigkeit ist vor und nach dem Eingriff herabgesetzt.
- Essen und trinken Sie nicht, bevor die örtliche Betäubung abgeklungen ist. Sie könnten sich sonst unbemerkt in die Wange beißen. Nehmen Sie – sofern Sie überhaupt Lust zum Essen haben – leichte Kost zu sich (keine Milchprodukte).
- Vermeiden Sie jede Wärme, also heiße Getränke, Sauna, heiße Bäder...
- Schonen Sie sich, und vermeiden Sie jede Anstrengung. Durch körperliche Anstrengung kann die Wunde aufplatzen und wieder zu bluten beginnen.
- Wenn Ihre Backe anschwillt, legen Sie eine Kältepackung auf (z.B. Eiswürfel in einem Plastikbeutel, mit einem Geschirrtuch umwickelt).
- Vermeiden Sie Alkohol und Nikotin.
- Reinigen Sie die übrigen Zähne und das Zahnfleisch gründlich, aber lassen Sie die Wunde in Ruhe: Saugen Sie nicht daran, bearbeiten Sie sie nicht und drücken Sie nicht mit den Fingern daran herum. Fremdkörper in einer frischen Wunde können schlimme Folgen haben.
- Verzichten Sie auf Wundspülungen – und wenn es schon unbedingt sein muss, dann bitte nur mit größter Vorsicht.
- Kleinere Nachblutungen können Sie selbst stillen, indem Sie zehn Minuten auf einen Knoten in einem sauberen Baumwolltuch (Taschentuch) beißen. Größere Blutungen sind im Mund sehr selten. Sollte das der Fall sein, suchen Sie die Praxis auf, oder wenden Sie sich an den zahnärztlichen Notdienst.
- Sollte die Wunde schmerzen, nehmen Sie ein schmerzstillendes Mittel ein. Auch diese Medikamente können die Fahrtüchtigkeit beeinträchtigen.
- Bei anhaltenden Schmerzen können Sie die Praxis jederzeit vor dem vereinbarten Termin aufsuchen.

„Herde" – was ist dran?

Manche Ärzte empfehlen ihren Patienten, „beherdete Zähne" ziehen zu lassen. In der Schulmedizin versteht man unter einem Herd einen genau abgegrenzten Krankheitsprozess, der über die direkte Umgebung hinaus Fernwirkungen hat – also zum Beispiel Gelenkschmerzen verursachen kann. In der Mundhöhle können folgende Störungen als Herd wirken: verlagerte Zähne (➜ *Seite 73 f.*), wurzeltote Zähne oder Wurzelspitzengranulome. Granulome sind knötchenförmige Bläschen im Gewebe, die der Körper um Entzündungsherde – im Kiefer oft die Wurzelspitzen – bildet, um eine Ausbreitung zu verhindern. Sie verursachen zwar fast nie direkte Beschwerden, können aber den Organismus belasten und in einen Abszess (eitriges Geschwür) übergehen.

Korrekt versorgte wurzelbehandelte Zähne ziehen zu lassen, ist (ausgenommen bei Knochenmarktransplantationen) aus der Sicht der Schulmedizin strikt abzulehnen. Besser ein „toter" Zahn als gar kein Zahn. Auch eine kleine Entzündung im Kiefer wird man zunächst behandeln (Entfernen des Auslösers und Antibiotikagabe), bevor man daran denken kann, den betroffenen Zahn – als letzte Möglichkeit – zu ziehen.

Alle Zähne ziehen?

„Bitte ziehen Sie mir alle Zähne, und machen Sie mir eine Prothese. Ich möchte endlich Ruhe haben." Diese Bitte an den Zahnarzt ist manchmal zwar verständlich, aber nicht sinnvoll. Nichts kann eigene Zähne in ihrer Bedeutung für Gesundheit und allgemeines Wohlbefinden ersetzen, und der Kiefer kann sich nach so einer radikalen Maßnahme verformen, sodass die Prothese bald nicht mehr passt. Auch ist das Ziehen sämtlicher Zähne ohne zwingende medizinische Begründung verboten.

Weisheitszähne

Bei Weisheitszähnen kann es vorkommen, dass sie nicht oder nur teilweise durchbrechen oder verborgen und verlagert im Kiefer liegen. Solche retinierten (zurückgehaltenen) Zähne können andere Zähne beschädigen und Schmerzen verursachen. Da Weisheitszähne in einem zu kleinen Unterkiefer oft zwischen dem letzten Backenzahn (dem Siebener) und dem aufsteigenden Kieferknochen eingezwängt sind, ist die Zahnreinigung nicht ganz einfach. Speisereste und Bakterien können

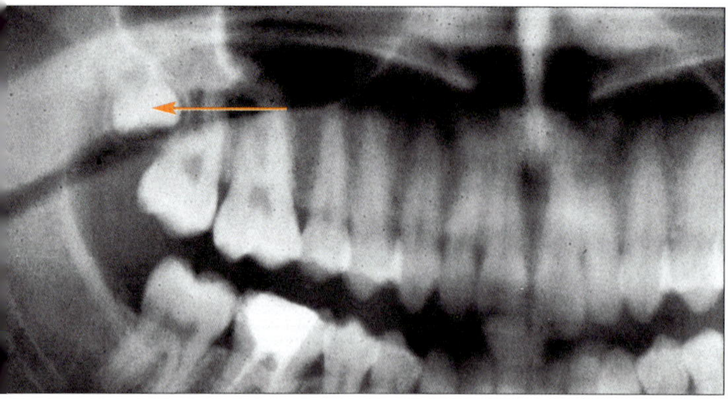

Es kommt immer wieder vor, dass Weisheitszähne nicht richtig im Kiefer liegen. Die beste Zeit, sie zu entfernen, ist zwischen dem 17. und 20. Lebensjahr.

in dieser Nische ein ungestörtes Leben entwickeln, was zuweilen zu heftigen, äußerst schmerzhaften Entzündungen führt.

Wenn es nun bei Ihnen oder Ihren Kindern nötig sein sollte, einen oder mehrere Weisheitszähne zu ziehen, dann ist es am besten, das etwa zwischen dem 17. und 20. Lebensjahr zu tun. Weisheitszähne haben meist stark gekrümmte Wurzeln. Bei jungen Menschen ist das Wachstum der Wurzeln noch nicht abgeschlossen, und der Kieferknochen wird erst zwischen dem 20. und 30. Lebensjahr dicht und kompakt. Beides hat einen Einfluss darauf, wie schwierig oder wie leicht eine Extraktion abläuft.

Komplikationen bei einer Extraktion

Beim Ziehen eines Zahnes können typische Komplikationen auftreten:

- Kieferbruch – ein seltenes Risiko.
- Schmerzen (oder Taubheitsgefühl) durch eine Verletzung oder Reizung des Nervs: kommen relativ häufig vor.
- Öffnung der Kieferhöhle: ist selten; muss noch in derselben Sitzung wieder verschlossen werden.

Eine sorgfältige Untersuchung (Röntgenbilder) vor und nach dem Eingriff senkt das Risiko. Vor dieser Operation müssen Zahnarzt oder Zahnärztin den Patienten gründlich aufklären.

Keine Bagatelle

Extraktionen sind für Kieferchirurgen zwar Routine, trotzdem kann es bei manchen Patienten zu starken Schmerzen und Komplikationen kommen. Das Ziehen eines Weisheitszahnes ist keine Bagatelle. Schonen Sie sich daher zumindest eine Woche!

Bei vielen Patienten kommt es in den Tagen nach einer Extraktion zu einer kleinen Entzündung mit Schwellungen, Hitzegefühl und Schmerzen an der Wunde. Auch das Kauen kann Ihnen Schwierigkeiten bereiten. Das ist durchaus normal.

Wegen Nachlässigkeiten beim Ziehen von Weisheitszähnen sind schon einige Zahnärzte zur Zahlung von Schmerzensgeld verurteilt worden, und zwar vor allem, weil sie die Patienten vorher nicht ausreichend aufgeklärt haben.

Wurzelbehandlung

Die Wurzelbehandlung gehört zur „hohen Schule der Zahnmedizin"; es ist eine schwierige und langwierige Behandlung, die meist mehrere Sitzungen erfordert und nur ein Ziel hat: den Zahn zu erhalten, auch wenn er schon abgestorben ist. Eine Wurzelbehandlung wird notwendig, wenn sich das Zahnmark entzündet hat (Pulpitis) und diese Entzündung nicht mehr ausheilen kann. Früher gab es in so einem Fall nur eine einzige Hilfe: die Extraktion, also das Ziehen des Zahnes. Heute gehört die Wurzelbehandlung zu den häufigen Eingriffen von Zahnärzten.

Die Ursachen für die Entzündung des Zahnmarks (Pulpitis) sind vielfältig. Meist geht der Anstoß von einer Karies aus: Selbst wenn der Zahn noch nicht geschmerzt hat, kann es bereits zu einer Infektion der Pulpa gekommen sein. Dann kann sie sich trotz vollständiger Entfernung der Karies durch den Zahnarzt nicht mehr erholen, und es ist eine Wurzelbehandlung nötig. Manchmal sind die Zahnärzte Auslöser dafür, dass eine Wurzelbehandlung nötig ist. Die Überhitzung durch einen Bohrer (zu rasches Beschleifen, ungenügende Kühlung), der der Pulpa schon sehr nahe kommt, aber auch der chemische Reiz durch die Füllungsmaterialien – all dies kann die Pulpa so stark angreifen, dass sie sich entzündet.

Zu viel Hitze beim Bohren schädigt den Zahn.

Es ist bitter, kommt aber immer wieder vor: Ihr Zahnarzt setzt ein großes Inlay oder eine neue Krone ein; wenig später spüren Sie starke Schmerzen – Diagnose „Pulpitis". Einzige Lösung: erneut aufbohren. Die Ausgaben für Inlay oder Krone sind verloren, denn es wird sehr schwierig für Sie sein, zu beweisen, dass Ihr Arzt die Sache verschuldet hat. Andererseits können auch sehr sorgfältig arbeitende Zahnärzte keine letzte Garantie für eine erfolgreiche Therapie geben.

Nach der Betäubungsspritze legt der Arzt den Zahn trocken. Jetzt gibt es mehrere Vorgehensweisen, je nach Zustand des Zahnmarks. Lebt die Pulpa noch, kann der Zahnarzt versuchen, die intakten Anteile am Leben zu erhalten (Vitalamputation).

Dieses Verfahren wird aber gewöhnlich nur bei Kindern und Jugendlichen angewendet, wenn das Wurzelwachstum des betroffenen Zahnes noch nicht abgeschlossen ist. Meist ist es aber nötig, das noch lebende Gewebe komplett zu entfernen (Vitalexstirpation). Das Abtöten mit einer Gifteinlage kann sehr schmerzvoll sein und gilt heute als überholt.

Keimfreier Wurzelkanal

Ziel jeder Wurzelbehandlung ist es, das Zahninnere keimfrei zu machen und dicht zu verschließen. Dazu sucht der Zahnarzt den Eingang zum Wurzelkanal, was recht langwierig sein kann. Ärzte, die hier mit dem Operationsmikroskop arbeiten, sind im Vorteil. Nächster Schritt: Der Zahnarzt säubert mit feinen, mehr oder weniger biegsamen Feilen den Wurzelkanal *(➜ auch Seite 149)*. Bei den bisweilen stark gekrümmten Wurzeln von Backenzähnen ist das eine sehr schwierige und anstrengende Arbeit. In den USA gibt es eine eigene Gruppe von Zahnärzten, die sich auf diesen Bereich spezialisiert haben.

Wurzelbehandlung: Geduld und viele Sitzungen.

Der Zahnarzt muss dafür sorgen, dass er alle Voraussetzungen für eine gelungene Wurzelfüllung schafft: Der Zahn darf nicht wehtun und muss vollständig aufbereitet und sauber sein. Alle Wurzelkanäle müssen trocken sein, damit das Füllmaterial gut an den Kanalwänden haftet. Der Zahn darf auf keinen Fall übel riechen. Manche Ärzte verwenden einen Spezial-Laser, um den Wurzelkanal keimfrei zu machen. Wenn der Zahn sehr geschmerzt hat, wird der Wurzelkanal erst in einer späteren Sitzung gefüllt.

Der nächste Schritt: Der Zahnarzt füllt die Kanäle mit einer speziellen Paste, Zement oder Kunststoff. Einige dieser Materialien stehen immer wieder im Schussfeld der Kritik, weil sie Substanzen wie Kortison und Formaldehyd an den Körper abgegeben haben. Und die sind – wohlwollend formuliert – für die Gesundheit nicht immer von Vorteil und sollten nicht verwendet werden. Stifte aus Guttapercha (eine gummiartige Substanz aus einem Palmensaft) haben sich bewährt, besonders dann, wenn sie den Wurzelkanal sehr dicht verschließen (laterale Kondensation). Damit dies der Fall ist, müssen die Guttaperchastifte immer mit einer Wurzelfüllpaste kombiniert werden.

Vor der Spitze ist Schluss

Die Füllung soll zirka einen Millimeter vor der Wurzelspitze enden. Manche Ärzte machen schon früher Schluss, die Arbeit ist schließlich mühsam, und lassen den letzten Rest des Wurzelkanals unbehandelt. Perfekte Arbeit ist das jedoch in der Regel nicht. Manchmal lässt sich ein unbehandelter Rest allerdings nicht vermeiden. Insbesondere bei älteren Menschen oder wenn der Zahn schon eine große Füllung hatte, sind die Wurzelkanäle stark verengt, und eine Aufbereitung bis zur Wurzelspitze ist nicht möglich. Die Füllung der Wurzelkanäle darf aber auch nicht durch die (durchstoßene) Wurzelspitze in den Kieferknochen ragen, sonst kann es zu einer Entzündung mit starken Schmerzen kommen. – Misserfolge bei der Wurzelbehandlung werden im Röntgenbild leider erst nach ein bis zwei Jahren sichtbar. Wenn zwei Jahre nach der Behandlung der Kieferknochen an der Wurzelspitze intakt ist, sind später kaum mehr Probleme zu erwarten.

Erst nach ein bis zwei Jahren ist klar, ob die Behandlung erfolgreich ist.

Gehen Sie davon aus, dass die Behandlung eines Backenzahns mit mehreren Wurzeln eine sehr aufwendige Arbeit ist und dass mehrere Sitzungen (drei bis sieben) völlig normal sind. Der Erfolg einer Wurzelbehandlung hängt viel mehr von der ordentlichen Aufbereitung und der Versorgung der Wurzelkanäle ab, als von den verwendeten Materialien.

Wurzelbehandelte Zähne brechen unter Belastung eher als lebende Zähne. Daher muss ein Zahn in der Regel nach einer Wurzelbehandlung mit einer Krone versorgt werden.

Wurzelspitzenresektion

Manchmal entzündet sich die Wurzelhaut und/oder der Knochen um die Wurzelspitze eines Zahnes; diese Entzündung muss behandelt werden. Der erste Weg ist die Wurzelbehandlung. Ist dies nicht möglich oder erfolglos, dann bleibt die Wurzelspitzenresektion (WSR). Es gibt

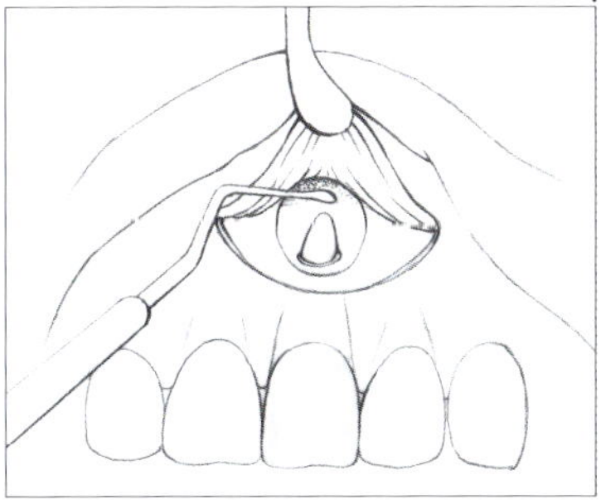

Bei der Wurzelspitzenresektion legt der Zahnarzt die Wurzelspitze frei und entfernt sie.

Komplikationen und Fehler bei der Wurzelbehandlung

Zahnärzte können bei der Arbeit folgende Fehler machen, die oft eine Entzündung und Schmerzen nach sich ziehen:
Kanäle zu weit ausgebohrt: Die Wurzel verliert an Stabilität und ist dauerhaft bruchgefährdet.
Zu viel Füllmaterial: Die Füllmasse dringt über den Wurzelkanal in den Raum zwischen Wurzelspitze und Kiefer.
Keime im Zahn: Der Arzt reinigt den Kanal nicht genügend und/oder drückt zu wenig Füllmaterial in den Kanal: Es bleiben Keime im Zahn.
Undicht: Das Füllmaterial schließt nicht dicht genug ab. Es dringen Keime in den Wurzelkanal.
Falsche Richtung: Die Rundfeile bohrt sich einen falschen Weg, abseits des Wurzelkanals (so genannte Via falsa).
Ein Instrument bricht ab: Die Spitze bleibt im Wurzelkanal.
Reizung des Zahnbettes: Der Zahnarzt verwendet eine Einlage zum Desinfizieren des Wurzelkanals, die das Zahnbett reizt.

Ein sorgfältiger Zahnarzt wird den Erfolg seiner Arbeit über Jahre hinweg aufmerksam kontrollieren (Röntgenaufnahmen in regelmäßigen Abständen). Ein lebender Zahn ist immer wertvoller als ein toter. Wurzelbehandelte Zähne werden schneller brüchig und verfärben sich eher als lebende. Aber auch wurzelbehandelte – und überkronte – Zähne können noch Jahre und Jahrzehnte ohne Probleme ihren Dienst tun.

Hinweise, dass die WSR vor allem dann nötig wird, wenn der Zahnarzt bei der Wurzelbehandlung schlampt. – Nicht alle Zahnärzte führen diese Operation durch. Viele überweisen ihre Patienten an Spezialisten.

Zunächst kontrolliert der Zahnarzt auf einer Röntgenaufnahme den Zustand des Zahnes. Dann setzt er eine Lokalanästhesie, schneidet das Zahnfleisch auf, fräst die dünne Knochenschicht über der Wurzelspitze ab, entfernt die Wurzelspitze mit dem umgebenden entzündeten Gewebe und reinigt die Stelle, dichtet die Wurzel ab (sofern das nicht durch eine vorangegangene Wurzelbehandlung schon erledigt ist) und näht die Wunde.

Viel Fingerspitzengefühl nötig

Eine Wurzelspitzenresektion der Seitenzähne ist ein diffiziler Eingriff, der einige Zeit dauert und viel Fingerspitzengefühl verlangt. Nach der Behandlung sollte der Zahnarzt zur Kontrolle noch eine Röntgenaufnahme anfertigen. Die Wunde schmerzt meist einige Tage. Mögliche Komplikationen und Nachteile: Schädigung von Nerven (dauerhaft taube Lippe) und Blutgefäßen, Schwellungen (Dauer ein bis zwei Tage). Die gekürzte Wurzel verringert die Stabilität des Zahnes; er ist eventuell nicht mehr als starker Pfeiler zu gebrauchen – zum Beispiel für eine Brücke. Der Zahn kann sich lockern.

Schmerzen bei der Wurzelbehandlung

Mit einer gut wirkenden Lokalanästhesie kann die Behandlung fast immer schmerzfrei ablaufen. Wichtig ist aber, dass die Betäubung lange genug anhält. Nach der Behandlung kann es zu Schmerzen kommen. Dauern sie mehr als drei bis vier Tage oder werden sie unerträglich, sollten Sie noch einmal zu Ihrem Zahnarzt oder einem zahnärztlichen Notfalldienst gehen.

Bei tagelangen Schmerzen wieder zurück in die Zahnarztpraxis.

Zahnersatz

Ein Zahn fehlt, mehrere Zähne fehlen – was tun? Sind Zahnwurzeln und Kieferknochen in Ordnung? Sind alle Füllungen intakt? Gibt es Zahn- und Kieferfehlstellungen? Sind Ihr Zahnfleisch und der Zahnhalteapparat gesund?

Brücken

Es hat keinen Sinn, viel Geld in eine hochwertige neue Brücke zu investieren, wenn die Pfeilerzähne zum Verankern der Brücke kariös sind, wegen fortgeschrittener Parodontitis wackeln oder bald wackeln werden. Ein guter Zahnarzt saniert zuerst die grundlegenden Defekte. Nur ein Zahn, der über ein gesundes Zahnbett verfügt, kann einer Brücke (einer Krone, einer Teilprothese) Halt geben. – Alles selbstverständlich? Keineswegs. Es gibt immer wieder Fälle, in denen Zahnärzte gegen diese elementaren Regeln – auch auf Wunsch von Patienten – verstoßen.

Zähne haben die Tendenz, in frei gewordene Lücken zu wandern. Fehlt ein Zahn im Gebiss, beeinträchtigt das Nachbarzähne, Kiefer, Kiefergelenke und Muskulatur. Eine solche Lücke kann der Zahnarzt mit einer Brücke oder einem Implantat mit Krone *(➜ Seite 142)* schließen.

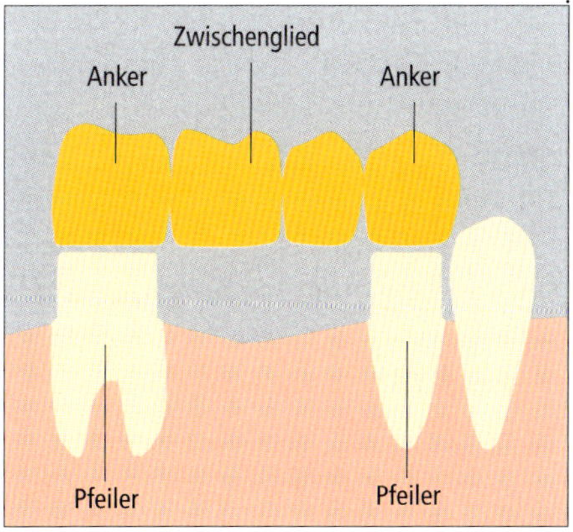

Viergliedrige Brücke

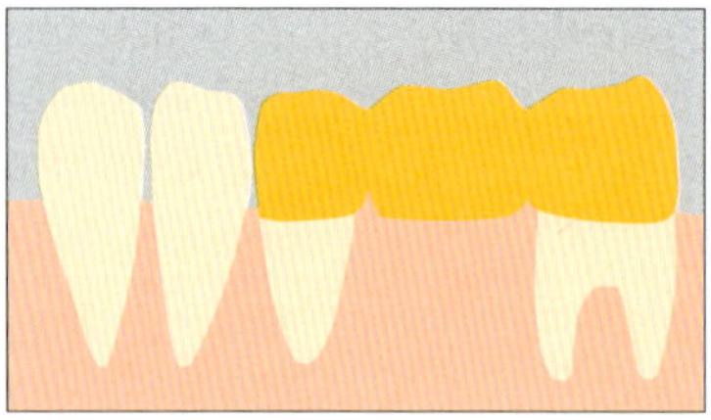

Einspannige, dreigliedrige Basisbrücke

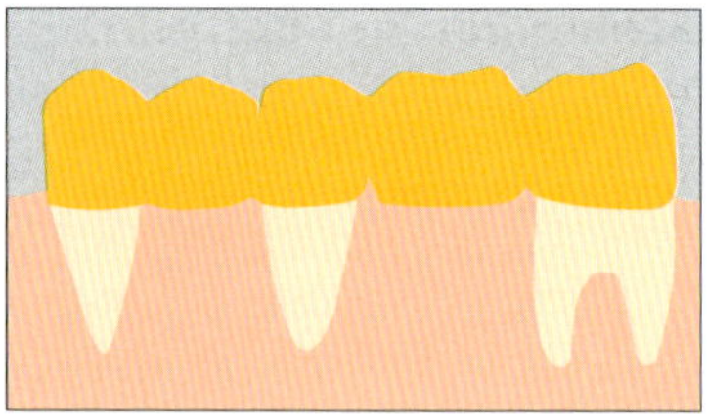

Zweispannige, fünfgliedrige Basisbrücke

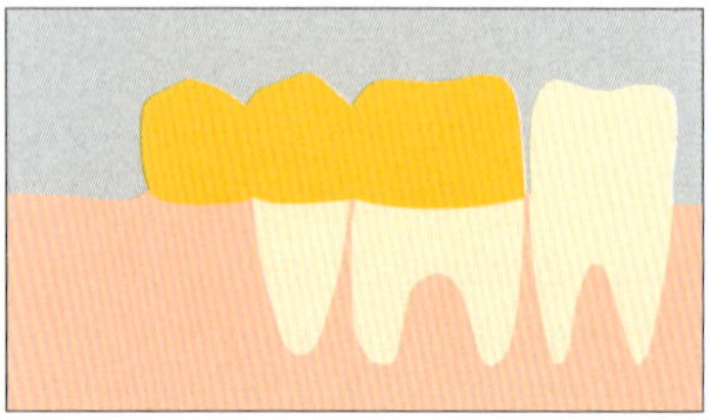

Dreigliedrige Freiendbrücke

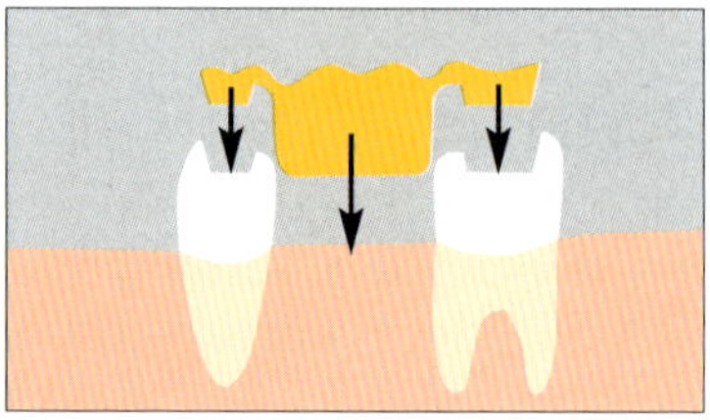

Inlaybrücke

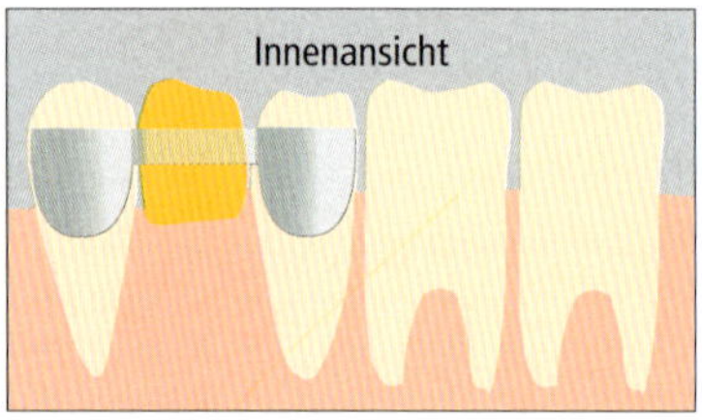

Klebebrücken eignen sich vor allem, um Lücken im Front- und Seitenzahnbereich von Jugendlichen zu schließen.

Stabile Pfeiler

Eine festsitzende Brücke ist nur dann sinnvoll, wenn sicher ist, dass die Pfeilerzähne noch viele Jahre stabil und gesund im Kiefer bleiben.

Ohne gesunde Pfeilerzähne keine festsitzende Brücke.

Bei der konventionellen, festsitzenden Brücke ist der Kern aus Metall. Darauf wird vor allem im vorderen Bereich ganz oder auf den sichtbaren Flächen eine zahnfarbene Schicht aus Kunststoff (weicher) oder Keramik aufgebracht. Die Pfeilerzähne neben der Lücke werden beschliffen und erhalten Kronen. Sie tragen ein Brückenglied, das den fehlenden Zahn ersetzt (siehe Abbildung oben). Je nach Lage im Gebiss kann eine Brücke auch mehrere Zähne ersetzen, in besonderen Fällen reicht sie über große Teile des Kieferbogens.

Wenn am Ende des Kieferbogens ein oder mehrere Backenzähne (Molaren) fehlen, können Sie zwischen einer Prothese und einer

Freiendbrücke wählen. Bei der Freiendbrücke überkront der Zahnarzt die beiden Zähne vor der Lücke und verbindet sie (verblocken). Das erhöht die Belastbarkeit. Trotzdem ist eine einseitig fixierte Brücke nicht optimal.

Große Brücken, die einen halben Kiefer oder mehr überspannen, sind – korrekt gefertigt – eine zahnärztliche und zahntechnische Spitzenleistung mit einem entsprechend hohen Preis. Sie sind aber auch fehleranfällig. Da genügen Bruchteile von Millimetern, und die Brücke macht Probleme. Zwischen der Abdrucknahme und der Eingliederung darf nicht zu viel Zeit verstreichen, weil sonst die Pfeilerzähne ihre Position ändern können und die Brücke dann nicht mehr passt.

Große Brücken sind zahnmedizinische Spitzenleistungen.

Vorteile:
+ Mittlere bis lange Lebensdauer,
+ keine Operation,
+ gute Verträglichkeit und gute Funktion.

Nachteil:
– Es muss relativ viel gesunde Zahnsubstanz von den Pfeilerzähnen weggeschliffen werden, und unter der Brücke kann sich der Kieferknochen abbauen.

Mit Laser verschweißen

Die Gesamtkosten für eine dreigliedrige Metallkeramik-Brücke betragen im Schnitt je nach Ausführung in Deutschland für eine Kassenleistung etwa 1 000 bis 2 000 Euro, in Österreich zwischen 1 600 und 2 200 Euro. Details zum Kassenzuschuss finden Sie im Kapitel „Kassen und Kosten“ *(➜ Seite 163 ff.)*. Arbeitsablauf, Materialien, Herstellung, Gestaltung, aber auch die Probleme von Brücken entsprechen in vielen Punkten denen der Einzelkrone *(➜ Seite 115 ff.)*. Der Zahntechniker kann die Teile der Brücke miteinander verlöten (problematisch), mit Laser verschweißen (bessere Technik) oder in einem Stück gießen, was stabiler ist (beste Lösung). Außerdem kann Lot unedle Metalle enthalten, die der Körper nicht verträgt. Am besten tragen Sie eine festsitzende Brücke ein bis zwei Wochen probeweise.

Typische Probleme

Wenn die Brücke nicht optimal sitzt, dann entstehen meist folgende Probleme: Druck- und Temperaturempfindlichkeit, Schmerzen beim Beißen, Schwierigkeiten beim Sprechen, Schmerzen im Kiefergelenk.

Vollkeramik-Brücken

Vorteile: Sie sind metallfrei und sehen gut aus. Nachteile: Sie eignen sich eher für kleinere Versorgungen, es muss etwas mehr vom Zahn weggeschliffen werden. Sie können schneller zerbrechen und sind teurer.

Die Zwischenglieder sollten das Zahnfleisch nicht großflächig berühren, das würde die Pflege erschweren und Entzündungen fördern. Leichte Spannungen beim Eingliedern legen sich rasch. Wenn Sie aber länger Druck und Spannung spüren und dabei denken: „Ich werde mich schon daran gewöhnen", dann kann das ein Zeichen sein, dass die Brücke nicht optimal passt. Erst wenn die Brücke problemfrei sitzt und exakt passt, kann der Zahnarzt sie fest einzementieren.

Kombinierte Versorgungen (festsitzend – herausnehmbar)

In manchen Fällen hat der Patient noch einen Restbestand an Zähnen mit stabilen Wurzeln. Wenn eine Standard-Brücke nicht in Betracht kommt, bieten sich technisch aufwendigere Lösungen an wie Geschiebe, Riegel, Teleskop- oder Konuskronen. Das Grundprinzip: Einige Pfeilerzähne bilden die Verankerung im Kiefer (festsitzend). Sie können – besonders, wenn nur wenige Pfeiler übrig sind – mit einem Steg verbunden werden. Herausnehmbare Prothesen werden auf oder in diesen Fundamenten beziehungsweise auf diesem Steg befestigt. Mit großem feinmechanischen Aufwand sorgen Druckknöpfe, Steckverbindungen und Riegel dafür, dass sich der herausnehmbare Zahnersatz von den festsitzenden Fundamenten lösen lässt.

Lebensdauer von Brücken

Herkömmliche Brücken mit zwei Pfeilerzähnen sind nach fünf Jahren erfahrungsgemäß noch fast alle in Ordnung, nach zehn Jahren etwa 80 Prozent und nach 15 Jahren noch etwa 60 Prozent. Die Lebensdauer von Freiendbrücken (mit einseitiger Verankerung) ist etwas geringer. Von den Brücken mit einem doppelten Freiend-Brückenglied sind bereits nach sechs bis sieben Jahren nur noch etwas mehr als 60 Prozent intakt. Lebende Pfeilerzähne (ohne gefüllte Wurzelkanäle) verlängern die Lebensdauer.

Quelle: Linn/Eijkmann, 1998

Vorteile:

- Gute Stabilität, geringere Belastung der Pfeilerzähne,
- auch für leicht parodontal geschädigte Zähne geeignet,
- gutes Aussehen.

Nachteile:
- Hoher Preis,
- begrenzt reparaturfähig und erweiterbar,
- herausnehmbar (viele Patienten wollen das nicht, weil sie sich dadurch körperlich nicht mehr „intakt“ fühlen).

Teleskop oder Klammer?

Zahnersatz mit einer Teleskopverankerung *(➜ Seite 134 und 138)* erfordert eine intensivere Pflege als Modellgussprothesen mit Klammern, dafür bietet diese Technik eine etwas längere Lebensdauer. Nach knapp zehn Jahren tut noch jeder zweite Zahnersatz mit einer Teleskopverankerung seinen Dienst.

Prothesen

Kronen stellen einzelne Zähne mit großen Defekten wieder her, Brücken schließen Lücken von einem oder mehreren Zähnen. Je mehr Zähne aber fehlen, desto eher geht – bei kleinem Budget – die Versorgung in Richtung Prothese. Ganz wichtig und schwierig ist bei Prothesen die so genannte Abformung von Zähnen, Kiefern, Zahnfleisch durch den Zahnarzt (in Österreich auch „Abnahme“ beziehungsweise „Bissabnahme“). Gar nicht so wenige Abformlöffel haben die falsche Form oder sind zu kurz – kein Wunder, wenn die Prothese nicht hält. Je genauer der Zahnarzt die Form und Höhe der Kieferbögen sowie die Position der Zähne analysiert und aufzeichnet (Bissnahme), desto genauer sind die Vorgaben für den Zahntechniker, und desto besser wird der Zahnersatz passen. Wenn der Zahnarzt zum Beispiel den Patienten an der Lippe zieht oder verlangt: „Machen Sie Grimassen, spitzen Sie die Lippen, strecken Sie die Zunge raus ...“, dann ist das ein gutes Zeichen. Denn nur wenn auch diese Bewegungen in die Gestaltung der Zahnprothese eingeplant werden, kann sie wirklich tadellos funktionieren.

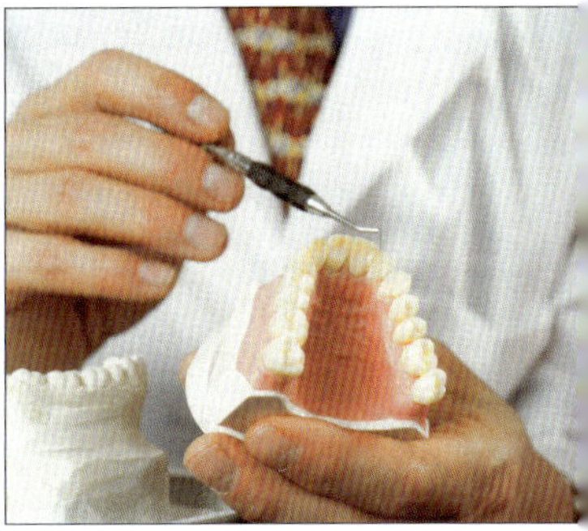

Ohne sorgfältige Arbeit des Zahntechnikers keine passende Prothese.

Problemfall Unterkiefer

Im Oberkiefer halten Prothesen meist gut. Im Unterkiefer sitzt die Prothese wegen der Zunge nur hufeisenförmig auf, das verringert die Haftkraft. Außerdem kann die Zunge die Prothese aus ihrer Position drücken. Metallbeschichtungen der Basis bringen kaum Verbesserungen. Sie sind nur sinnvoll bei Kunststoffallergien. Viel und dicker Speichel verleiht der Prothese einen guten Halt; mit fortschreitendem Alter nimmt aber bei vielen Menschen die Speichelmenge ab.

Das Anpassen einer gut sitzenden Totalprothese ist ein langwieriger Prozess, der vom Patienten viel Mitarbeit und vom Zahnarzt viel Einfühlungsvermögen verlangt. Achtung: Immer wieder kommt es vor, dass die Zahnarzthelferin den allergrößten Teil der Arbeit machen muss. Das ist nicht in Ordnung. In diesem Fall sollten Sie den Arzt wechseln.

Federnde Teilprothesen schädigen verbliebene Zähne.

Teilprothesen: Wenn Sie an Parodontitis leiden und Ihre Zähne locker sind und wenn absehbar ist, dass Sie in einigen Jahren weitere Zähne verlieren werden, sind Teilprothesen sinnvoll. Wann immer möglich, sollten Sie aber festsitzenden Zahnersatz wählen, da jede Prothese die Restzähne schädigt. Wichtig ist, dass die Teilprothese möglichst starr mit dem Restgebiss verbunden ist. Gibt sie an manchen Stellen nach (zum Beispiel am zahnlosen Ende des Kieferbogens – dem Freiend), schädigt die ständige Be- und Entlastung die verbliebenen Zähne. Das ist der große Nachteil dieses Zahnersatzes mit Klammern.

Kunststoff-Teilprothese: Tadellose Ausführung vorausgesetzt, kann sie für den Patienten ein brauchbares Provisorium sein, eine Dauerlösung ist sie nicht. Sie drückt eher auf den Zahnfleischrand und schädigt dadurch die verbliebenen Zähne. Würde man Prothesen mit Kraftfahrzeugen vergleichen, dann wäre diese ein Mofa.

Vorteil:

+ Sie ist die billigste Versorgung.

Nachteile:

- Keine Dauerlösung,
- dickere Gaumenplatte,
- mangelnde Steifheit,
- sichtbare Klammern.

Modellgussprothese: Entspricht, salopp formuliert, einem guten Kleinwagen und ist sehr verbreitet, weil sie Qualität mit vertretbaren Kosten verbindet. Die Prothesenbasis wird aus einer Verbindung von Chrom und Kobalt hergestellt – eine bewährte und zähe Legierung.

Vorteile:

+ Besserer Tragekomfort, da das Material dünner und steifer ist als jenes der reinen Kunststoffprothese.
+ Der Kaudruck belastet eher die Zähne als das Zahnfleisch.

Nachteile:

- Unschöne Optik, da Metallklammern die Prothese an stabilen Nachbarzähnen fixieren.
- Das ständige Be- und Entlasten kann zu Entzündungen des Zahnfleisches führen und die restlichen Zähne lockern.
- Um den sicheren Halt der Klammern zu gewährleisten, muss der Zahnarzt unter Umständen in gesunde Zähne so genannte Auflagen einfräsen, damit die Klammern gut einrasten (anderer Begriff: „Aufruhe“). An ihnen bleiben leicht Speisereste und Zahnbelag hängen, was immer wieder Karies verursacht.

In manchen Situationen kann es sinnvoll sein, die haltenden und stützenden Pfeilerzähne zu überkronen (Klammerzahnkrone) und auch in diese Kronen Rillen („Schulter“, „Klammerrast“) einzufräsen, damit die Klammern stabil aufliegen. Das Verfahren ist besser als die Kunststoffprothese.

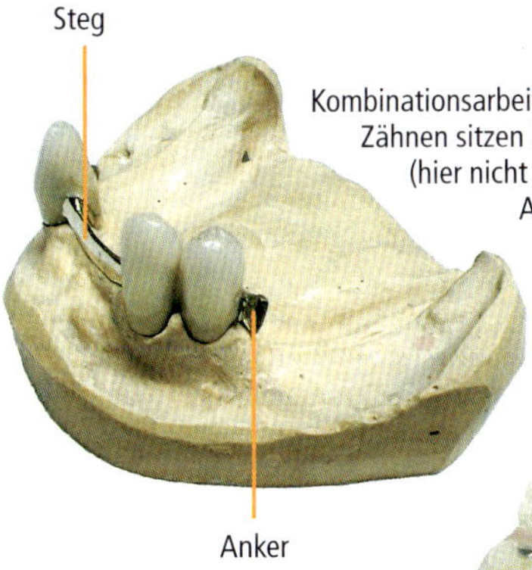

Kombinationsarbeit: Auf den drei verbleibenden Zähnen sitzen Keramik-Kronen. Die Teilprothese (hier nicht sichtbar) ist am Steg und an den Ankern fixiert.

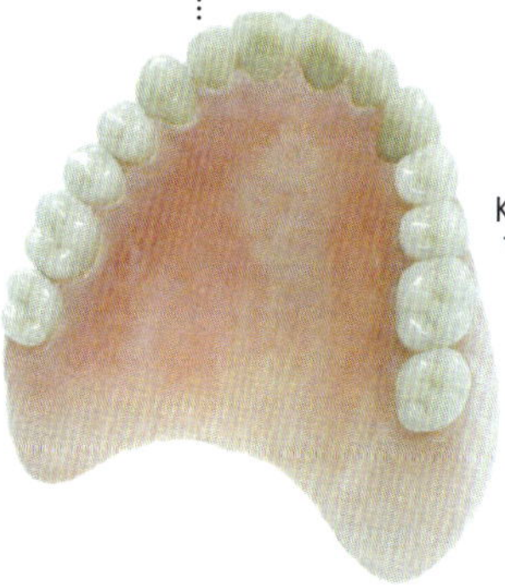

Kunststoff-Totalprothese

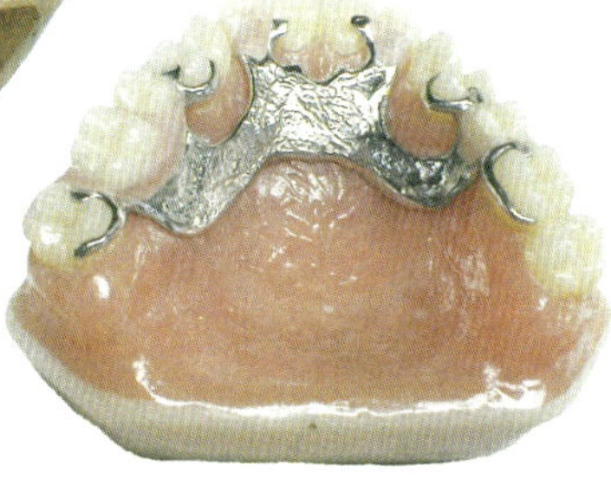

Teilprothese mit Metallgerüst, außen mit rosa Kunststoff

Geschiebe: Auf, in oder an stabilen überkronten Zähnen bauen Zahnarzt und Zahntechniker so genannte Geschiebe oder Anker. Sie verankern die Prothese am Restgebiss (keine Klammern). Beim Geschiebe sorgt eine kleine, aber präzise feinmechanische Verbindung dafür, dass die Prothese stabil mit den Restzähnen verbunden ist und trotzdem mit geringem Aufwand herausgenommen werden kann.

Vorteil:

+ Ein Geschiebe sieht gut aus.

Nachteile:

– Das Einsetzen und Herausnehmen erfordert Geschick, das manche alte Menschen nicht mehr haben.

– Es ist nicht erweiterbar.

Teleskope: Prothesen, die mittels Teleskopkronen mit dem Restgebiss verbunden sind; eine sehr elegante und hochwertige Lösung. Das Teleskop besteht aus einem Metallhütchen, das auf den Zahnstumpf zementiert wird *(→ Seite 120)*. In der Prothese ist dafür ein zweites Metallhütchen eingebaut, in welches das Teleskop genau hineinpasst – wie der Finger in den Fingerhut. Das sieht – da ohne Klammern – besser aus.

Vorteile:

+ Besonders geeignet für Patienten mit geschädigtem Zahnfleisch und Kiefer.

+ Bei entsprechend guter Pflege und regelmäßiger Kontrolle durch den Zahnarzt lange Lebensdauer.

+ Bei weiterem Zahnverlust erweiterbar.

Nachteil:

– Prothesen mit Teleskopkronen sind teurer.

Hybridprothesen: Prothesen mit Implantatverankerung. Implantate sind künstliche Zahnwurzeln und gehören längst zum Standard. Denn wenn der Kieferkamm schon so abgebaut ist, dass kaum eine normale Prothese halten würde, ist es in einigen Fällen immer noch möglich, Implantate einzusetzen. Sie sorgen für guten Halt. Unterkieferprothesen bringen in der Regel bessere Ergebnisse als solche im Oberkiefer. Penible und regelmäßige Kontrolle ist aber auch hier unbedingt nötig.

Voll-, Totalprothese

Das Kernproblem bei Vollprothesen (= Totalprothesen) ist: Wie kann man die Prothese einigermaßen fest mit dem Kiefer verbinden? Verankerungen sind ja keine mehr da. Die Prothese muss sich auf der Schleimhaut festsaugen, muss auf ihr „kleben". Das funktioniert aber nur dann, wenn ihre Unterseite perfekt auf der Schleimhaut und damit auf dem Kieferbogen aufsitzt. Mit zunehmendem Alter und durch den Wegfall der Zähne baut der Körper allmählich den Kieferknochen ab, und ohne ein solides Fundament hält die beste Prothese nicht.

Fest ist besser

Herausnehmbarer Zahnersatz mit Klammern weist die höchsten Verlustraten auf, gefolgt von Versorgungen mit Geschieben, Ankern, Stegen, Druckknöpfen.

Leben mit den dritten Zähnen

Gewöhnen: Sie müssen sich an die neuen Zähne gewöhnen. Das dauert einige Tage, selbst bei einem perfekt angepassten Zahnersatz. Sollten Sie sich nach zwei Wochen noch nicht an die dritten Zähne gewöhnt haben, muss Ihr Zahnarzt die Prothese noch einmal anpassen.

Nachbearbeiten: So, wie der Zahnersatz aus dem Labor kommt, ist er in der Regel noch nicht im Mund einsetzbar. Der Zahnarzt muss ihn fast immer nachbearbeiten.

Tagsüber tragen: Sie sollten den neuen Zahnersatz tagsüber ständig tragen. Nachts gehört er ins Wasserglas, damit sich die Mundschleimhaut erholen kann.

Druckstellen: Sie sind am Anfang fast unvermeidlich. Die Prothese muss vom Zahnarzt nachbearbeitet werden, Druckstellen verschwinden dann meist (aber nicht immer) nach einiger Zeit.

Sprechen üben: Am Anfang kann es Ihnen schwer fallen, so wie immer zu

Zu viel Haftcreme schadet

Haftmittel eignen sich für den besonderen Anlass, aber nicht für den Dauergebrauch. Gute Prothesen halten auch ohne Haftcreme. Zahnärzte und Hersteller empfehlen: Wenn schon Haftcreme (oder besser: Haftpulver), dann selten und ganz wenig, so ist die Haftkraft am größten. Zu viel Haftmittel kann den Geschmackssinn und die Speichelproduktion beeinträchtigen. Auch die Schleimhaut, auf der die Prothese sitzt, verändert sich, und die Prothese hält in der Folge noch weniger.

Entzündungen durch Lote

Es kommt immer wieder vor, dass Modellgussprothesen brechen, dass sie geändert oder repariert werden müssen. Die konventionelle Methode sind Lote, also Metallgemische, die die Bruchstellen verbinden. Sie können aber Beschwerden (zum Beispiel Entzündungen) im Mund verursachen. Laserschweißen ist wesentlich besser.

Die Prothese passt nicht

Viele Prothesenträger klagen darüber, dass die Prothese nicht passt und schmerzt. Mögliche Ursachen und ihre Beseitigung:

- Der Zahnarzt hat nicht sorgfältig genug gearbeitet und eine schlecht passende Prothese eingesetzt. Er muss die Prothese nachbessern.
- Der Kieferknochen hat sich verändert oder abgebaut (häufig). Zusätzlich zu einer neu angepassten Prothese muss der Zahnarzt Maßnahmen ergreifen, die den Knochenschwund deutlich verlangsamen oder stoppen.
- Sie haben zu- oder abgenommen. Besonders Krankenhausaufenthalte und eine krankheitsbedingte Gewichtsabnahme können den Sitz der Prothese verschlechtern. Oft passt die Prothese nach einigen Wochen wieder, wenn Sie sich erholt und Ihr ursprüngliches Gewicht erreicht haben.
- Viele Patienten haben eine gut gearbeitete Prothese und kommen trotzdem nicht mit ihr zurecht. In manchen Fällen liegt die Ursache – das ist erwiesen – nicht im mangelhaften Sitz, sondern in seelischen Problemen des Patienten.

sprechen. Schwierige Wörter und Laute müssen Sie üben. Nach einigen Tagen funktioniert die gewohnte Aussprache meist wieder.

Essen lernen: Sie müssen das Essen mit dem Zahnersatz (vor allem mit einer Prothese) erst lernen. Nehmen Sie anfangs eher kleine Bissen und weiche Kost zu sich, und kauen Sie auf beiden Seiten.

Vorsicht, zerbrechlich! Oft passiert es, dass die Prothese beim Herausnehmen oder Einsetzen aus der Hand fällt und bricht. Legen Sie daher immer ein Handtuch ins Waschbecken, wenn Sie die Prothese herausnehmen, oder füllen Sie Wasser ein.

Reinigung mit Seife und Bürste: Am besten ist es, die Prothese mit Schmierseife oder flüssiger Seife (aus dem Spender) zu reinigen. Zweimal pro Tag wäre optimal. Gute Ergebnisse bringt die Reinigung im zahntechnischen Labor. Keine Zahnpasta verwenden: Sie raut die Oberfläche auf. Sprudeltabletten sind möglich, ersetzen aber nie die sorgfältige Reinigung mit der Hand – vom Preis einmal abgesehen. Außerdem gibt es immer wieder Patienten, die zu viel davon verwenden, was die Oberfläche bleich und porös machen kann.

Sorgfältig einsetzen: Setzen Sie herausnehmbaren Zahnersatz immer sorgfältig mit beiden Händen ein. Ihn nur in den Mund zu schieben und draufzubeißen, schädigt sowohl Zähne als auch Zahnersatz.

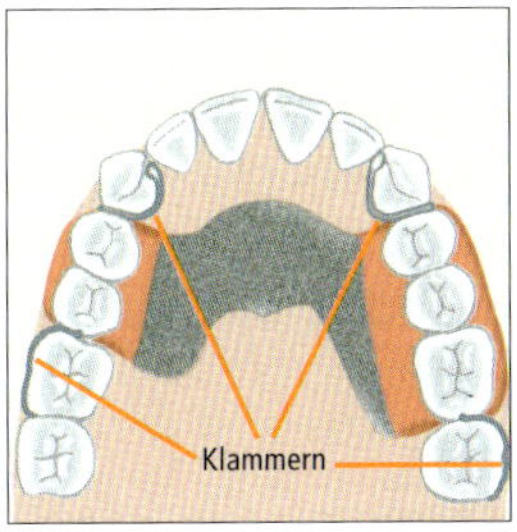

Beispiel 1 (Oberkiefer):

Metallgerüstprothese mit Klammern
Fünf Zähne sind zu ersetzen.
Deutschland: Patientenanteil 280 Euro[1])
Österreich: Patientenanteil beträgt etwa 400 Euro

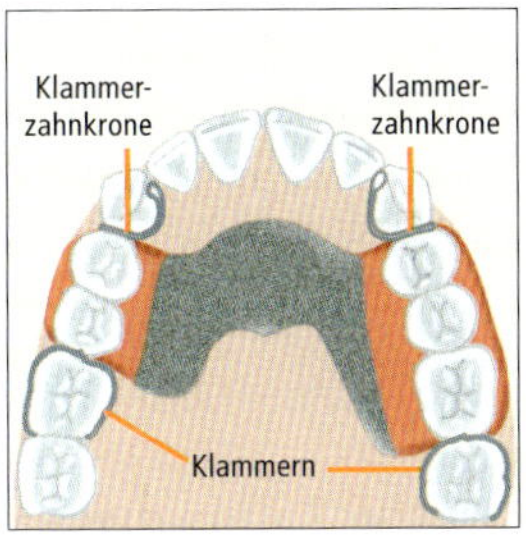

Beispiel 2 (Oberkiefer):

Metallgerüstprothese mit Klammerzahnkronen
Die Prothese hängt an zwei so genannten Klammerzahnkronen.
Deutschland: Patientenanteil 550 Euro[1])
Österreich: insgesamt etwa 850 Euro

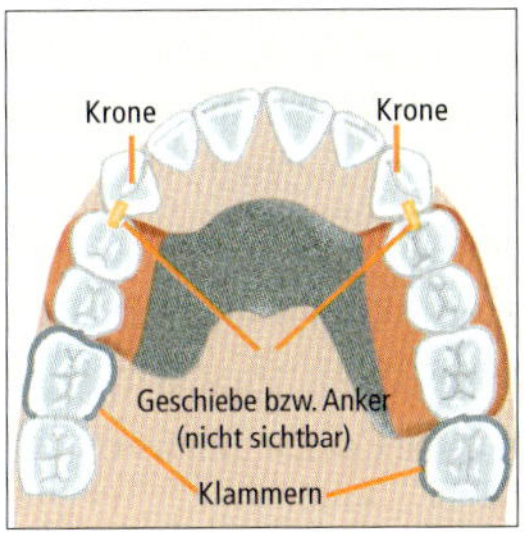

Beispiel 3 (Oberkiefer):

Metallgerüstprothese mit Anker oder Geschieben
Deutschland: Patientenanteil 1 000 Euro[1]) – bei einfacher Lösung mit Verblendmetallkronen, Anker; aufwendigere Lösung mit Geschiebe, Fräsung und Edelmetall – Patientenanteil etwa 1 700 Euro[1])
Österreich: einfache Lösung mit Verblendmetallkronen, Anker – Gesamtkosten bei etwa 1 400 Euro, aufwendigere Lösung mit Geschiebe, Fräsung und Edelmetall – Kosten bei etwa 1 800 bis 1 900 Euro

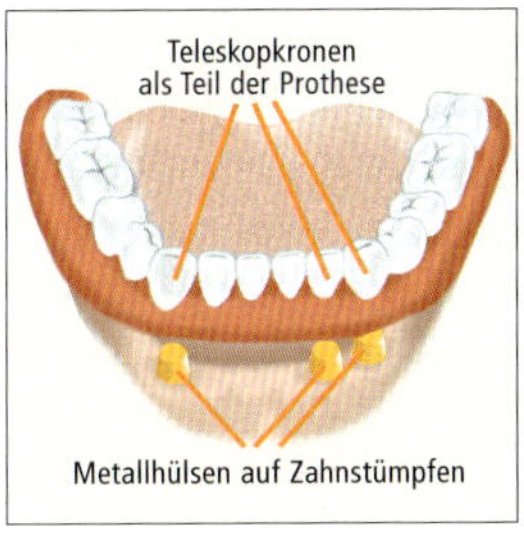

Beispiel 4 (Unterkiefer):

Hybridprothese
Es gibt keine Zähne mehr, übrig sind drei tragfähige Zahnstümpfe, auf ihnen sitzen drei Teleskopkronen, die die Prothese verankern.
Deutschland: Patientenanteil 1 300 Euro inklusive Gold[1])
Österreich: je nach Ausführung 2 100 bis 4 000 Euro

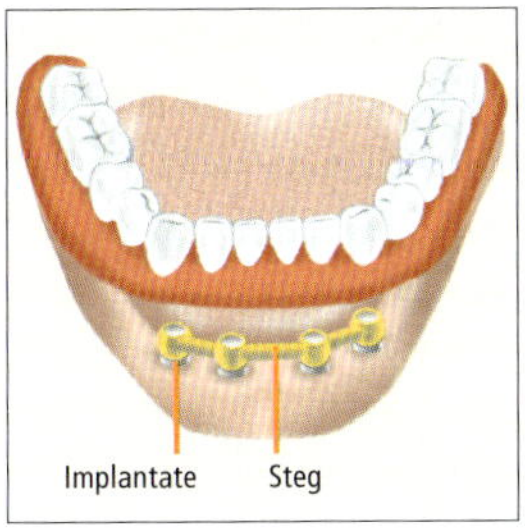

Beispiel 5 (Unterkiefer):

Implantatgetragene Hybridprothese
Eine Totalprothese sitzt auf einem Steg beziehungsweise vier Implantaten.
Deutschland: Patientenanteil zirka 5 000 Euro[1])
Österreich: je nach Ausführung 4 500 bis 7 200 Euro

[1]) Gerundete Durchschnittspreise. Die Preise schwanken stark von Bundesland zu Bundesland. Bei Versorgungen mit Goldanteil schwankt der Goldpreis auch pro Sorte/Tagespreis. Zur Errechnung des Patientenanteils ➜ *Seite 163*. Hier wurde der höchstmögliche Kassenzuschuss von 65 Prozent zu Grunde gelegt.

Nicht selbst kleben: Apotheken bieten Klebstoffe an, mit denen man gebrochene Prothesen wieder kleben kann. Durch solche Kleber kann es zu irreparablen Schäden kommen. Es ist Zahntechnikern in vielen Fällen möglich, den Zahnersatz so zu reparieren, dass der Tragekomfort nach der Reparatur nicht eingeschränkt ist.

Kontrolle nicht vergessen: Auch hervorragender Zahnersatz braucht ständige Nachkontrolle; schließlich müssen auch teure Autos zum Service. Das gilt ganz besonders für Teil- und Totalprothesen, die regelmäßig unterfüttert werden sollten, damit Sie perfekt passen.

Implantate

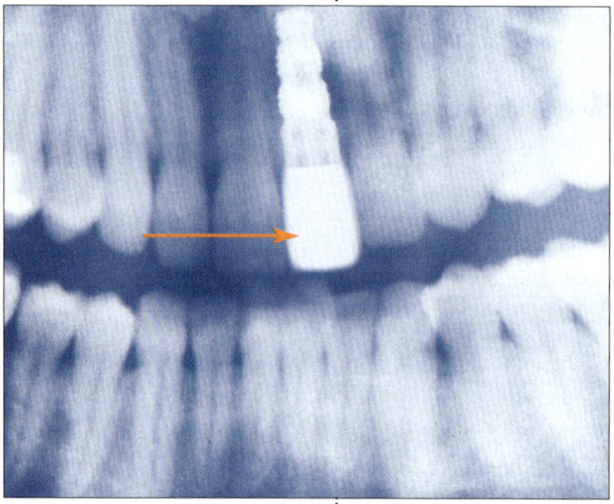
Implantate haben ihre Kinderkrankheiten überwunden.

Implantate sind künstliche Zahnwurzeln; eine Technik, die ihre Kinderkrankheiten überwunden hat, in vielen Fällen einsetzbar und sinnvoll ist und eine Alternative zur herkömmlichen Versorgung mit Brücken oder Prothesen darstellt. Implantate können auch eine herausnehmbare Prothese stabilisieren oder eine fest verankerte Brücke tragen.

Es gibt zwar keine Altersgrenze, trotzdem eignen sich Implantate nicht für jeden Patienten. Einschränkungen ergeben sich durch den Zustand des Kiefers (Oberkiefer, Unterkiefer, Höhe, Breite und Dichte des Knochens) und des Gebisses sowie durch etwaige Erkrankungen.

Viele Laien verstehen unter Implantat fälschlicherweise die künstliche Zahnwurzel und den darauf befestigten Zahnersatz. Die Zahnärzte verstehen darunter aber nur die in den Kiefer eingesetzte künstliche Wurzel.

Vorher Basissanierung

Bevor an Implantate zu denken ist, müssen Zähne, Zahnfleisch, Parodont – kurz: das ganze „Drumherum“ – in Ordnung gebracht werden. Es hat keinen Sinn, ein teures Implantat zu setzen, wenn etwa Zahnfleischentzündungen das Einheilen gefährden. Das bedeutet: Zu den Kosten für das Implantat addieren sich die Kosten für eine Grundsanierung.

Je stärker der Knochen ist, desto problemloser hält das Implantat. Im Unterkiefer ist der Knochen eher dicht, das Implantieren daher in der Regel einfacher. Im Oberkiefer, und hier vor allem im hinteren Bereich, ist das Setzen von Implantaten schwieriger.

Knochen verstärken und aufbauen

Für jene Fälle, in denen zu wenig Knochen rund um das Implantat ist, haben Mediziner die so genannte Augmentation entwickelt (Anhebung, Verstärkung des Knochens). Es ist wie bei einer Wand: Wenn der Dübel nicht hält, muss man die Mauerstelle verstärken. Nichts anderes passiert bei einer Augmentation. Der Arzt entnimmt zum Beispiel am Kinn oder vom Becken Knochensplitter und fügt sie dort ein, wo das Implantat eingesetzt werden soll. Statt des Knochensplitters kann man dafür auch künstlichen Knochenersatz verwenden.

Für Implantate kann der Kieferknochen verstärkt werden.

Etwas aufwendiger ist der so genannte Sinuslift, eine Operation im Oberkiefer. Dort würden Implantate in vielen Fällen bis in die Kieferhöhle reichen, was aus medizinischer Sicht sehr ungünstig ist. Beim Sinuslift verstärkt der Arzt diese Stellen mit Knochenmaterial, indem der Boden der Kieferhöhle angehoben wird. Die Implantate bekommen dadurch besseren Halt. Außerdem sinkt die Wahrscheinlichkeit, dass Keime über das Implantat in die Kieferhöhle gelangen.

Implantat setzen

Im nächsten Schritt bohrt der Zahnarzt (Lokalanästhesie, Sedierung; Vollnarkose ist sehr selten) ein oder mehrere Löcher in den Kieferknochen, setzt oder schraubt das Implantat ein und näht dann die Schleimhaut über dem Implantat zu. Unmittelbar nach der Operation sind Schmerzen, Schwellungen, Blutergüsse zu erwarten. Wie bei allen Operationen hängt die Wiederherstellung vom allgemeinen Gesundheitszustand und vom Alter des Patienten sowie von der Schwere des Eingriffs ab. Ärzte

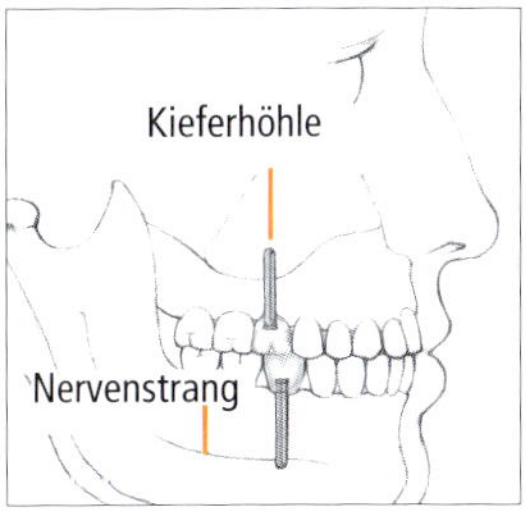

Je länger das Implantat ist, desto besser ist grundsätzlich der Halt, aber um so eher kann es (im Oberkiefer) in die Kieferhöhle ragen oder im Unterkiefer an den Nerv stoßen.

Sofort-Implantate

Die Werbung erweckt große Erwartungen, doch die Wirklichkeit sieht anders aus: Sofort-Implantate werden unmittelbar beziehungsweise maximal wenige Tage nach der Zahnextraktion implantiert. „Sofort-Implantat" bedeutet keineswegs sofortige Belastbarkeit. Die ist erst nach einer Wartezeit möglich, wie sie auch bei „normalen" Implantaten erforderlich ist. Nur in einem Fall, nämlich bei vier Sofort-Implantaten in der Unterkiefer-Front bei einem ansonsten zahnlosen Kiefer, die mit einem Steg verblockt sind, ist eine sofortige Belastung möglich. Sofort-Implantate sind nur in ganz bestimmten Fällen möglich, abhängig von der Ursache des Zahnverlustes, dem Zustand der Nachbargewebe sowie den anatomischen Voraussetzungen.

sagen: „Das Ziehen eines Weisheitszahnes ist unangenehmer." Einige Patienten formulieren das anders: „Ich war eine volle Woche außer Gefecht."

Ob all die beschriebenen Arbeiten Schritt um Schritt mit größeren Pausen dazwischen passieren oder in einer Sitzung, ist von Fall zu Fall unterschiedlich. Das Implantat (meist eine Titanlegierung) wächst ein und verbindet sich fest mit dem Kieferknochen (Osseointegration). Das dauert im Unterkiefer etwa drei und im Oberkiefer bis zu sechs Monate.

Eingriff kann auch scheitern

Natürlich kann der Eingriff auch scheitern: Das Implantat wächst nicht in den Knochen ein, oder die Wunde entzündet sich. Häufig liegt das daran, dass der Zahnarzt den Knochen falsch präpariert oder der Patient das Implantat vorzeitig überbelastet. Eine schlechte Durchblutung des Knochens ist ein zusätzlicher Risikofaktor. Bei Rauchern und Diabetikern ist das Risiko des Misslingens deutlich größer. Ganz allgemein: Je aufwendiger der Eingriff, je größer die Zahl der Implantate, desto größer ist das Risiko, dass die Behandlung ganz oder teilweise misslingt. Auch beim Scheitern trägt der Patient – korrekte Arbeit des Zahnarztes vorausgesetzt – sämtliche Kosten.

Auch beim Scheitern trägt der Patient die Kosten.

Ist das Implantat eingeheilt, montiert der Arzt den Zahnersatz auf die künstliche Zahnwurzel. Das können einzelne Kronen, Brücken oder Totalprothesen sein. Implantat-Kronen sind teurer als herkömmliche Kronen. In manchen Fällen werden die einzelnen Implantate mit einem Steg verbunden, und auf diesem Steg sitzt dann die Prothese. Früher verband man Implantate mit Kronen, die auf echten Zahnwurzeln saßen. Davon ist man aufgrund von Misserfolgen inzwischen abgekommen.

Natürliche Zähne bewegen sich immer ein bisschen – Implantate nicht, sie sitzen starr im Kiefer. Ein lockeres Implantat deutet auf mangelhafte Einheilung im Knochen hin und muss notfalls entfernt werden.

Implantate gehen in der Regel nicht – wie manche transplantierten Organe – durch Abstoßungsreaktionen der Immunabwehr verloren, sondern durch lokale Entzündungen. Oft entstehen diese wegen einer Parodontitis oder mangelnder (Mund-)Hygiene des Patienten beziehungsweise des Arztes. An der Stelle, wo das Implantat durch die Schleimhaut tritt, können Bakterien eindringen und Entzündungen verursachen (Periimplantitis). Implantate gehen vorwiegend während der Einheilung und in den ersten 18 Monaten nach dem Einheilen verloren.

Vor- und Nachteile von Zahnersatz auf Implantaten

Vorteile:

+ Die Nachbarzähne bleiben unversehrt.
+ Implantate verhindern (im Gegensatz zu vielen Brücken und Prothesen), dass sich der Kieferknochen abbaut.
+ Implantate ermöglichen ein kräftigeres Zubeißen als Prothesen.
+ Die Aussprache bleibt weitgehend unverändert.

Nachteile:

- Nicht jeder Patient und nicht jeder Kiefer ist für Implantate geeignet.
- Einzelimplantate sind relativ unkompliziert, aber größere Versorgungen erfordern eine längere und aufwendigere Behandlung mit Operationen.
- Implantate sind starr, ohne Nerv und Flexibilität: Manche Patienten berichten von einem Fremdkörpergefühl.
- Eine äußerst konsequente Mundhygiene ist für den Erfolg unabdingbare Voraussetzung.
- Erhebliche Kosten: Die Gesamtkosten für den Ersatz eines fehlenden Zahnes (ein Einzelimplantat inklusive Krone) betragen in Deutschland etwa 2000 bis 3000 Euro bei normaler Versorgung *(ohne Sinuslift oder Augmentation, ➜ Seite 143).* In Österreich müssen Sie mit 1800 bis 2500 Euro rechnen.

Komplikationen und Probleme

- Die Wunde heilt schlecht (eventuell wegen Durchblutungsstörungen oder einer Grunderkrankung).
- Die Kieferhöhle entzündet sich (bei Implantaten im Oberkiefer).
- Taubheitsgefühle können von der Verletzung eines Nervs während der Operation herrühren.
- Der Patient hat Schmerzen durch Überbelastung des Implantats.

„Wie viele Implantat-Operationen waren erfolgreich?“

Bewährt und haltbar

Implantate haben sich bewährt. Die Wahrscheinlichkeit, dass ein Implantat nach fünf Jahren noch voll funktionsfähig ist, liegt im Unterkiefer bei 85 bis 95 Prozent. Im Oberkiefer beträgt die Erfolgsrate etwa 80 bis 90 Prozent.

Was Sie mit Ihrem Arzt besprechen sollten

- Wie lange hält das geplante Implantat erfahrungsgemäß bei guter Mundhygiene?
- Welche Risiken gibt es bei diesem Eingriff?
- Was kostet es, selbst dann, wenn die Behandlung misslingt?
- Kann der Eingriff wiederholt werden?
- Was ist ein Erfolg, was ein Misserfolg?
- Außerdem sollten Sie Ihren Zahnarzt fragen, ob er alles selbst macht oder einen Spezialisten hinzuzieht,
- wie viele ähnliche Operationen er im letzten Jahr gemacht hat und
- wie viele davon erfolgreich waren.

Auch darauf sollten Sie achten:

- Nimmt sich Ihr Zahnarzt ausreichend Zeit für die Beratung?
- Beantwortet er konkret Ihre Fragen?
- Geht er auf Sie ein?

Nicht zu knapp: Die Kosten

Alle Preisangaben in diesem Ratgeber verstehen sich als ungefähre Orientierung und können nach unten, aber durchaus auch nach oben variieren (je nach Ausbildung, Ausstattung und Honorarvorstellungen des Zahnarztes). Zu den Kosten für das Implantat können noch andere Kosten hinzukommen.

Die gesetzlichen Krankenkassen zahlen Implantate in Deutschland nur in medizinischen Sonderfällen, wie beispielsweise nach Unfällen, die privaten nach individueller Vertragsgestaltung. In Österreich sind Implantate zur Gänze privat zu bezahlen.

Die Kosten: Ein Beispiel aus Deutschland

Versorgung einer Zahnlücke im Oberkiefer (sichtbarer Bereich)[1]) (Angaben in Euro)

Leistung	dreigliedrige Kunststoff-verblendete Brücke	dreigliedrige Metall-Keramik-verblendete Brücke (Nichtedelmetall, alle Zähne verblendet)	dreigliedrige Metall- Keramik-verblendete Brücke (Edelmetall, alle Zähne verblendet[2])	Implantat mit Metall-Keramik-verblendeter Einzelkrone (Nichtedelmetall)
Zahnarzthonorar/ Praxismaterial				
Kassenleistung	300	300	300	
Privatleistung	650		650	2000 bis 2350
Laborkosten				
Kassenleistung	485	450	700	
Privatleistung	700		800	450
Gesamtkosten				
Kassenleistung	785	750	1000	
davon Patientenanteil[3])	420	423	650	
Privatleistung[4])	1350		1450	2450 bis 2800[5])

Implantat-Kosten in Österreich

Leistung	**Preisbereich in Euro**
Implantat + Eingliederung in den Kiefer	1000 – 2500
Implantatkrone (VMK)	800 – 1400
Augmentation, Augmentierung	300 – 800
Sinuslift	2000 – 3000
Implantatberatung	50 – 300
Preisbeispiele	
Einzelzahn (= Implantat + Krone)	1800 – 3900 (Durchschnitt um die 2000)
Prothese (= vier Implantate + Stege oder Geschiebe + Prothese im Unterkiefer)	8000 – 13000

Zeichenerklärung: [1]) Alle Preise sind gerundete Durchschnittspreise, die von Bundesland zu Bundesland stark schwanken können. [2]) Der Goldpreis kann je nach verwendeter Legierung und Tagespreis variieren. [3]) Zur Errechnung des Patientenanteils ➜ *Seite 163*. Hier wurde der höchstmögliche Kassenzuschuss von 65 Prozent zu Grunde gelegt [4]) Preis für Privatpatienten. Die private Versicherung übernimmt davon einen Anteil, der je nach Vertragsgestaltung stark schwanken kann. Meist zahlt sie maximal 80 Prozent der Laborkosten und 100 Prozent der Zahnarztleistungen. [5]) Preis ohne eventuell notwendige Besonderheiten wie Augmentierung (kostet über 1000 Euro) oder Sinuslift (kostet je nach Aufwand rund 1500 Euro). Ein Implantat ist in der Regel eine Privatleistung. Die Kasse zahlt nur in wenigen Ausnahmefällen einen Zuschuss.
Quelle: Dieter Baganz (Deutschland), Dr. Hubert Porteder, Dr. Stephan Hienz (Österreich)
Stand: Frühjahr 2003

Neue Techniken: Laser und Pulverstrahl

Laser ist stark gebündeltes, sehr energiereiches Licht. Es gibt nicht nur einen, sondern viele Typen von Lasern, die sich hauptsächlich durch die Frequenz der Lichtwellen und ihre Leistung (gemessen in Watt) unterscheiden. Für jedes Einsatzgebiet – ob als Laserpointer, Laserpistole (Geschwindigkeitsmessung) oder Schneidestrahl in der Industrie – ist ein spezieller Lasertyp am besten geeignet.

Laser zur Biostimulation

Laserlicht niedriger Energie („Softlaser") wird in vielen Praxen zur Bestrahlung verwendet. Von diesen Systemen erhofft man sich eine schnellere Wundheilung nach dem Ziehen von Zähnen, bei Entzündungen im Mund und bei Erkrankungen der Mundschleimhaut. Einige Wissenschafter sagen: Softlaser und Biostimulation sind ungefährlich, aber sie nützen auch nichts.

Während die Medien (auf Initiative einzelner Ärzte) Laser gern als Lösung für viele Probleme darstellen, sieht die Realität anders aus: Eine breite Anwendung, die dem Patienten deutliche Erleichterungen bringt, liegt noch in weiter Ferne.

Laser statt Bohrer: Laser kann tatsächlich Zahnhartsubstanz entfernen; die Behandlung ist zwar nicht völlig schmerzlos, aber schmerzarm. Dafür dauert sie deutlich länger als mit dem Bohrer. Außerdem liegen für kein Lasersystem Langzeitergebnisse klinischer Untersuchungen vor. Laser kann Amalgam- und Goldfüllungen nicht entfernen. Fazit: Der Laser wird den Bohrer in nächster Zeit nicht ersetzen können.

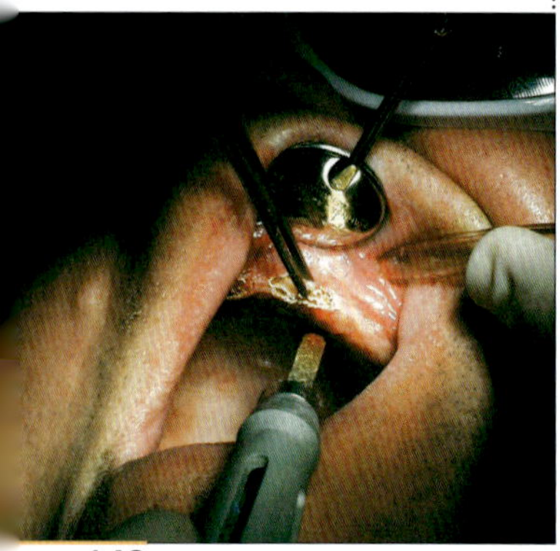

Lichtskalpell fürs Zahnfleisch: Schmerzfreie und blutungsarme Behandlung von Weichgewebe im Mund (zum Beispiel Zahnfleisch, Lippenbändchen, Zunge) mit dem „Lichtskalpell" funktioniert. Der Laserstrahl verschließt durchtrennte Gefäße sofort fast vollständig und hinterlässt keimfreie Wundränder, sodass die Wunde meist rasch und sauber verheilt; Entzündungen kommen seltener vor als bei Behandlungen mit Metallinstrumenten. Es besteht jedoch die Gefahr (sie ist aber gering), dass der Laserstrahl bei unsachgemäßer Anwendung oder technischen Defekten zu tief eindringt und den Zahn, den Zahnhalteapparat oder die darunter liegenden Gewebe schädigt.

Überempfindliche Zahnhälse: Die Behandlung verringert deutlich die Empfindlichkeit der sensiblen Zahnhälse und härtet den Zahnschmelz. Offene Dentinkanälchen werden durch den Laser verschlossen. Den gleichen Effekt erreichen aber auch andere Behandlungsmethoden.

Wurzelkanalbehandlung: Der Laser verbessert möglicherweise die Ergebnisse dieser Behandlung. Den Weg bis zum Wurzelkanal muss zwar immer noch der konventionelle Bohrer freimachen, aber das Laserlicht verdampft sehr wirkungsvoll die Gewebereste der Pulpa und Bakterien im Wurzelkanal, sodass er keimfrei gefüllt und geschlossen werden kann. Bei unsachgemäßer Anwendung kann der Laser allerdings den umgebenden Knochen schädigen, und die haarfeine Glasfasersonde, mit der die Laserstrahlung in die Wurzel eingebracht wird, kann abbrechen. Erfolgreiche Behandlungen sind auch mit herkömmlichen Methoden möglich – und außerdem deutlich billiger.

Zahntechnisches Labor: Mit Laser kann Zahnersatz stabiler „gebaut" werden, er zeigt eine bessere Verträglichkeit. Beim konventionellen Herstellen und Reparieren von Kronen und Brücken müssen oft Einzelteile zusammengelötet werden. Lot ist aber relativ weich und enthält unedle Metalle, die im Mund korrodieren und das Gewebe reizen können. Werden Edelmetallteile hingegen mit dem Laser verschweißt, fallen diese Probleme weg – ein echter Fortschritt!

Pulverstrahl

Bei der Pulverstrahltechnik werden sehr kleine Teilchen mit hoher Geschwindigkeit auf den Zahn geblasen und dann wieder abgesaugt. Es gibt zwei Formen: Die eine entfernt mit Aluminiumoxid beginnende Karies (Fachbezeichnung: KCP – Kinetische Kavitätenpräparation). Sie ist für den breiten Einsatz noch nicht ausgereift. Bei der anderen entfernt eine Mischung aus Salzkristallen und Wasser Verfärbungen auf der Zahnoberfläche (Fachbezeichnung: PWS – Pulver-Wasserstrahlgeräte). Das Abtragen dieser Verfärbungen (z.B. Beläge von Rauchern) funktioniert, erfordert aber große Sorgfalt, um keine Schäden anzurichten.

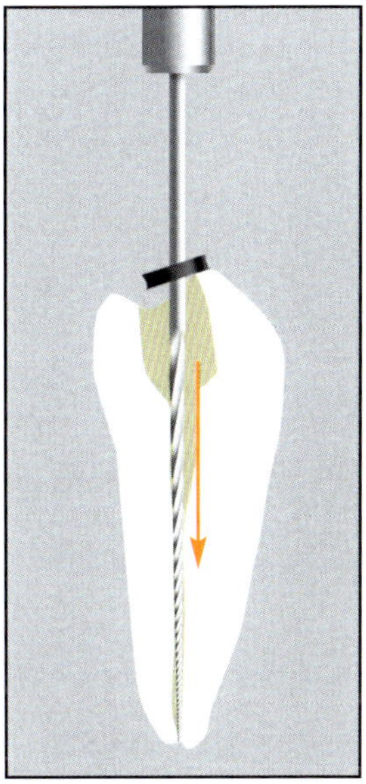

1. Der Zahnarzt bohrt das Innere der Wurzel erst mit einem Bohrer aus.

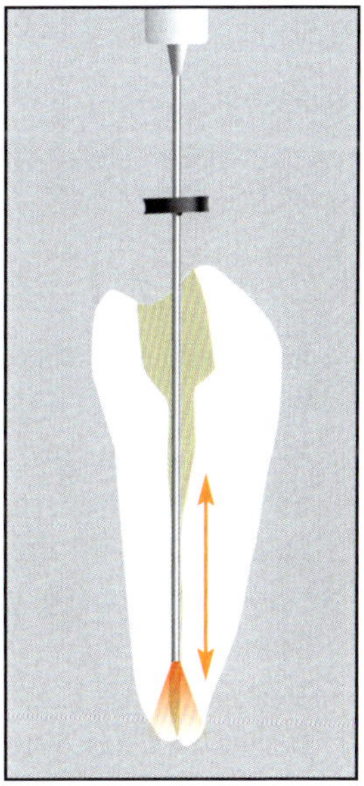

2. Das Licht des Lasers tötet dann die Keime im Wurzelkanal.

Kosmetik: Bleichen, Veneers, Piercing

Strahlend weiße Zähne: Jeder will sie, stehen sie doch für Gesundheit, Schönheit, Jugend und Vitalität. Aber die Wirklichkeit sieht anders aus. Jeder Mensch hat seine eigene Zahnfarbe, und die reicht von reinem Weiß (selten) bis hin zu einem gelblichen, grauen oder gar braunen Farbton. Die Zähne verdunkeln sich im Laufe der Jahre. Dies geschieht durch äußerliche Verfärbungen, die auf Rotwein, Kaffee, Tee oder Zigaretten zurückgehen – das Leben hinterlässt eben dunkle Spuren. Außerdem lassen Medikamente, wie etwa Chlorhexidin *(➜ Seite 21)*, die Zähne dunkler werden. Aber es gibt auch innerliche Verfärbungen: Das gelbliche Dentin wird im Laufe des Lebens dicker und schimmert stärker durch, und Farbstoffe dringen durch den spröder gewordenen Schmelz. Auch abgestorbene Zähne verlieren oft ihre helle Farbe.

Spuren von Rotwein, Kaffee, Tee und Zigaretten lassen sich wegpolieren.

Erst polieren, dann bleichen

Sie können bei einer professionellen Mundhygiene Ihre Zähne polieren lassen und so von äußerlichen Verunreinigungen befreien. Das bringt manchmal schon durchaus sehenswerte Verbesserungen. Auch Spezialzahnpasten für weiße Zähne können helfen *(➜ Seite 45)*. Erst wenn das nicht reicht, sind Sie ein Fall für das Bleichen.

Bleichen („Bleaching") kann innerliche Verfärbungen aufhellen. Durch Bleichen lässt sich auch die natürliche Zahnfarbe verändern. Voraussetzung ist, dass Zähne und Zahnfleisch gesund sind und die aufhellende Behandlung vertragen. Es darf keine kariösen Stellen geben, sonst kann das Bleichmittel in den Zahn eindringen und ihn schädigen. Es gibt zwar einige Risiken *(➜ Seite 152)*, trotzdem gehört das Bleichen zu den schonendsten Zahnbehandlungen.

Bleichen ist möglich

Altersbedingte Verfärbungen: gute Erfolge.
Tote Zähne: gute Erfolge.
Helle Flecken auf den Zähnen: Solange es sich nicht um Karies handelt – gute Erfolge.
Fluorosen: Diese leicht kalkigen bis gelbbraunen Flecken (zu hohe Fluoridaufnahme) lassen sich nur beschränkt entfernen.
Tetrazykline: Diese Antibiotika können Verfärbungen hinterlassen, wenn sie während der Zahnbildung (Schwangerschaft der Mutter) eingenommen werden. Bleichen hilft in manchen, aber nicht in allen Fällen.

Power, Home und Internal bleaching

Das Power bleaching findet in der Zahnarztpraxis statt. Der Zahnarzt behandelt die Zähne mit einer hoch konzentrierten Wasserstoffperoxidlösung, einem starken Oxidationsmittel. Die Zähne sollten einige Tage später kontrolliert werden. Daneben bieten Zahnärzte auch das Home bleaching an. Zuerst werden von den Zähnen Abdrücke genommen, die als Form für die Herstellung einer perfekt sitzenden Gebiss-Schiene aus Kunststoff dienen. Auf diese Schiene tragen Sie – nach Anleitung durch den Zahnarzt – den Wirkstoff auf und setzen sie über Nacht ein. Das Mittel bleicht dabei die abgelagerten Farbpigmente im Zahnschmelz. Je nach Grad der gewünschten Aufhellung kann die Behandlung mehrere Wochen dauern. Die Farbe der Füllungen ändert sich nicht; das kann – vor allem bei Kunststoff-Füllungen im Frontzahnbereich – unangenehm auffallen. Tragen Sie die Schiene zu wenig, ist der Erfolg gering. Tragen Sie sie zu lange, kann das die Zähne besonders empfindlich machen. Keinesfalls sollten Sie rauchen, während Sie die Bleichschiene tragen: Bleichmittel plus Zigarettenrauch ergeben eine ungesunde Kombination.

Home-Bleaching: Zähne zu Hause bleichen.

Auch tote Zähne lassen sich bleichen – durch Internal bleaching. Dazu legt der Zahnarzt Kofferdam um den Zahn, bohrt ihn auf und entfernt das Füllungsmaterial. Anschließend füllt er ein Bleichmittel ein und belichtet den Zahn mit einer starken Lichtquelle. Das muss manchmal mehrere Male wiederholt werden. Ist das Ergebnis noch nicht zufriedenstellend, legt der Zahnarzt eine Bleicheinlage und verschließt den Zahn für etwa eine Woche provisorisch (Walking bleach technique). In der Regel ist das Bleichen toter Zähne sehr erfolgreich und hält einige Jahre an.

Egal für welche Technik Sie sich entscheiden: Das Bleichen ist einer Versorgung mit einer Verblendschale (Veneer) oder einer Krone in den meisten Fällen vorzuziehen.

Befristeter Erfolg

Die Aufhellung hält (je nach Ursache der Verfärbung) ein bis drei Jahre. Die Behandlung eines Kiefers kostet rund 150 bis 300 Euro, die eines einzelnen Zahnes 70 bis 120 Euro. Die Krankenkassen zahlen diese Leistung nicht.

Sichtbar heller

Apotheken bieten durchsichtige beschichtete Kunststoff-Folien zur Zahnaufhellung an. Sie werden auf die obere und untere Zahnfront geklebt und hellen die Zähne tatsächlich auf. Sie sind für gesunde Gebisse unschädlich und billiger als das Bleichen in der Zahnarztpraxis. Trotzdem: Am Vorgespräch mit dem Zahnarzt sollten Sie nicht sparen.

Probleme beim Bleichen

Unbestritten sind einige Nebenwirkungen:

Nur bei lebenden Zähnen:

- Überempfindlichkeit bei Wärme und Kälte,
- erhöhte Empfindlichkeit der Zahnhälse.

Bei lebenden und abgestorbenen Zähnen:

- erhöhte Reizung von Zahnfleisch und Mundschleimhaut.

Bleichmittel kann Zahnfleisch und Schleimhaut reizen.

Nicht geeignet ist das Bleichen von lebenden (vitalen) Zähnen bei

- Zähnen mit großer Pulpa (betrifft eher junge Menschen),
- zahlreichen und großen Füllungen,
- überempfindlichen Zähnen,
- Rissen im Schmelz,
- Zahnspangen,
- einer Schwangerschaft.

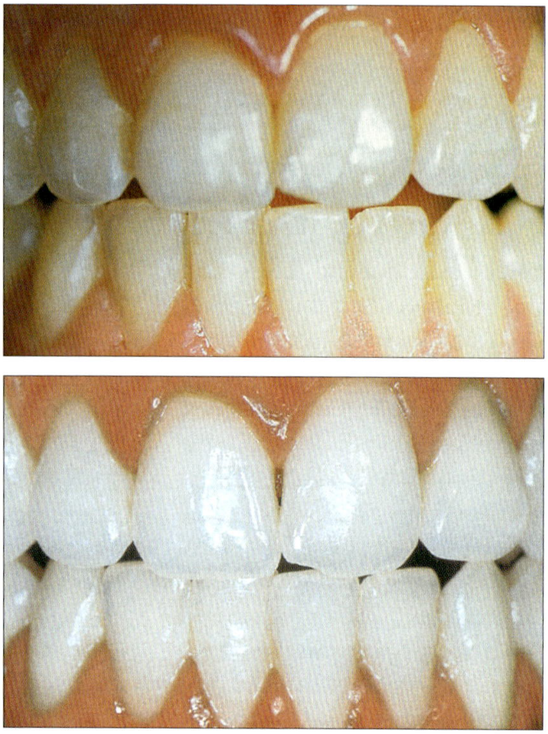

Vor dem Bleichen (Bild oben) – nach dem Bleichen (Bild unten): Nicht immer gibt es so schöne Ergebnisse wie hier abgebildet, aber in den meisten Fällen hat sich diese Behandlung bewährt und ist erfolgreich.

Veneers – schöne Fassade

So wie Tapeten eine unansehnliche Wand verschönern, kann eine neue Oberfläche auch Zähne in neuem Glanz erstrahlen lassen. Mit einer dünnen Schicht – Veneer –, die auf die Zahnoberfläche aufgetragen oder geklebt wird, ist dies möglich. Zwei Modelle konkurrieren am Markt: „Chairside“ und „Labside“.

Chairside: Der Zahnarzt schleift die Flächen ganz dünn ab, trägt direkt im Mund ein Komposit auf und härtet es (wie eine Füllung oder eine Fissurenversiegelung). Das Veneer wird in der Zahnarztpraxis hergestellt.

Labside: Bei diesem Modell fertigt das zahntechnische Labor die Verblendschale aus Keramik oder Kunststoff; Der Zahnarzt klebt sie dann auf die abgeschliffenen Zähne. Es braucht Präzision und Zeit, um Veneers perfekt anzupassen. Gravierende Risiken sind nicht bekannt. Natürlich kann es zu Allergien kommen – wie bei allen Materialien.

Vorteile:

+ Unansehnliche Zähne sehen mit einem Veneer sehr viel schöner aus.
+ Kleine Zahnfehlstellungen lassen sich ausgleichen, größere Zahnzwischenräume (Diastema) schließen.

Nachteil:

– Die Oberfläche des Zahnes muss leicht abgeschliffen werden. Es sollten zwar nur 0,5 bis 0,8 Millimeter sein; leider sind es in der Praxis aber oft mehr.

Konkurrenz für die Krone

Es gibt Schätzungen, wonach gut die Hälfte aller Zähne, die eine Krone tragen, auch mit einem Veneer gut bedient wären. Veneers können durchaus bei Zähnen mit vielen Füllungen eingesetzt werden, solange sie nicht in den Zahnfleischrand reichen. Wenn der Zahn tot oder stark zerstört ist, dann spricht mehr für eine Krone. Sie gibt dem Zahn mehr Halt. Da die deutschen Krankenkassen die Kosten für Kronen derzeit noch (teilweise) bezahlen, für Veneers aber nicht, haben die Verblend-

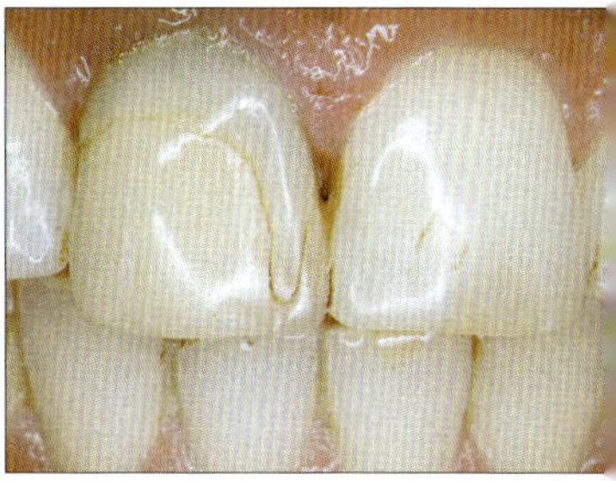

Schneidezähne mit großen Reparaturen.

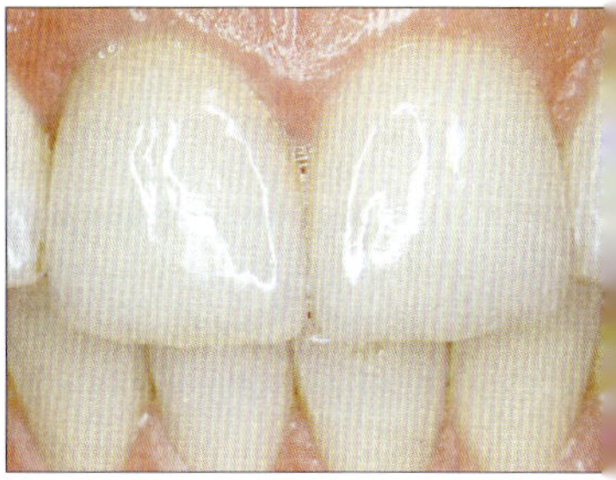

Veneers decken die Defekte ab und sorgen für ein schöneres Erscheinungsbild.

schalen nur einen geringen Marktanteil. Der Preis für ein Veneer bewegt sich pro Stück zwischen 500 und 800 Euro.

Die Lebensdauer kann bei genauer Herstellung, Anpassung und guter Pflege der von Kronen entsprechen, also 10 bis 15 Jahre. Die Stabilität von Veneers ist gut, aber steinhartes Brot sollten Sie trotzdem meiden.

Lassen Sie besser die Finger von Lippen- oder Zungenpiercing.

Piercing: Eher nicht

Auch das Durchstechen von Ohrläppchen für Ohrstecker und -ringe ist Piercing, aber hier gibt es kaum gesundheitliche Probleme. Beim Piercing im Mundbereich ist das anders. Hier warnen die Mediziner, denn es verursacht nachweislich viele Schäden – besonders bei mangelnder Hygiene. Ein Auszug aus der langen Liste:

- Beschädigung von Füllungen, Kronen, Brücken,
- Blutergüsse,
- Korrosion,
- Lückenbildung der Zähne,
- Nervenschäden,
- zurückweichendes Zahnfleisch,
- Abtragungen am Zahnschmelz,
- Behinderung beim Sprechen und Kauen,
- Sprünge des Schmelzes und Zahnbeins,
- Verletzungen an der Schleimhaut,
- Blutvergiftung,
- Infektionen aller Art (über Viren und Hepatitis bis hin zu HIV).

Quelle: S. Peters – DZZ 56 (01)/DGZMK

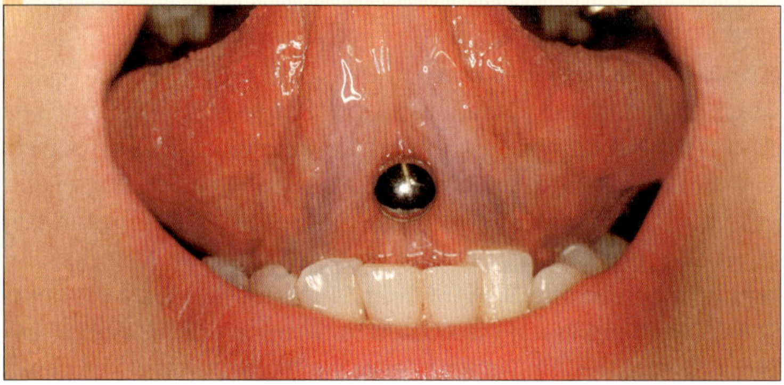

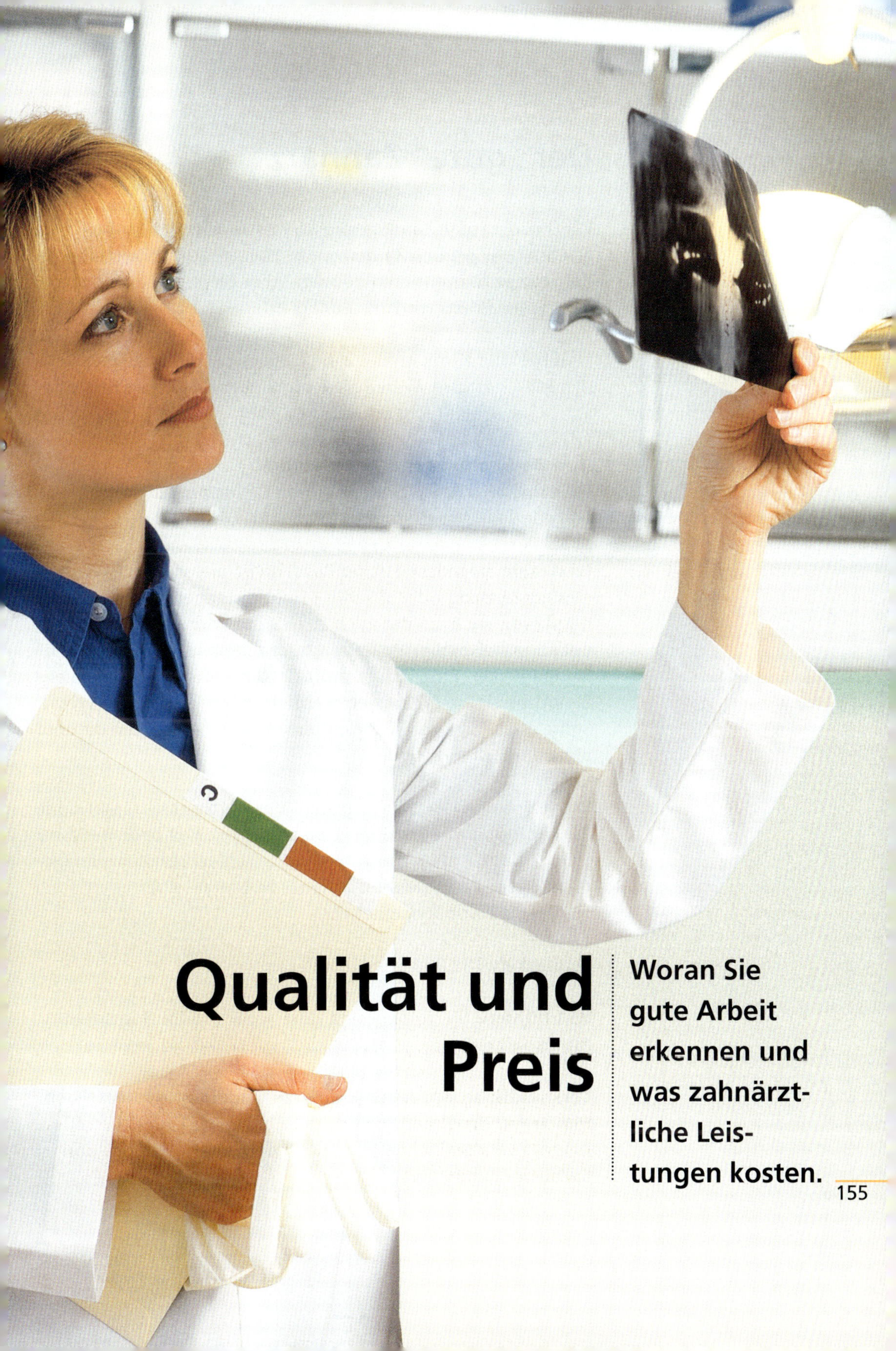

Qualität und Preis

Woran Sie gute Arbeit erkennen und was zahnärztliche Leistungen kosten.

Der „gute" Zahnarzt

Was hat eine gute Zahnarztpraxis, was andere nicht haben? Was zeichnet einen guten Zahnarzt aus? Hier ein kurzer Leitfaden, an dem Sie sich orientieren können. Aber bleiben Sie realistisch: Kaum eine Praxis wird alle Punkte erfüllen.

Keine Praxis erfüllt alle Wünsche der Patienten.

Und bei aller Kritik an der zahnärztlichen Arbeit, die gelegentlich geäußert wird: Gehen Sie einmal davon aus, dass Ihr Zahnarzt seine Arbeit nicht schlechter macht, als Sie die Ihre.

Ihre Bedürfnisse im Mittelpunkt

Öffnungszeiten: Sie kommen Ihren Bedürfnissen entgegen. Es gibt spezielle Angebote am Morgen oder Abend.

Wartezeit: Sie müssen in der Regel nicht lange warten. Wenn es einmal zwanzig oder dreißig Minuten länger dauert, bis Sie drankommen, kann das auch an einer unvorhersehbaren Komplikation bei einem Patienten oder einem „eingeschobenen" Notfall liegen. Eine Zahnarztpraxis kann nicht wie eine Fließbandproduktion organisiert werden – auch in Ihrem Interesse. Sollte es zu längeren Wartezeiten kommen, sollten Sie darüber jedoch informiert werden.

Wartezimmer: Der „Füllungsgrad" des Wartezimmers gibt keine Auskunft über die Qualität des Zahnarztes. Voll bedeutet zwar „viel Zulauf", aber mitunter auch „schlechtes Zeitmanagement"; leer kann „keinen Zulauf" bedeuten, aber eben auch „perfektes Zeitmanagement".

Sauberkeit: Die Praxis ist überall sauber.

Wohlfühlen: Sie fühlen sich dort wohl (Bilder, Einrichtung, Atmosphäre...).

Verständliche Sprache: Zahnarzt und Prophylaxeassistentinnen erklären Ihnen Sachverhalte, die Sie als Patient betreffen, in einer verständlichen Sprache; medizinische Information ist Sache des Zahnarztes.

Zuwendung: Braucht Ihr Kind eine Zahnbehandlung, erklärt der Arzt Ihrem Sprößling geduldig jeden geplanten Schritt. Er arbeitet besonders behutsam und respektiert jeden Wunsch.

Extraberatung im Extrazimmer

Berät ein gut vorbereiteter Arzt den Patienten in einem eigenen Zimmer (also weit weg vom Behandlungsstuhl), dann „kauft" der Patient „um 45 Prozent mehr Leistungen", berichtet eine Fachzeitung.

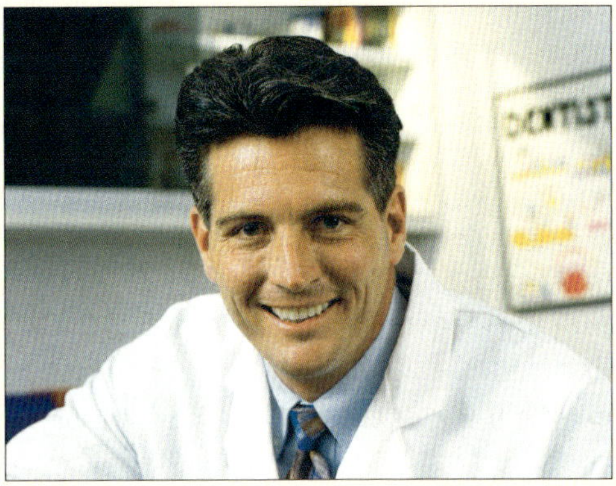

Mensch, nicht Umsatzträger: Sie werden als Mensch behandelt und nicht als „Fall" oder Umsatzträger.

Zeit für Sie: Der Zahnarzt nimmt sich ausreichend Zeit für Sie, hört Ihnen zu und spricht mit Ihnen über Diagnose, Therapie und Alternativen. Behalten Sie aber im Auge: Zum einen honorieren die Kassen die Beratung kaum. Zum anderen sollte in einer Praxisstunde ein Umsatz von 150 bis 200 Euro erwirtschaftet werden, damit sich die Praxis trägt.

Zu häufiger Zahnarztwechsel

Bisweilen ist der Wechsel des Zahnarztes sinnvoll und notwendig; aber zu häufiger Zahnarztwechsel kann auch Nachteile haben. Es kommt dann meist zu deutlich mehr und in der Summe teureren Eingriffen.

Behandlungsstühle: Viel mehr als drei Behandlungsstühle pro behandelndem Zahnarzt sollte es nicht geben. Alles, was darüber hinausgeht, deutet auf Fließbandarbeit.

Machtfrage: Der Zahnarzt redet mit Ihnen nie von oben herab, unterhält sich nicht über Ihren Kopf hinweg und hat es nicht nötig, Macht zu demonstrieren.

Vorsorge: Der Zahnarzt berät über Zahngesundheitsvorsorge (➜ *Seite 53)* und bindet Sie in Entscheidungen ein. Nach der Behandlung wissen Sie, was Sie tun müssen, damit die Versorgung möglichst lange hält.

Klare Preisinformationen

Klare Rechnung, gute Freunde: Die Preise sind transparent und nachvollziehbar; alle Kosten – inklusive Ihrer Zuzahlung – stehen vor dem Behandlungsbeginn weitgehend fest. Hundertprozentig genau lassen sie sich im Vorhinein nicht immer berechnen, weil der Zahnarzt nicht genau sagen kann, welche Maßnahmen während der Behandlung nötig werden. Das ist in der Autowerkstätte nicht anders.

Heil- und Kostenplan: Ab einem Honorar von 300 Euro aufwärts sollten Sie einen aussagefähigen, verbindlichen und für Sie verständlichen Heil- und Kostenplan erhalten. Der Arzt kann dafür eine Gebühr verlangen, muss das dem Patienten aber ausdrücklich vorher mitteilen.

Differenziertes Angebot: Es gibt ein in der Qualität abgestuftes Angebot („Wir bieten vier verschiedene Kronentypen an…“). Die einzelnen Unterschiede in Qualität und Preis sind für Sie klar nachvollziehbar.

Umsichtige Vorgehensweise

Umfassende Hygiene: Die Praxis sorgt penibel für umfassende Hygiene. Arzt und Personal tragen Mund-, Nasen- und Augenschutz, Handschuhe.

Professionelle Mundhygiene gehört zum Angebot einer guten Praxis.

Selbstverständlich Prophylaxe: Die Praxis bietet professionelle Mundhygiene an.

Zahnstein: Ihn nur zu entfernen, reicht nicht. Die Zähne müssen anschließend noch poliert werden.

Zahnfleischtaschen: Der Zahnarzt nimmt Zahnfleischbluten und zurückweichendes Zahnfleisch ernst, misst routinemäßig die Tiefe von Zahnfleischtaschen und behandelt sie und andere parodontale Probleme.

Mundschleimhaut: Es gibt eine Kontrolle der Mundschleimhaut (Krebs).

Wackelzähne: Der Zahnarzt prüft, ob Zähne locker werden.

Feine Arbeit am Detail: Der Zahnarzt arbeitet mit Lupenbrille, Operationsmikroskop und minimal-invasiven Methoden *(→ Seite 12)*.

Sorgfalt zählt mehr als technische Geräte

Spritze erwünscht: Der Zahnarzt fragt, ob Sie eine Spritze wollen. Viele Zahnärzte setzen bei bestimmten Arbeiten schon fast „automatisch" eine Betäubung, weil sie dann selbst ruhiger arbeiten können. Die Behandlung ist überwiegend schmerzfrei.

Hightech: Viele neue und teure Materialien beziehungsweise Geräte garantieren noch keine gute Behandlung. Sie glauben ja auch nicht, dass Ihre Fotos alleine dadurch besser werden, dass Sie die neueste Kamera kaufen. Am wichtigsten sind die Erfahrung, die Sorgfalt und das Können des Behandlers!

Vertrauen Sie mehr auf Können und Sorgfalt Ihres Arztes als auf tolle Geräte.

Technische Arbeiten

Kofferdam: Der Zahnarzt arbeitet besonders bei Wurzelbehandlungen und Komposit-Füllungen im seitlichen Bereich mit Kofferdam (einem dünnen Spanngummi, der den Arbeitsbereich trocken hält).

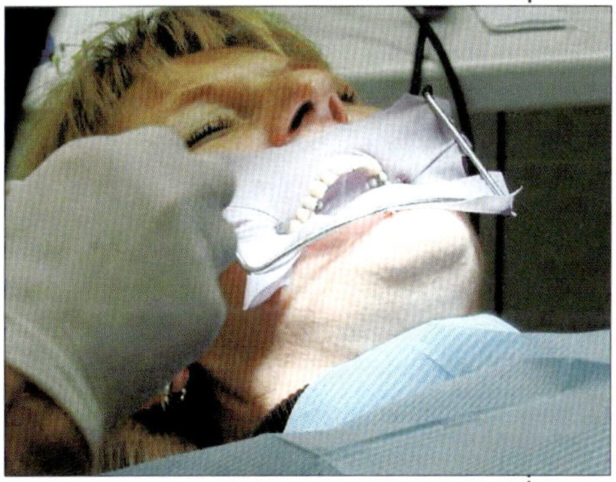

Röntgenbilder: Es gibt ausreichend Röntgenbilder vor und nach der Behandlung.

Füllungen halten: Neue Füllungen halten sechs bis zehn Jahre oder sogar länger. Wiederholungsfüllungen innerhalb von zwei, drei Jahren sind dagegen ein schlechtes Zeichen. Es sind auch keine anderen Formen der Zahnbehandlung nach der Behandlung nötig.

Sitzt und passt: Füllungen, Inlays, Kronen, Brücken ... alles, was eingegliedert wird, muss passen. Und wenn es nicht passt (Spannungsgefühl, Druck, Inlay etc. ist zu hoch, Frühkontakte), muss es angepasst oder ausgetauscht werden.

Zahnseide: Alle Zahnzwischenräume mit Füllungen oder Kronen sind für die Reinigung mit Zahnseide, Zahnhölzchen oder Interdentalbürsten durchgängig.

Garantie und Recall: In den USA und in einigen Privatpraxen sind sechs bis acht Jahre Garantie auf technische Arbeiten (Kronen, Brücken...) üblich. Diese verlangen dafür penible Mundhygiene und regelmäßige Recalls, aber auch wesentlich mehr Honorar.

Haltbarkeit: Der Zahnarzt sagt Ihnen, wie lange die Versorgung hält oder halten sollte.

Niemand ist perfekt: Ihr Zahnarzt hat das Recht, mangelhafte Arbeiten von sich aus (kostenlos) noch einmal anzufertigen, auszutauschen oder sie zu reparieren.

Schmerzen: Treten sie nach der Behandlung auf, kann das auf mangelhafte Arbeit hindeuten, muss aber nicht.

Richte keinen Schaden an

Im englisch-amerikanischen Raum sollen Ärzte nach dem Grundsatz „Do no harm" arbeiten. Bei uns hält man es mehr mit den Lateinern: „Primum nihil nocere". Gemeint ist: „Richte vor allem keinen Schaden an". Liefe eine Behandlung nach diesem Grundsatz ab, wäre für Patienten (aber auch den Arzt) schon sehr viel gewonnen. Mangelhafte Kronen würden nicht Zahnfleisch und Kieferknochen schädigen, unerprobte Materialien kämen gar nicht zum Einsatz, vermieden wären unsinnige und teure Überbehandlungen und zermürbende Prozesse.

Recall: der beste Tipp von allen

Der beste Zahnbehandlungserfolg ist nur von kurzer Dauer, wenn er nicht durch Nachkontrolle (Recall) erhalten wird. Ganz besonders bei größeren und teuren Behandlungen wie Parodontaltherapie, bei Implantaten und Brücken, bei Teil- und Totalprothesen ist eine regelmäßige Nachkontrolle absolut unverzichtbar. Patienten, die laufend zur Kontrolle kommen, haben einen erheblich besseren Zahnzustand als jene, die das nicht tun.

Große Erfolge mit Recall (Nachkontrolle)

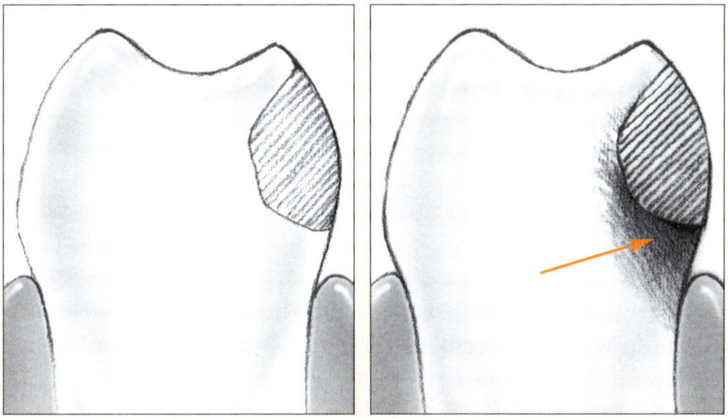

Karies
Mit Recall (links) bleibt der behandelte Zahn weitgehend kariesfrei.
Ohne Nachkontrolle breitet sie sich fast immer aus.

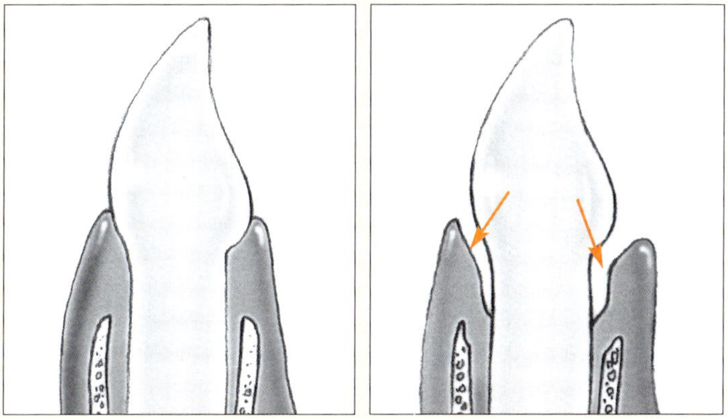

Parodontitis
Mit Recall (links) bleibt der Zustand stabil; manchmal gewinnt der Zahn sogar an Halt.
Ohne Recall bauen sich Zahnfleisch und Knochen weiter ab (Attachmentverlust).

Laufende Kontrolle schützt Ihre Zähne dauerhaft.

Recall bedeutet eigentlich, dass die Praxis Sie daran erinnert, dass wieder eine Kontrolle nötig ist. Dieses sehr sinnvolle System dient der Gesunderhaltung Ihrer Zähne. Bei uns hat es sich noch nicht durchgesetzt, weil es Ärzten verboten ist, für sich zu werben. Recall könnte, so meinen Juristen, als verdeckte Werbung missbraucht werden. Wenn aber Sie Ihren Zahnarzt bitten, Sie regelmäßig an die Kontrolle zu erinnern, dann kann eigentlich nichts schief gehen.

Nichts wie weg

Es gibt eine Reihe von Fehlern, die von jedem Zahnarzt als Kunstfehler eingestuft werden und die doch vorkommen (z.B. Materialien in der Wunde vergessen, bei andauernden Schmerzen nach einer Behandlung kein Kontrollröntgen ...) Doch für Sie als Patient sind viele dieser Fehler nicht direkt erkennbar.

Sie sollten aber schleunigst den Zahnarzt wechseln, wenn:

- die Zahnarzthelferin unter dem Zahnfleischrand arbeitet, Füllungen legt und Spritzen gibt,
- der Zahntechniker in Ihrem Mund arbeitet.

Auch Zahnärzte haben einen Traumpatienten.

Der Traumpatient der Zahnärzte

Was wünschen sich Zahnärzte von ihren „Traumpatienten"?

- Sie interessieren sich für Zahngesundheit und Gesundheitsthemen generell. Sie wissen, dass man für die Erhaltung der Gesundheit Zeit und Geld investieren muss.
- Sie ernähren sich zahnschonend.
- Sie reinigen – das ist das Allerwichtigste – Ihre Zähne gründlich und regelmäßig.
- Sie gehen ein- bis zweimal pro Jahr zur professionellen Prophylaxe.
- Sie sagen vor der Behandlung klipp und klar, was Sie wollen und was nicht.
- Sie gehen gewissenhaft zur (Nach-)Kontrolle.
- Sie halten vereinbarte Termine ein oder sagen rechtzeitig ab (zwei Arbeitstage vorher) und vereinbaren einen neuen Termin.
- Sie sagen es dem Team, wenn Sie die Behandlung gut fanden.
- Sie bezahlen die Zahnarztrechnung fristgerecht.

Kassen und Kosten

Wer sorgfältig die Zähne putzt und regelmäßig zum Zahnarzt geht, erspart sich nicht nur quälende Zahnschmerzen. Er spart auch viel Geld. Denn wenn die Zähne nicht mehr zu gebrauchen sind und Ersatz nötig ist, kostet das eine Menge. Die gesetzliche Krankenversicherung übernimmt in Deutschland für Zahnersatz nur einen Teil der Kosten *(➜ Seite 165 ff.)*. Den großen Rest muss der Patient aus eigener Tasche bezahlen. Muss das komplette Gebiss saniert werden, kommen schnell mehrere tausend Euro zusammen. Gute Zahnpflege macht sich also bezahlt – ebenso wie regelmäßige Vorsorgeuntersuchungen beim Zahnarzt. Nicht zuletzt hängt auch der Anteil der Kosten, den die gesetzliche Krankenkasse übernimmt, davon ab, ob der Versicherte die jährlichen Vorsorgeuntersuchungen wahrgenommen hat *(➜ Seite 169 ff.)*.

Privat versichert?

Bei privat Versicherten hängt der Anteil der Kosten, den die Versicherungsgesellschaft bei Zahnersatz übernimmt, vom individuellen Vertrag ab. Privat Versicherte können sogar Verträge wählen, die eine Kostenerstattung bei Zahnersatz ausschließen – dies ist jedoch allenfalls für Zahntechniker ratsam. Meist übernimmt die Kasse maximal 80 Prozent der Laborkosten und 100 Prozent der Zahnarztleistungen.

Gesundheitsreform

Ab 2005 soll der Zahnersatz allerdings aus dem Leistungskatalog der gesetzlichen Krankenversicherung gestrichen werden. Er muss dann von den Versicherten über eine Zusatzversicherung abgedeckt werden. Diese Zusatzversicherung ist Pflicht. Frei wählen kann der Versicherte jedoch, wie er sich absichern möchte: entweder durch Zahlung eines Zuschlags auf den Beitrag zur gesetzlichen Krankenversicherung oder durch den Abschluss einer Zahnersatz-Versicherung bei einem privaten Anbieter.

Die Einzelheiten dieser Neuregelung standen bei Redaktionsschluss dieses Ratgebers noch nicht fest. Sicher ist wohl, dass dann die entsprechende Beitragszahlung an die gesetzliche Kasse vom jeweiligen Einkommen unabhängig ist. Kinder sind kostenlos mitversichert, ebenso Ehepartner, die kein eigenes Einkommen haben. Entscheiden sich Versicherte für eine Absicherung des Zahnersatzes über die private Krankenversicherung, zahlen sie dafür einen Beitrag, den die Versicherungsgesellschaft entsprechend ihrem individuellen Risiko festlegt.

Auch jetzt reicht die Chipkarte oft nicht

Derzeit haben Kassenpatienten einen Anspruch auf alle medizinisch notwendigen zahnärztlichen Leistungen – aber nur in einem Rahmen, den das Sozialgesetzbuch mit „ausreichend und zweckmäßig“ umschreibt. Gibt es mehrere geeignete Behandlungsvarianten, bezahlt die Kasse nur die kostengünstigste. Will der Patient eine bessere Versorgung, muss er die Mehrkosten selbst tragen. Am einfachsten ist die Regelung für die zahnärztliche Behandlung: Wenn der Zahnarzt bloß bohrt und eine Standardfüllung legt, zahlt die Kasse. Ist jedoch Zahnersatz notwendig, reicht die Chipkarte allein nicht. Der Patient muss kräftig zuzahlen. In den vergangenen Jahren ist der Anteil der Zahnärzte-Einnahmen aus der Privatschatulle der Patienten stark gestiegen. 1980 waren es nur 18 Prozent aller Einnahmen der Zahnmediziner, 2000 bereits 38 Prozent. Hier machen sich die deutlich gestiegenen Zuzahlungen der Patienten vor allem beim Zahnersatz bemerkbar.

Zahnärztliche Behandlung

Zur zahnärztlichen Behandlung gehören das Entfernen kariöser Stellen und das Legen von Füllungen. Weitere Leistungen sind diagnostische Maßnahmen wie etwa Zahnfleisch- oder Kieferuntersuchungen, Zahnfleischbehandlungen, Kieferoperationen, Parodontalbehandlungen, Entfernen von Zahnstein. All diese Leistungen werden von der gesetzlichen Krankenkasse voll bezahlt. Abgerechnet wird über die Chipkarte des Versicherten mit der Kassenzahnärztlichen Vereinigung.

Bei Füllungen zahlt die Kasse das preisgünstigste Material.

Für Füllungen von Backen- und Frontzähnen übernimmt die Kasse allerdings nur die Kosten für das preisgünstigste Material: Amalgam. Bei Frontzähnen zahlt sie aus optischen Gründen auch zahnfarbene Füllungen. Zu den Frontzähnen zählen im Oberkiefer alle Schneidezähne, die Eckzähne und die kleinen Seitenzähne, im Unterkiefer reichen die Frontzähne nur bis zum ersten kleinen Seitenzahn.

Ansonsten übernimmt die Kasse die Kosten für Kompositfüllungen *(Kunststofffüllungen, ➜ Seite 100 f.)* nur, wenn der Patient an einer Amalgamallergie leidet oder Amalgam aus anderen medizinischen Gründen nicht verwendet werden kann, zum Beispiel bei Nierenkranken. Möchte der Patient aus anderen Gründen aufwendigere Füllungen oder ein Inlay, muss er die Mehrkosten selbst tragen. Die Kasse erstattet nur den Anteil der Kosten, der für eine Amalgamfüllung anfallen würde. Für diese Extras trifft der Patient mit seinem Zahnarzt vor Beginn der Behandlung eine schriftliche Mehrkostenvereinbarung. Der Zahnarzt rechnet die Kosten auf der Grundlage der amtlichen Gebührenordnung für Zahnärzte (GOZ) ab. Er darf allerdings in der Regel höchstens das 2,3-fache des in der GOZ festgelegten Einfachsatzes (Regelhöchstsatz) berechnen, nur in schwierigen Fällen mehr, wenn er dies patientenbezogen begründet. Ausnahme: Für lichthärtende Kompositfüllungen in Schicht- und Ätztechniken im Seitenzahnbereich darf bis zum 3,5-fachen des Einfachsatzes berechnet werden.

Für Füllungen gilt eine zweijährige Gewährleistung. Muss eine Füllung innerhalb dieses Zeitraums erneuert werden, darf der Zahnarzt dafür kein Geld verlangen. Dies gilt jedoch nicht für Zahnhalsfüllungen, so genannte Eckaufbauten im Frontzahnbereich unter Einbeziehung der Schneidekanten sowie Milchzahnfüllungen.

Prophylaxe, also zahnärztliche Leistungen zur Vorbeugung von Karies und Parodontitis, gibt es auf Chipkarte nur für Kinder und Jugendliche bis zum 18. Lebensjahr: Bis zum 6. Lebensjahr werden zwei Früherkennungsuntersuchungen übernommen. Zwischen dem 6. und dem 18. Lebensjahr können sich Kinder und Jugendliche jedes Kalenderhalbjahr einmal zahnärztlich untersuchen lassen. Sie haben außerdem Anspruch auf Versiegelung der Kauflächen der vorderen, besonders kariesanfälligen Backenzähne *(➜ Seite 61 ff.)*.

Prophylaxe auf Chipkarte gibt es nur bis zum 18. Lebensjahr.

Kosten für Zahnersatz

Die Krankenkassen übernehmen die Kosten für Brücken, Kronen und Prothesen nur zu maximal 65 Prozent. Und selbst diesen Anteil übernehmen sie in der Regel nur für die günstigste Ausführung und bei medizinischer Notwendigkeit. Das heißt: Den Kassenanteil für eine Krone bekommt der Versicherte nur, wenn ein erhaltungsfähiger Zahn anders nicht mehr gerettet werden kann – zum Beispiel, weil das Loch für eine Füllung schon zu groß ist. Und dieser Anteil bezieht sich auf Kronen aus einer Nichtedelmetall-Legierung, weil dies die günstigste Ausführung ist. Verblendungen bei Kronen und Brücken aus Keramik oder Kunststoff bezuschusst die Kasse nur, wenn der Zahn sich im sichtbaren Bereich befindet.

Für Brücken gibt es ebenfalls eine Leistungsbegrenzung. Die Kassen zahlen ihren Zuschuss nur für Brücken, mit denen höchstens vier Zähne je Kiefer oder bis zu drei Backenzähne in einer Kieferhälfte ersetzt werden. Wer sich größere Brücken, also zum Beispiel eine sechsgliedrige Brücke im Seitenzahnbereich, einsetzen lässt, erhält nur den Anteil für eine fünfgliedrige Brücke.

Implantate müssen in der Regel privat bezahlt werden.

Implantate sind keine Leistungen der gesetzlichen Krankenkassen. Diese künstlichen Zahnwurzeln, auf denen sich Kronen oder Brücken befestigen lassen, werden von den Kassen nicht bezuschusst, außer in besonders schweren Ausnahmefällen, die vom Bundesausschuss der Zahnärzte und den Krankenkassen festgelegt werden. Solche Ausnahmen sind beispielsweise größere Kiefer- oder Gesichtsdeformationen nach einer Tumoroperation oder einem Unfall. In diesen Fällen werden die Kosten vollständig von der Kasse übernommen.

An den Kosten für die Suprakonstruktionen, also dem Zahnersatz auf dem Implantat, beteiligen sich die Krankenkassen nur, wenn es sich um einen einzelnen Zahn zwischen zwei gesunden Zähnen handelt oder bei komplett zahnlosem Kiefer. Dann erstatten sie beim einzelnen Zahn die Kosten nach dem gleichen Prinzip wie für eine normale Krone (siehe oben). Beim zahnlosen Kiefer zahlen sie den Kassenanteil für eine Vollprothese. Auch für Voll- oder Teilprothesen zahlt die Kasse in der Regel den normalen Zuschuss, also maximal 65 Prozent für die kostengünstigste Ausführung. Die kostengünstigste Ausführung bei Prothesen sind Kunststoff-/Modellgussklammer-Prothesen. Bei einer Kombination aus festsitzendem und herausnehmbarem

Zahnersatz bezuschusst die Kasse maximal eine Versorgung mit zwei Verbindungselementen je Kiefer. Nur bei Patienten, die nicht mehr als drei Zähne besitzen, trägt die Kasse die anteiligen Kosten für drei Verbindungselemente je Kiefer.

Kosten für Kieferorthopädie

Für kieferorthopädische Behandlungen gilt seit Anfang 2002 eine neue Richtlinie des Bundesausschusses für Zahnärzte und Krankenkassen. Bei Kindern und Jugendlichen werden die zu korrigierenden Zahnfehlstellungen in fünf Schweregrade unterteilt. Erst ab der dritten Stufe zahlen die Kassen für kieferorthopädische Leistungen. So wird ein Überbiss (Frontzahnstufe) erst ab sechs Millimeter Abstand zwischen den oberen und unteren Schneidezähnen als korrekturbedürftig angesehen. Für die Behandlung müssen die Versicherten für das erste Kind

Zusatzversicherungen

Kassenpatienten haben die Möglichkeit, eine private Zahnzusatz- oder Ergänzungsversicherung abzuschließen. Dies kann bei teuren Brücken oder Kronen finanziell sehr entlasten. Allerdings müssen sie dafür eine Gesundheitsprüfung ablegen. Denn potenzielle Kunden, deren Gebiss bereits sanierungsbedürftig ist, lehnen die Versicherer ab. Interessenten sollten mehrere Angebote bei verschiedenen Gesellschaften einholen und beim Vergleich vor allen Dingen auf folgende Punkte achten:

Leistungsumfang: Üblicherweise erstatten Zusatz- und Ergänzungsversicherung einen Teil der Kosten für Zahnersatz. Sie sollten prüfen, ob Inlays im Zahnersatz eingeschlossen sind und ob Kosten für Verblendungen ohne Einschränkung übernommen werden.

Verhältnis zur Kassenleistung: In der Regel ersetzen die Versicherer zwischen 20 und 30 Prozent des gesamten Rechnungsbetrags. Wählt der Kunde einen Tarif, bei dem sich der Versicherer an den Kosten für Implantate beteiligt, dann bekommt er hierfür zumindest 20 bis 30 Prozent seiner Ausgaben ersetzt. Es gibt aber auch Versicherer, die sich nur an den Kosten beteiligen, an denen auch die gesetzliche Krankenkasse einen Anteil übernimmt.

Obergrenzen: Eine hundertprozentige Kostenübernahme gibt es auch mit einer privaten Zusatzversicherung nicht. Die meisten zahlen so viel, dass zusammen mit den Leistungen der gesetzlichen Kasse 80 bis 90 Prozent der Kosten abgedeckt sind.

Beiträge: Die Beiträge, die Sie für eine private Zahnzusatz- oder Ergänzungsversicherung zahlen müssen, hängen vom Leistungsumfang des gewählten Tarifs, von Ihrem Eintrittsalter, Ihrem Gesundheitszustand und Ihrem Geschlecht ab. Ein 33-Jähriger muss beispielsweise mit monatlichen Beiträgen von etwa 15 bis 25 Euro rechnen.

zunächst 20 Prozent der Kosten selbst zahlen. Hat eine Familie mehrere Kinder, die eine Zahnspange brauchen, dann reduziert sich dieser vorläufige Selbstbehalt auf 10 Prozent je weiteres Kind, das in Behandlung ist. Vorläufig heißt, dass die Versicherten den Eigenanteil nach erfolgreich abgeschlossener Behandlung zurückbekommen. Wird die Behandlung jedoch ohne medizinischen Grund abgebrochen oder lassen es die Patienten an der erforderlichen Mitarbeit fehlen, dann behält die Kasse das Geld ein.

Ab dem 18. Lebensjahr zahlen die Kassen nur noch in Extremfällen für Kieferkorrekturen, etwa wenn so schwere Kieferanomalien vorliegen, dass zusätzlich eine kieferchirurgische Behandlung erforderlich ist. Das gilt zum Beispiel bei verletzungsbedingten Kieferfehlstellungen. In solchen Fällen entfällt der Selbstbehalt ganz. Auch bei den Regelungen für die Kostenübernahme von kieferorthopädischen Behandlungen kann es ab 2005 Änderungen geben.

Heil- und Kostenplan

Der Zahnarzt muss nicht mit Billiglabors zusammenarbeiten.

Bevor der Zahnarzt einen Zahnersatz einfügt oder der Kieferorthopäde eine Behandlung beginnt, muss er einen Heil- und Kostenplan erstellen. Darin sind alle Behandlungsleistungen enthalten – sowohl die, die von der Kasse bezahlt werden, als auch die vom Versicherten selbst zu tragenden. Die Krankenkasse muss diesen Plan genehmigen. Vorher kann sie einen Gutachter einschalten, wenn sie dies für sinnvoll hält. Er prüft, ob alle im Heil- und Kostenplan aufgeführten Leistungen wirklich notwendig sind. Der Zahnarzt oder Kieferorthopäde darf später nicht vom genehmigten Plan abweichen, also beispielsweise ein teureres Material verwenden. Laut Sozialgesetzbuch können die Kassen ihre Versicherten und die Zahnärzte über „preisgünstige Versorgungsmöglichkeiten“ mit zahntechnischen Leistungen informieren. Der Zahnarzt ist jedoch nicht verpflichtet, mit diesen Anbietern zusammenzuarbeiten.

Die Preise für zahntechnische Leistungen hat die Bundesregierung per Gesetz für (Anfang Januar) 2003 um fünf Prozent gesenkt, um so die Kosten für Zahnersatz einzudämmen. Begleitleistungen, wie etwa das Betäuben und das Röntgen, sind zuzahlungsfreie Sachleistungen. Sie muss der Zahnarzt über die Chipkarte mit der Kasse abrechnen. Dies gilt auch dann, wenn der Patient zusätzlich zur vertragsärztlichen Versorgung eine Mehrleistung gewählt hat, beispielsweise eine Verblendung im Seitenzahnbereich. Für außervertragliche Wunschbehandlungen ohne Kassenzuschuss, beispielsweise Implantate, kann der Zahnarzt auch die Begleitkosten privat in Rechnung stellen.

Zahlen für die Zähne

Regelmäßiger Besuch beim Zahnarzt heißt geringerer Eigenanteil bei den Kosten.

Bei gesetzlich Versicherten sind die Kosten der einzelnen Behandlungsschritte im Heil- und Kostenplan nicht zu erkennen. Aufgeführt wird am Schluss lediglich die Gesamtsumme. Dies ist so, weil die einzelnen Leistungen zunächst mit Punkten bewertet werden, die erst am Schluss mit einem Euro-Betrag, dem so genannten Punktwert, multipliziert werden. Der Patient sollte sich die Kosten für die einzelnen Behandlungsschritte von seinem Zahnarzt erläutern lassen.

Nach Behandlungsende bekommt der Patient vom Zahnarzt eine Rechnung über den von ihm zu bezahlenden Eigenanteil. In Zweifelsfällen hat er die Möglichkeit, die Höhe seines Eigenanteils durch seine Kasse überprüfen zu lassen.

Der Eigenanteil bemisst sich danach, wie regelmäßig der Versicherte beim Zahnarzt war. Nachweis hierfür ist das Bonusheft. Kann der Versicherte damit nachweisen, dass er seine Zähne in den vergangenen fünf Jahren jedes Kalenderjahr einmal untersuchen ließ, erhält er von der Kasse 60 Prozent der erstattungsfähigen Kosten. War er in den vergangenen zehn Jahren jedes Jahr einmal beim Zahnarzt, erhöht sich der Kassenanteil auf 65 Prozent. Bei Lücken im Bonusheft in den fünf zurückliegenden Jahren vor Behandlungsbeginn übernimmt die Kasse allerdings nur 50 Prozent der Kosten für Zahnersatz. Auch Gebissträger müssen einmal jährlich zur Kontrolluntersu-

Lücken im Bonusheft

Wer in den Jahren vor dem Behandlungsbeginn regelmäßig beim Zahnarzt war, aber diese Besuche im Bonusheft nicht vollständig dokumentieren ließ, kann dies nachholen, auch wenn er inzwischen den Zahnarzt gewechselt hat. Denn Zahnärzte sind verpflichtet, Patientenakten aufzubewahren. Falls der Zahnarzt verzogen ist, sollte der Patient versuchen, die Anschrift über die Kassenzahnärztliche Vereinigung oder die zuständige Zahnärztekammer zu erhalten.

Von der Steuer absetzen

Ausgaben für Zahnersatz und Zahnkronen können als außergewöhnliche Belastung von der Steuer abgesetzt werden. Der Versicherte sollte deshalb alle Belege aufbewahren und mit seiner Steuererklärung beim Finanzamt einreichen.

chung und dies in ihrem Bonusheft dokumentieren lassen. Andernfalls zahlen sie entsprechend höhere Eigenanteile, wenn sie ihre Prothese verlieren oder Reparaturen fällig werden.

Wählt der Patient aufwendigere Versorgungsvarianten, muss er die zusätzlich anfallenden Kosten (Mehrkosten) selbst tragen. Dies gilt beispielsweise für die Verblendung von Kronen auch im Backenzahnbereich, Zahnersatz, der auf einer künstlichen Zahnwurzel befestigt ist, eine sehr große Brücke mit mehr als vier zu ersetzenden Zähnen in einem Kiefer, eine sehr große Kombinationsversorgung mit mehr als zwei Stegen. Über diese Mehrkosten muss der Zahnarzt mit dem Patienten vor Behandlungsbeginn eine schriftliche Vereinbarung treffen (Mehrkostenvereinbarung). Abrechnungsgrundlage ist auch hier die Gebührenordnung für Zahnärzte. Die meisten Kassen bieten ihren Versicherten an, auch die vom Zahnarzt in Rechnung gestellten Mehrkosten zu überprüfen.

Härtefälle: keine Zuzahlungen von Geringverdienern

In Härtefällen übernimmt die Kasse vollständig die Kosten für die zugelassenen Zahnersatzleistungen. Dabei wird unterschieden in eine Sozialklausel mit völliger Befreiung und eine so genannte Überforderungsklausel mit teilweiser Befreiung. Die Sozialklausel gilt für Empfänger von Sozialhilfe oder Kriegsopferfürsorge sowie für Bezieher von Arbeitslosenhilfe oder Bafög. Von der Eigenbeteiligung befreit sind Krankenversicherte auch dann, wenn sie als Alleinstehende nicht mehr als 952 Euro brutto im Monat verdienen. Für Ehepaare liegt diese Grenze derzeit bei 1 309 Euro und für Ehepaare mit einem Kind sind es 1 547 Euro. Für jeden weiteren Haushaltsangehörigen werden 238 Euro hinzugerechnet. Diese Härtefallgrenze wird jedes Jahr neu festgelegt.

Nur in Härtefällen übernimmt die Kasse die kompletten Kosten.

Die Überforderungsklausel gilt für Geringverdiener, die jedoch „nicht unzumutbar" belastet sind. Sie werden teilweise von der Zuzahlung befreit. Die Berechnung dafür ist kompliziert: Die Differenz zwischen den monatlichen Bruttoeinnahmen und der

Härtefallgrenze wird mit drei multipliziert. Wenn die Eigenbeteiligung diesen Betrag übersteigt, zahlt die Krankenkasse zusätzlich zu ihrem normalen Zuschuss den übersteigenden Betrag. Verdient ein Alleinstehender beispielsweise monatlich 1 000 Euro, dann liegt er 48 Euro über der Einnahmegrenze, ab der er vollständig von einer Zuzahlung befreit wäre *(952 Euro ➜ Seite 170)*. Dieser Betrag, hier also 48 Euro, wird nun mit drei multipliziert. Das Ergebnis (in diesem Fall 144 Euro) ist der Betrag, den der Versicherte höchstens zuzahlen muss.

Probleme mit dem Zahnarzt

Beispiel 1: Herr G. hat Zahnschmerzen. Sein Zahnarzt stellt fest: „Der Zahn muss gezogen werden." Nachdem er den Zahn gezogen hat, kontrolliert er mit einer Röntgenaufnahme, ob noch Zahnsplitter im Kiefer stecken, findet nichts, versorgt die Wunde und entlässt den Patienten. Später schmerzt die Wunde sehr stark und ein anderer Zahnarzt findet mittels Röntgen einen Zahnrest im Kiefer. Ein klarer Fall für Schmerzensgeld.

Beispiel 2: Eine Patientin beklagt sich, dass ihre neue Prothese nicht passt. Sie ist zutiefst davon überzeugt, dass der Zahnarzt einen Fehler gemacht hat. Die Untersuchung zeigt, dass sie zwar im Oberkiefer die neue Prothese einsetzt, im Unterkiefer verwendet sie aber die alte. Kein Wunder, dass der Biss nicht stimmt.

Beispiel 3: Nach einer Wurzelspitzenresektion ist die Lippe einer Patientin teilweise taub. Der Arzt wird zu 5000 Euro Schmerzensgeld verurteilt.

Drei Fälle, ein Problem: Das Verhältnis zwischen Zahnarzt und Patient ist nicht immer frei von Konflikten. Und wer in solchen Streitfällen Recht hat, ist oft schwer zu klären. Gehen Sie davon aus, dass Ihr Zahnarzt seine Arbeit genauso gut macht, wie Sie die Ihre. Wenn Sie mit der Behandlung nicht einverstanden sind, können Sie den Zahnarzt wechseln. Aber Sie können nicht gegen den Willen des Zahnarztes eine bestimmte Behandlung fordern („Bitte ziehen Sie mir alle Zähne. Ich will endlich Ruhe haben.")

Ihr Zahnarzt macht seine Arbeit genauso gut, wie Sie die Ihre.

Der Zahnarzt braucht erstens unbedingt Ihre Zustimmung zur Behandlung und ist zweitens verpflichtet, sich nach der medizinischen Indikation zu richten. Ärzte müssen also das tun, was medizinisch sinnvoll und notwendig ist, müssen Sie nach dem neuesten Stand der Medizin behandeln und alles tun, um Ihre Gesundheit wiederherzustellen und zu erhalten. Eine Garantie dafür, dass die Behandlung glückt, kann Ihnen aber niemand geben. Der Körper lässt sich nicht zur Heilung zwingen. Auch korrekte Behandlungen können scheitern, und Sie beziehungsweise die Kasse müssen sie trotzdem bezahlen.

Für Konflikte mit dem Zahnarzt empfiehlt eine holländische Patientenbroschüre (J. van Santen, 1995) folgende Vorgehensweise:

- Wenn Sie ein Problem mit Ihrem Zahnarzt haben, teilen Sie ihm das auch mit. Vereinbaren Sie einen Termin, und notieren Sie sich die Punkte, über die Sie reden wollen.
- Was erwarten Sie vom Zahnarzt? Sagen Sie das klar. Wollen Sie eine Entschuldigung? Wollen Sie, dass er die Behandlung auf seine Kosten übernimmt? Wollen Sie, dass er zugibt, dass er Sie falsch behandelt hat?
- Nehmen Sie ein Familienmitglied oder einen guten Freund mit.
- Sie können dem Zahnarzt auch zuerst einen Brief schreiben und ihn um eine schriftliche Antwort bitten.

Eines werden Sie selten bekommen: ein offenes Schuldeingeständnis. Der Grund: Die Berufshaftpflichtversicherung des Arztes verlangt – wie bei einem Autounfall – vom Arzt, etwaige Schuld nicht zuzugeben, sondern Forderungen weiterzuleiten.

Sachlich bleiben

Auch wenn die Behandlung sehr teuer war oder der Zahnersatz nach dem dritten Anpassungsversuch noch immer schmerzt: Bleiben Sie sachlich. Schmerz verleitet den einen zur Aggressivität und den anderen zur Flucht. Beides bringt Sie nicht weiter. Auch wenn Sie Rachegefühle verspüren: Unterlassen Sie böse Anschuldigungen, das hat noch keinen Konflikt gelöst. Ein Gutachter, der häufig mit solchen Streitfällen konfrontiert ist, meinte: „Ein Zahnarzt, der eine Arbeit ein zweites Mal macht, ist noch lange kein schlechter Zahnarzt."

Viele Kommunikationsprobleme

Zahlreiche Probleme sind Kommunikationsprobleme. Viele Zahnärzte wollen ihre Patienten in erster Linie behandeln, das haben sie gelernt, das können sie, und dafür gibt es ein Honorar. Das ärztliche Gespräch hingegen betrachten viele als lästige

Pflicht. Zudem werden Beratungsgespräche von den Kassen sehr schlecht beziehungsweise nicht bezahlt. Auch das Studium vermittelt vorwiegend technisch-medizinische Fähigkeiten, aber wenig Kenntnisse in Kommunikation und Psychologie. Erst vor Gericht wird manchem Zahnarzt schmerzlich bewusst, dass die Aufklärung unverzichtbar zur Behandlung gehört. Wenn Sie als Patient etwas nicht verstehen, fragen Sie, und wenn Sie unzufrieden sind, sprechen Sie das Problem an. Der Zahnarzt muss unbedingt davon erfahren.

Aufklärungspflicht

Viele Patienten beklagen, dass sich der behandelnde Zahnarzt zu wenig Zeit für die Beratung nimmt. Andererseits haben Sie ganz ausdrücklich das Recht auf Aufklärung.

Der Arzt ist verpflichtet, Sie aufzuklären über:

- Diagnose,
- Therapie und mögliche Alternativen,
- Risiken der Therapie,
- Risiken, wenn die Behandlung unterbleibt,
- Art und Umfang der notwendigen Nachsorge,
- Verhaltensregeln, die Sie nach dem Eingriff beachten sollten.

Kommt es vor Gericht zu einem Streit über den Umfang der erfolgten Aufklärung, muss der Zahnarzt beweisen, dass er Sie hinreichend informiert hat. Die meisten Zahnärzte, die einen Prozess gegen einen Patienten verloren haben, wurden nicht aufgrund von Behandlungsfehlern sondern wegen mangelnder Aufklärung verurteilt.

Der Zahnarzt muss vor Gericht beweisen, dass er ausreichend aufgeklärt hat.

Grundsätzlich muss der behandelnde Arzt Sie selbst aufklären und niemand sonst. Und er muss es so tun, dass Sie den Sachverhalt verstehen und entsprechend entscheiden können, also keine Monologe, keine wissenschaftlichen Vorträge. Auch Informationsblätter können das Aufklärungsgespräch nur ergänzen, nie aber ersetzen. Selbst wenn Sie unterschreiben, dass Sie aufgeklärt wurden: Ein Gericht kann diese Unterschrift bei der Beweiswürdigung als unwichtig einstufen, wenn es zu der Ansicht kommt, dass der Arzt Sie nicht korrekt informiert hat.

Faustregeln zur Aufklärung

Je weniger dringlich eine Behandlung (das gilt besonders bei allen kosmetischen Eingriffen – Bleichen, Veneers) und je schwerwiegender die möglichen Folgen, desto strenger die Aufklärungspflicht. Auf jeden Fall muss der Arzt auf die typischen Risiken hinweisen, auch wenn diese selten sind. Ein typisches Risiko beim Entfernen eines Weisheitszahnes im Unterkiefer ist etwa die Beschädigung jenes Nervs, der die Zähne und die Lippe versorgt (Folge: Taubheitsgefühl).

Der Arzt muss den Zeitpunkt für die Aufklärung so wählen, dass Sie nicht in eine Zwangslage geraten. Sie müssen bei erheblichen Eingriffen (und Kosten!) die Gelegenheit haben, sich mit Angehörigen beziehungsweise Ihrer Krankenkasse zu beraten oder einen anderen Arzt zu konsultieren. Ihnen mitten in der Behandlung (Sie haben Schmerzen, der Sauger hängt im Mundwinkel und der Arzt sagt: „Oh, mein Gott – das sieht ja schlimm aus!“) die Zustimmung zum Ziehen mehrerer Zähne und zur Eingliederung eines teuren Zahnersatzes abzunötigen, ist nicht rechtens. Wozu gäbe es sonst die Pflicht, vor der Behandlung eine umfassende Diagnose durchzuführen? Der Zahnarzt muss Sie aber nicht fragen, ob er die unvorhergesehen ausgedehnte Karies unter einer schadhaften Füllung entfernen darf, wenn diese sowieso erneuert werden sollte. Die Relation zwischen Beratung und Behandlung muss „angemessen“ sein.

Worum gestritten wird

Häufig gibt es Streit um die private Zuzahlung.

Eher selten ist in Deutschland der bloße Streit um Behandlungskosten, da diese meist die Krankenversicherung übernimmt. Wenn um Kosten gerungen wird, dann handelt es sich meist um Beträge, die die Patienten privat zahlen müssen, etwa für rein kosmetische Behandlungen oder Zuzahlungen zu hochwertigem Zahnersatz. Ebenso kann es Streit um die Kosten einer Zweitbehandlung nach einem Pfusch beim ersten Behandler geben. Fielen durch einen Zahnarztfehler zusätzliche Fahrtkosten an, kam es zu einem Verdienstausfall oder entging dem erkrankten Patienten ein geschäftlicher Gewinn, so sind auch diese Forderungen zu ersetzen. In der Regel wird jedoch um Schmerzensgeld für nicht bezifferbare Gesundheitsschäden gestritten.

Schadenersatz und Schmerzensgeld

Auch wenn es noch so weh tut: Geld gibt es nicht für jeden Schmerz. Voraussetzung für die Zahlung von Schadenersatz und Schmerzensgeld ist, dass der Zahnarzt schuldhaft einen Fehler begangen hat. Relevant sind – wie eben beschrieben – zum einen Aufklärungsmängel, vor allem zur rein medizinischen Beratung. Dem Oberlandesgericht (OLG) Düsseldorf zufolge muss der Arzt sogar darüber aufklären, welche Kosten die Behandlung verursacht und vor allem, welcher Eigenanteil auf den Patienten zukommt (Az. 8 U 181/99). Daneben kann sich eine Haftung des Zahnarztes auch aus einem Behandlungsfehler ergeben. Blieben Wissen und Arbeit des Zahnarztes hinter dem medizinischen Erkenntnisstand zum Zeitpunkt der Behandlung zurück, haftet der Arzt – sofern ihm zumindest Fahrlässigkeit vorgeworfen werden kann.

Keine Unsummen erwarten

Wie viel Schmerzensgeld es gibt, hängt in Deutschland sehr vom Einzelfall ab. Sicher ist nur, dass Patienten vor Gericht meist weniger bekommen, als sie erwartet hatten. Oft werden den Klägern nur drei- bis vierstellige Beträge zugesprochen, nur bei sehr starken Beschwerden mehr.

Meist fällt das Schmerzensgeld nicht allzu hoch aus.

Immerhin 10 000 Mark sprach das OLG Stuttgart einem Patienten zu. Er war vom Kieferorthopäden jahrelang falsch behandelt worden, sodass der Zustand seines Gebisses durch eine Parodontitis am Ende schlechter war als vor der Behandlung (Az. 14 U 58/96). Ein mit 50 000 Mark ungewöhnlich hohes Schmerzensgeld gab das OLG Koblenz einem anderen Geschädigten, dem bei einer Wurzelbehandlung ein Nerv durchtrennt wurde. Er erlitt dadurch nicht nur eine halbseitige Gesichtslähmung. Hinzu kamen lange Therapien, die die Beschwerden nicht endgültig kurieren konnten (Az. 1 U 1295/98).

Sehr viele Schmerzensgeldbeispiele nennt das „ADAC Handbuch Schmerzensgeld-Beträge" von Susanne Hacks, Ameli Ring und Peter Böhm (im Buchhandel für 54 Euro). Den Inhalt des Buches kann man via Internet eingeschränkt testen unter www.marktplatz-recht.de/schmerzensgeld.

Vertragliche Haftung des Zahnarztes

Mit dem Platznehmen auf einem Zahnarztstuhl schließt der Patient mit dem Arzt einen Behandlungsvertrag ab. Damit hat der Zahnarzt für vertragsgemäße Arbeit Anspruch auf sein Honorar. Bei Mängeln ist er jedoch verpflichtet, die Behandlung so lange auf seine Kosten fortzusetzen, bis ein ordentliches Ergebnis erzielt wird. Will der Patient nach einer verpfuschten ersten Behandlung nicht weiter das Versuchskaninchen spielen, kann er den Behandlungsvertrag gemäß § 628 BGB wegen Vertrauensverlustes fristlos kündigen und die Bezahlung verweigern beziehungsweise gezahlte Vorschüsse zurückfordern. So gab das Oberlandesgericht Zweibrücken einer Patientin Recht, die ihrem Zahnarzt nach einer schlecht angepassten Zahnbrücke keine zweite Chance gab, sondern die Zahlung verweigerte und zu einem anderen Behandler ging (Az. 5 U 20/01). Wegen der Besonderheiten des Kassenrechts sollten gesetzlich Versicherte vor dem Arztwechsel allerdings ihre Krankenkasse konsultieren.

Wann Verjährung droht

Abgesehen von der schon zwei Jahre nach dem Arztbesuch verfallenden Gewährleistung verjähren die übrigen beschriebenen Ansprüche innerhalb von drei Jahren. Hat der Patient den folgenreichen Fehler sofort bemerkt, so beginnt die dreijährige Verjährungsfrist gemäß § 199 Abs. 1 BGB mit Ende des Jahres der Behandlung. Aber: War ihm der Fehler nicht bewusst, etwa weil sich eine dadurch bedingte Erkrankung erst über Jahre entwickelte, startet die Dreijahresfrist erst mit Ablauf des Jahres, in dem ihm der Pfusch bewusst wurde oder dieser ihm – ohne grobe Fahrlässigkeit – hätte auffallen müssen. Ersatz für Gesundheitsverletzungen kann so laut Gesetz theoretisch bis zu 30 Jahre nach der Fehlbehandlung des Zahnarztes verlangt werden. (So die Regelung seit dem 1. Januar 2002. Informationen zur Gesetzeslage bei Altfällen bekommen Geschädigte bei einem Anwalt oder der Verbraucherzentrale.) Gestoppt wird die Verjährung, solange über die Ansprüche noch verhandelt wird. Gemäß § 203 BGB setzt die Verjährung so lange aus, bis der Arzt die vom Patienten gestellten Forderungen abschließend zurückweist. Ebenso gehemmt wird die Verjährung gemäß § 204 Abs. 1 Nr. 4 BGB während der Einschaltung einer Schlichtungsstelle *(→ Seite 181 f.)*.

Sonderfall Prothese

Für herausnehmbare Prothesen beziehungsweise labortechnische Verarbeitungsfehler gelten Sonderregeln. Rechtlich werden solche Arbeiten wie die von Handwerkern behandelt. Es finden die für Werkverträge geltenden Gewährleistungsregeln des § 634 BGB Anwendung.

Bei Mängeln an der Prothese kann der Patient

- kostenlose Nacherfüllung verlangen (ob durch Ausbessern oder Neuanfertigung darf der Arzt entscheiden),
- wenn der Arzt auch nach Fristsetzung nicht handelt, den Mangel auf dessen Kosten anderweitig beseitigen lassen,
- vom Vertrag zurücktreten oder
- das vereinbarte Honorar je nach Umfang der Mängel kürzen („mindern").

Soweit durch die mangelhafte Anfertigung weitere Schäden entstanden sind, darf auch dafür Schadenersatz verlangt werden. Zwei Jahre lang gelten diese Gewährleistungsrechte, wenn die „Dritten" bereits bei der Übergabe Qualitätsmängel hatten. Später eintretende Schäden wie nach dem Biss auf einen Stein im Brot kann höchstens eine freiwillig gewährte Haltbarkeitsgarantie abdecken. Das Ob und Wie klärt eine Anfrage beim Zahnarzt.

Wer was beweisen muss

Bei Streit um Schadenersatz oder Schmerzensgeld muss der Patient beweisen,

- dass der Arzt einen Fehler begangen hat,
- ein diesbezügliches Verschulden (Vorsatz oder Fahrlässigkeit) besteht,
- welchen Schaden er erlitten hat und
- dass der Schaden durch dessen Fehlbehandlung verursacht wurde und nicht von selbst entstanden ist.

Der Patient muss den Fehler des Arztes beweisen.

Zur Klärung dieser Punkte wird das Gericht meist ein Sachverständigengutachten bestellen. Vom Patienten vorab für viel Geld bestellte Privatgutachten akzeptieren die Gerichte nur in Ausnahmefällen.

Ob der Arzt den Patienten ausreichend aufgeklärt hat, überprüft das Gericht vor allem anhand der Behandlungsdokumentation als „schriftlichen Zeugen". Zusätzlich stützt es sich auf mündliche Zeugenaussagen, etwa der Zahnarzthelferin. Leichter wird es für den an sich beweispflichtigen Patienten, wenn sich schon bei der Sichtung der Behandlungsunterlagen ein grober Behandlungsfehler oder eine lückenhafte Dokumentation ergibt. Dann kippt die Beweislast zulasten des Mediziners, und dieser muss nachweisen, dass er keinen Fehler gemacht oder sein Fehler zumindest nicht den Schaden verursacht hat.

Selbstständiges Beweisverfahren

Es gibt auch einen Weg außerhalb des Gerichtssaals, um eine eventuell fehlerhafte Versorgung prüfen zu lassen und rasch (Schmerzen!) für Abhilfe zu sorgen: das selbstständige Beweisverfahren. Ziel des Beweisverfahrens ist die schnelle Sicherung der Beweise ohne langjährigen Prozess – am Ende könnten sonst die Beweise vernichtet sein. Das Verfahren kann aber auch mit dem Ziel angeregt werden, den Streit über das Vorliegen eines Behandlungsfehlers einvernehmlich und vom Gericht gesteuert unter Verzicht auf einen Prozess zu klären.

Das Beweisverfahren: eine Möglichkeit für die außergerichtliche Einigung.

Das Beweisverfahren kann beantragt werden, bevor und auch ohne dass eine Klage eingereicht wird. Wenn ein Anwalt oder der Geschädigte selbst sich dahinterklemmt, kann das Gericht über den Antrag relativ zügig (eine Woche) entscheiden. Der Antrag an das Gericht muss formal richtig sein. Geschädigte können sich an die Rechtsantragsstelle des Gerichts wenden. Diese hilft bei der richtigen Antragstellung. Oder sie sollten einen Anwalt einschalten. Das Gericht schätzt und bestimmt die Kosten für das Gutachten, diese Kosten muss der Betreiber vorschießen. Am Ende zahlt dafür, wer laut Gutachten im Unrecht war.

Der Weg zum Recht

Bei Streitsummen über 5000 Euro muss ein Anwalt eingeschaltet werden, denn dann entscheidet das Landgericht, wo man ohne Anwalt nicht gehört wird. Streit über niedrigere Beträge geht hingegen vor das Amtsgericht, wo an sich kein Anwaltszwang besteht. Trotzdem sollte man sich auch hier besser von einem Anwalt vertreten lassen, dessen Tätigkeitsschwerpunkt am besten Arzthaftungsrecht ist. Der Experte setzt sich mit der Haftpflichtversicherung des Arztes in Verbindung. Ob der Gang vor Gericht Erfolg verspricht oder besser eine außergerichtliche Einigung angeraten wäre, kann der Profi am besten einschätzen.

Was Klagen kostet

Prozesskosten an einem Beispiel: Weil beim Ziehen ihres Weisheitszahns gepfuscht wurde, konnte die Selbstständige Uschi Müller drei Wochen lang nicht arbeiten. Für ihren Verdienstausfall will sie 1900 Euro Schadenersatz einklagen.

Die Kosten von Gericht und Anwalt richten sich nach Gebührentabellen, die der Höhe der Summe, um die gestritten wird (Streitwert), jeweils Gebühren für Anwalt und Gericht zuordnen. Je höher der Streitwert umso höher die Gebühren. Hier ein Auszug:

Streitwert bis	Eine Anwaltsgebühr	Eine Gerichtsgebühr
300	25	25
600	45	35
900	65	45
1200	85	55
1500	105	65
2000	133	73

Angaben in Euro

Je höher der Streitwert, desto höher die Gebühren.

Für Uschi Müllers Schaden beträgt eine Anwaltsgebühr 133 Euro und eine Gerichtsgebühr 73 Euro. Die „Grundwährung“ Gebühr wird aber je nach Aufwand noch vervielfacht: So verlangt das Gericht als Vorschuss drei Gebühren, von Uschi Müller also 219 Euro.

Der Anwalt kassiert für das Abfassen der Klage und das Verhandeln vor Gericht jeweils eine Gebühr und noch eine, wenn es zur Beweisaufnahme kommt (etwa Zeugenvernehmung). Dazu kommen pauschal 20 Euro für Auslagen, macht für den Anwalt summa summarum 486,04 Euro inklusive Mehrwertsteuer. Wer den Prozess verliert, muss auch den gegnerischen Anwalt bezahlen. Somit beträgt Uschi Müllers Kostenrisiko insgesamt rund 1 200 Euro.

Wird um kleinere Beträge gestritten, können die Verfahrenskosten schnell den Streitwert übersteigen. Ein hohes Risiko, wenn man bedenkt, dass es keinen hundertprozentig sicheren Prozess gibt. Und auch der Abschluss eines Vergleichs zwischen Kläger und Beklagtem muss nicht billig sein. Hierbei wird die Kostenverteilung mit Blick auf die Chancen der Klage frei verhandelt. Wer einen schlechten Stand hat, trägt schnell die Gesamtkosten.

Wer soll das bezahlen?

Sorglos zum Anwalt gehen können Geschädigte mit einer Rechtsschutzversicherung. Eine vorab an die Versicherung gerichtete Deckungsanfrage klärt, ob die Police den Fall abdeckt. Dann zahlt die Versicherung den Anwalt und alle eventuell anfallenden Gerichtskosten, bei einer Niederlage auch den gegnerischen Anwalt. Geschädigte ohne Rechtsschutzversicherung können versuchen, einen Prozessfinanzierer zu finden, der das Kostenrisiko übernimmt. Anders als die Versicherer verlangen Prozessfinanzierer aber bei einem Sieg vor Gericht einen Anteil am Gewinn, meist 30 Prozent. Zudem können sich Geschädigte mit kleinen Forderungen die Anfrage gleich sparen, denn die Prozessfinanzierer beteiligen sich nur am Streit um große Summen. So erwartet die Berliner Foris AG mindestens 200 000 Euro Streitwert. DAS-ProFi aus München und die Kölner Roland-Prozessfinanz springen immerhin schon ab 50 000 Euro ein.

Prozessfinanzierer: meist eine Nummer zu groß.

Lösungen ohne Richter

Wer das Prozesskostenrisiko weder selbst tragen will noch es auf Dritte abwälzen kann, sollte die außergerichtliche Einigung suchen. Die Zahnärzte haben für Fragen zur Behandlung, Beschwerden nach der Behandlung wie auch Abrechnungsärger ein dreistufiges System eingerichtet. Erste Anlaufstelle sind kostenlose Patientenberatungsstellen, die gerade bei kleineren Problemen schnelle Lösungen herbeiführen sollen. Klappt dieser erste Versuch nicht, greift für gesetzlich Krankenversicherte das vertragszahnärztliche Gutachterverfahren ein. Im Rahmen dieses Verfahrens prüfen von Kasse und Kassenzahnärztlicher Vereinigung gemeinsam bestellte Gutachter die zahnärztliche Behandlung und geben dann Empfehlungen zur Klärung der vom Patienten vorgebrachten Beschwerden.

Beweise sichern, Recht durchsetzen

- Heben Sie alle zahnärztlichen Unterlagen auf (Heil- und Behandlungspläne, Rechnungen).
- Fertigen Sie zügig nach der Behandlung ein Gedächtnisprotokoll an, notieren Sie sich mögliche Zeugen.
- Verlangen Sie Einsicht in Ihre Krankenakte, möglichst ohne Hinweis auf den Behandlungsfehlerverdacht. Fertigen Sie Kopien an, oder lassen Sie diese beim Arzt machen (Kosten pro Seite max. 50 Cent).

Mit Rechtsschutzversicherung

- Suchen Sie einen Anwalt mit Tätigkeitsschwerpunkt „Arzthaftung" auf.

Ohne Rechtsschutzversicherung

- Fragen Sie bei Prozessfinanzierern nach.
- Nutzen Sie die Beratungsmöglichkeiten der Krankenkassen.
- Kontaktieren Sie eine der Patientenschutzorganisationen.
- Lassen Sie sich bei der Patientenberatungsstelle der Zahnärztekammer beraten. Bei größeren Problemen sollten Sie bereits vorher einen Anwalt hinzuziehen oder Auskünfte bei einem Patientenschutzverein einholen.

Wenn es zum Streit kommt, müssen Sie gezielt vorgehen.

Für Privatpatienten und alle sonstigen vom Gutachterverfahren nicht erfassten Fälle sind die bei den Landes- beziehungsweise Bezirkszahnärztekammern eingerichteten Schlichtungsstellen zuständig, die den Vorgang prüfen und dann eine Empfehlung zur Streitbeilegung abgeben. Der Haken daran: Schlichtung beruht auf Freiwilligkeit. Macht der in Anspruch genommene Zahnarzt nicht mit, muss man doch vor Gericht ziehen. Die oft mehr als ein Jahr dauernde Schlichtung ist grundsätzlich kostenlos. Für das Einholen eines Gutachtens müssen die Antragsteller jedoch einen Vorschuss von zirka 100 Euro entrichten. Adressen und Öffnungszeiten der Beratungsstellen sind gebührenfrei unter Tel. 0800 823 32 83 zu erfragen. Im Internet erhalten Sie die gewünschten Informationen unter www.bzaek.de („Patienten/Patientenberatungsstellen").

Weitere Anlaufstellen

Wer den Angeboten der Zahnärzteschaft misstraut, sollte Kontakt zu einem der Patientenschutzvereine aufnehmen. Sie geben nützliche Tipps für das weitere Vorgehen, teilweise aber nur für Mitglieder. Viele Kontaktadressen gibt es im Internet unter www.patientenunterstuetzung.de/Adressen/adressen.htm. Telefonisch berät dazu die Bundesarbeitsgemeinschaft der PatientInnenstellen unter 089 76 75 51 31 (Montag bis Donnerstag von 13 bis 14 Uhr).

Kostenlose Beratung bieten ihren Mitgliedern auch die meisten Krankenkassen. Ebenso hilfreich kann der Gang zu einer Verbraucherzentrale mit speziellen Patientenberatungsangeboten sein (vorher telefonisch abfragen! Adressen der Verbraucherzentralen unter www.verbraucherzentrale.com).

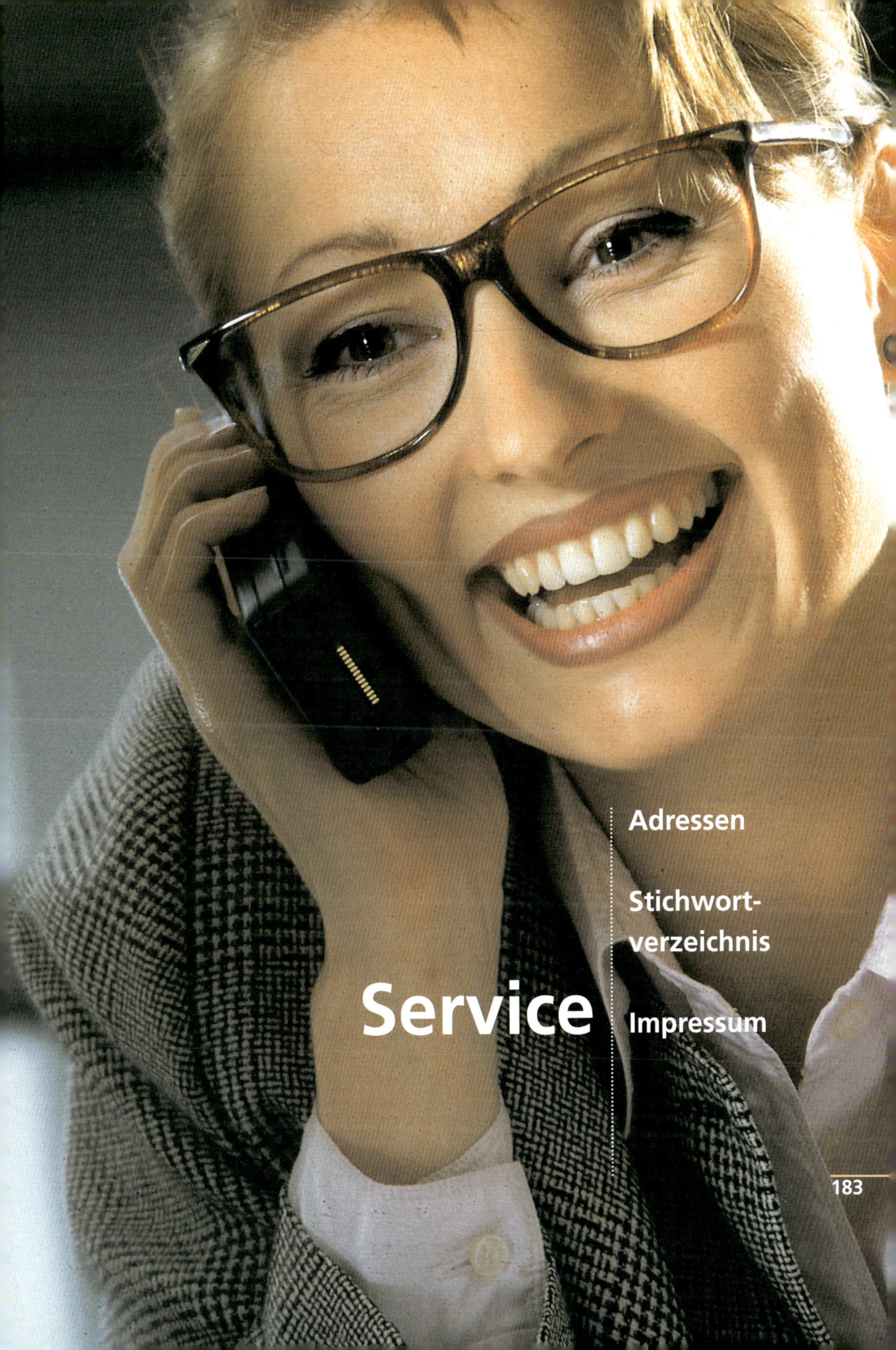

Service

In dringenden Fällen

Zahnärztlicher Notdienst
www.zahn-online.de/zahnnot.html
Hier finden Sie u.a. Adressen der zahnärztlichen Notdienste in Deutschland und Österreich. Kontaktadressen erhalten Sie aber auch über die örtliche Fernsprechauskunft.

Aktuelles

www.die-gesundheitsreform.de
Auf dieser Seite stellt das Gesundheitsministerium die derzeitigen Entwicklungen zur Gesundheitsreform vor.

Organisationen, Internetportale

Bundeszahnärztekammer
Arbeitsgemeinschaft der Deutschen Zahnärztekammern e.V.
Chausseestraße 13
10115 Berlin
Tel. (0 30) 4 00 05-0
Fax (0 30) 4 00 05-2 00
www.bzaek.de
Interessierte Patienten erhalten aktuelle, qualitätsgesicherte Informationen zu einzelnen Themen der Zahnmedizin und der zahnärztlichen Behandlung. Hier erfahren Sie auch, welche Patientenberatungsstelle in Ihrer Nähe liegt; kostenlose Hotline: (0 80 08) 23 32 83.

Kassenzahnärztliche Bundesvereinigung
Universitätsstraße 73
50931 Köln
Tel. (02 21) 40 01-0
Fax (02 21) 40 40 35
www.kzbv.de
Diese Vereinigung vertritt die Interessen der deutschen Kassenzahnärzte und bietet auch einen umfangreichen Patientenservice (z.B. Zahnarztsuche).

Deutscher Arbeitskreis für Zahnheilkunde
Informationsstelle für Kariesprophylaxe
Postfach 1352
64503 Groß-Gerau
Tel. (0 61 52) 8 14 66
Fax (0 61 52) 8 17 88
www.kariesvorbeugung.de
Verständliche Darstellung der wichtigsten Ursachen von Karies – und wie man sie verhindern kann.

Deutsche Gesellschaft für Zahnbehandlungsphobie e.V.
Verwaltung
Ludwig-Thoma-Straße 9
82031 Grünwald
Tel. (0 89) 6 49 10-7 60
www.zahnarztangst.de
Eine Website mit nützlichen Tipps, um die Angst vor einem Zahnarztbesuch in den Griff zu bekommen.

Deutsche Gesellschaft für Zahn-, Mund- und Kieferheilkunde e.V. (DGZMK)
Lindemannstraße 96
40237 Düsseldorf
Tel. (02 11) 61 01 98-0
Fax (02 11) 61 01 98-11
www.dgzmk.de
Mit zahlreichen Sachinformationen zum Stand der Wissenschaft und vielen Patienteninformationen. Eine persönliche Beratung ist aber nicht möglich.

Berufsverband der Deutschen Kieferorthopäden e.V. (BDK)
Ackerstraße 3
10115 Berlin
Tel. (0 30) 27 59-48 43
Fax (0 30) 27 59-48 44
www.zahnspangen.org
Eine sehr informative und äußerst ansprechend gestaltete Homepage. Hier finden besonders die jüngeren Spangenträger aktuelle Informationen. Fragen rund um die Kieferorthopädie werden in einem besonderen Forum so schnell wie möglich beantwortet. Dieses Forum wird ständig von kieferorthopädisch ausgebildeten Fachzahnärzten betreut.

Im Konfliktfall

Wer im Konfliktfall Schlichtungsangeboten der Zahnärzteschaft misstraut, sollte Kontakt zu einem der Patientenschutzvereine aufnehmen. Sie geben nützliche Tipps für das weitere Vorgehen, teilweise aber nur für Mitglieder.
Viele Kontaktadressen gibt es zum Beispiel im Internet unter
www.patientenunterstuetzung.de/Adressen/adressen.htm

Verbraucherzentrale Berlin e.V.
Bayreuther Straße 40
10787 Berlin
Patientenberatung (0 19 08) 8 77-14 (der Anruf kostet 1,86 Euro pro Minute aus dem Festnetz)
Dienstag 14 – 17 Uhr
Mittwoch 10 – 13 Uhr
Eine schriftliche Beratung kostet rund 5 bis 10 Euro.
Anlaufstelle sind bundesweit aber auch alle anderen Verbraucherzentralen. Die Adressen finden Sie unter www.verbraucherzentrale.com oder über die örtliche Fernsprechauskunft.

Bundesarbeitsgemeinschaft der PatientInnenstellen (BAGP)
Auenstraße 31
80469 München
Tel. (0 89) 77 25 65
Fax (0 89) 7 25 04 74
www.patientenstellen.de
Hier finden Sie Adressen zu weiteren Patientenstellen in Deutschland. Kern der Arbeit ist die Information, Beratung und Beschwerdeunterstützung bei gesundheitlichen Fragen und Problemen mit Institutionen oder Anbietern im Gesundheitswesen.

Medien

Informationsblätter des Bundesgesundheitsministeriums
(Härtefallregelung, Zuschüsse bei Zahnersatz, Amalgam usw.)
Das Bundesministerium gibt eine Vielzahl von Publikationen heraus, die zum größten Teil kostenlos zur Verfügung stehen. (Publikationen, die kostenpflichtig sind, sind gesondert gekennzeichnet. Die Kosten sind reine Selbstkosten.)
Sie können per Internet teils als pdf-Datei unter folgender Adresse heruntergeladen werden:
www.bundesgesundheitsministerium.de

Ein Publikationsverzeichnis und die jeweiligen Broschüren des Ministeriums kann man auch bestellen bei:
Deutsche Vertriebsgesellschaft für Publikationen und Filme
Birkenmaarstraße 8
53340 Meckenheim
Tel. (0 22 25) 9 26-144
Fax (0 22 25) 9 26-118, -111
E-Mail: dvg@dsb.net

Schmerzensgeldbeispiele finden Sie im „ADAC Handbuch Schmerzensgeld-Beträge" von Susanne Hacks, Ameli Ring und Peter Böhm (im Buchhandel für 54 Euro).
Den Inhalt des Buches können Sie via Internet eingeschränkt testen unter
www.marktplatz-recht.de/schmerzensgeld

Herausgeber	Verein für Konsumenteninformation (VKI) Mariahilfer Straße 81 A-1060 Wien Tel. (01) 588 770 Fax (01) 588 77 73 www.konsument.at E-Mail: konsument@vki.or.at
Geschäftsführung	Dr. Claudia Feichtinger Dr. Martin Prohaska
Mitherausgeberin	Stiftung Warentest Lützowplatz 11–13 D-10785 Berlin Tel. (0 30) 26 31-0 Fax (0 30) 26 31-25 25 www.stiftung-warentest.de
Vorstand	Dr. jur. Werner Brinkmann
Weitere Mitglieder der Geschäftsführung	Hubertus Primus (Publikationen) Prof. Dr. Carl-Heinz Moritz (Marketing, Vertrieb, Internationales) Dr.-Ing. Peter Sieber (Untersuchungen)
Autoren	Dr. Manfred Tacha, Wien Dr. Hanns-Christian Catenhusen, Berlin (Rechtskapitel Deutschland) Theodor Pischke, Berlin (Kostenkapitel Deutschland)
Lektorat für Österreich	Dr. Elisabeth Spanlang (Leitung)
Lektorat für Deutschland	Uwe Meilahn (Leitung) Ursula Rieth Heike Plank (Assistenz)
Fachliche Beratung für Österreich	Mag. Markus Adam, Rechtsanwalt, Wien Dr. Claudia Aichinger-Pfandl, Kieferorthopädin, Wien Dr. Corinna Bruckmann, Zahnärztin, Wien DDr. Elmar Favero, Chefzahnarzt der Tiroler Gebietskrankenkasse, Innsbruck Dr. Heinz Gallistl, Wiener Gebietskrankenkasse, Wien Dr. Stephan Hienz, Parodontologe und Implantologe, Wien Dr. Wolfgang Jesch, Chefzahnarzt der Wiener Gebietskrankenkasse, Wien Dr. Günther Knogler, Zahnarzt, Pressereferent der Bundeskurie der Zahnärzte in der Österreichischen Ärztekammer, Wien Prof. Dr. Peter Kotschy, Parodontologe, Wien Alfred Kwasny, Zahntechniker, Landesinnungsmeister für Niederösterreich, Wiener Neustadt Dr. Claudia Luciak-Donsberger, Dentalhygienikerin, Universitätszahnklinik Wien Dr. Andrea Nell, Universitätszahnklinik Wien DDr. Hubert Porteder, Gerichtlich beeideter Sachverständiger, Leiter der ZMK-Gesichtschirurgie am LKH St. Pölten Dr. Gabriel Rauchmann, Implantologe, Wien Mag. Ursula Reichholf-Kogler, VKI-Rechtsabteilung Mag. Gabriele Sax, Österr. Bundesinst. f. Gesundheitswesen, Wien DDr. Silvia Silli, Kieferorthopädin, Wien Dr. Peter Städtler, Universitätszahnklinik Graz Dr. Anton Valsky, Kieferorthopädie, Stockerau Dipl.-Ing. Dr. Johann Wernisch, Institut für Festkörperphysik, TU-Wien

Fachliche Beratung für Deutschland	Dieter Baganz, Zahntechnikermeister, Berlin Prof. Dr. Gerd Glaeske, Zentrum für Sozialpolitik, Universität Bremen Zentrum für Zahnmedizin an der Charité, Berlin: Prof. Dr. Rainer-Reginald Miethke, Abt. für Kieferorthopädie Prof. Dr. Jean-François Roulet Priv.-Doz. Dr. Stefan Zimmer, Abt. für Zahnerhaltung und Präventivzahnmedizin
Produktion	Josef Wolf Kurt Paulitsch (DTP)
Grafische Gestaltung und Illustrationen	Erwin Haberl
Titel	Fotos: Mauritius/Kupka; blend-a-med-Forschung, Schwalbach für Deutschland: Karin Siemoneit für Österreich: Erwin Haberl
Abbildungen	Archiv (S. 9, 11, 21, 29, 31, 33, 41, 45, 48, 51, 54, 56, 58, 59, 65, 67, 79, 82, 83, 85, 97, 99, 112, 113 oben, 135, 155, 157, 183); Braun (S. 43); DGLO, Deutsche Gesellschaft für Linguale Orthodontie e. V. (S. 69); Elmex (S. 60); Fridadent GmbH (S. 142); Hu-Friedy (S. 60); Ivoclar Vivadent AG (S. 152); Kleinsman-Schlütter, Bocholt (D) (S. 153); PGA, Verein prophylaktische Gesundheitsarbeit (S. 61); ESOLA, European Society for Oral Laser Applications (S. 148); Dr. Silvia Silli, Wien (S. 70, 71); Stanek Christian, Zahntechnisches Labor, Unter-Waltersdorf (S. 137); Dr. Städler, Universitätsklinik für Zahn-, Mund- und Kieferheilkunde, Graz (S. 113 unten); Stiftung Warentest (S. 69 oben); Wieland Dental (S. 105, 107); Wodicka (S. 57, 63); Zeiss (S. 84, 159) Zentrum für Zahnmedizin, Universitätsklinikum Charité, Berlin: Prof. Dr. J.-F. Roulet (S. 25, 64, 105 oben); Dr. F. Strietzel (S. 126); Priv.-Doz. Dr. S. Zimmer (S. 18, 22, 24, 26 oben, 62, 88, 90, 92 unten, 95, 105 oben)
Druck	Typo Druck Sares GmbH A-1190 Wien
Einzelbestellung in Österreich	Verein für Konsumenteninformation Mariahilfer Straße 81 A-1060 Wien Tel. (01) 588 774 Fax (01) 588 77 72 E-Mail: hpitsch@vki.or.at
Vertrieb für Deutschland	Zenit-Pressevertrieb, Stuttgart
Einzelbestellung in Deutschland	Stiftung Warentest Vertrieb, Postfach 81 06 60 D-70532 Stuttgart Tel. (0 180 5) 00 24 67 (12 Cent pro Minute aus dem deutschen Festnetz) Fax (0 180 5) 00 24 68 (12 Cent pro Minute aus dem deutschen Festnetz) www.stiftung-warentest.de
Redaktionsschluss	September 2003